儿童肥胖

精准防治新进展

名誉主编

杨　凡

主　编

李　平

副主编

（以姓氏笔画为序）

李　姣　何国倩

参编人员

（以姓氏笔画为序）

冯　玲　代依灵　冯　艺　刘旭薇　刘海婷

李伦宇　李　霞　何思佳　陆玫竹　陈　敏

胡月红　高　洁　唐孟言　唐　梅　黄　倬

谢　林

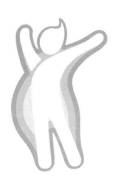

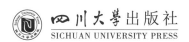

四川大学出版社

SICHUAN UNIVERSITY PRESS

图书在版编目（CIP）数据

儿童肥胖精准防治新进展 / 李平主编 . -- 成都 ：
四川大学出版社，2024. 8. -- ISBN 978-7-5690-7448-2

Ⅰ . R723.14

中国国家版本馆 CIP 数据核字第 2025HT2604 号

书　　　名：儿童肥胖精准防治新进展
　　　　　　Ertong Feipang Jingzhun Fangzhi Xin Jinzhan
主　　　编：李　平

选题策划：张建全　龚娇梅
责任编辑：龚娇梅
责任校对：倪德君
装帧设计：墨创文化
责任印制：李金兰

出版发行：四川大学出版社有限责任公司
　　　　　地址：成都市一环路南一段 24 号（610065）
　　　　　电话：（028）85408311（发行部）、85400276（总编室）
　　　　　电子邮箱：scupress@vip.163.com
　　　　　网址：https://press.scu.edu.cn
印前制作：四川胜翔数码印务设计有限公司
印刷装订：四川省平轩印务有限公司

成品尺寸：170mm×240mm
印　　张：18.25
字　　数：350 千字

版　　次：2025 年 1 月 第 1 版
印　　次：2025 年 1 月 第 1 次印刷
定　　价：89.00 元

扫码获取数字资源

四川大学出版社
微信公众号

前　言

随着全球化的飞速发展和生活方式的急剧转变，儿童肥胖①已经成为全球公共卫生面临的重大挑战之一。根据世界卫生组织（World Health Organization，WHO）报告，全球范围内的儿童肥胖率在过去几十年中急剧上升。肥胖不仅关系到儿童的身体健康，影响其发育，还可能导致一系列慢性疾病的早期发作，如2型糖尿病、心血管疾病等，甚至给儿童的心理、社交带来负面影响。因此，儿童肥胖的精准防治是我们迫切需要关注的议题。

《儿童肥胖精准防治新进展》旨在为读者提供一个全面的视角，以理解和解决这一日益严峻的公共卫生问题。我们的目标是通过对最新科研成果的综合分析，为儿童肥胖的预防、诊断和治疗提供一套系统的策略和方法。在本书中，我们汇集了来自营养学、内分泌学、行为科学、流行病学和公共卫生等领域专业人员的一系列知识和经验。首先，我们对儿童肥胖的流行趋势进行了阐述，分析了不同地区、不同背景下儿童肥胖的发生率及其增长速度。其次，我们探讨了肥胖的病因学，包括遗传因素、代谢异常、饮食习惯、身体活动量减少等多方面的因素，指出了肥胖的复杂性和多因素的交互作用。本书的核心章节着重于对肥胖精准防治的阐述。我们介绍了个体化的防治策略，强调了早期干预的重要性，并探讨了如何从家庭、学校和社区等多个层面来共同应对这一问题。我们特别讨论了如何利用大数据、人工智能等现代科技手段，对儿童的生活习惯进行监测和分析，从而实现肥胖预防的个性化和精准化。此外，我们还关注并展现了肥胖治疗的最新进展，包括营养干预、运动计划、药物治疗及手术治疗等，每种方法都基于最新的科学研究成果，并结合了临床实践的经验。我们相信，综合多种治疗手段的个性化治疗计划将为儿童肥胖的管理提供

---

① 特别说明：在本书中，"儿童肥胖"泛指发生在0～18岁的肥胖，涵盖了儿童从婴儿期到青少年期的各个阶段，讨论的内容重点聚焦在这一年龄段的肥胖预防、诊断、治疗及相关科学进展，旨在为研究者、医生、公共卫生工作者及政策制定者提供具有参考价值的资料和指导。

更好的结局。在讨论精准防治儿童肥胖的同时，我们也没有忽视政策和公共健康干预的重要性。政府和非政府组织在制定有效的公共卫生策略、提高社会对肥胖问题的认识、推广健康生活方式等方面发挥着关键作用。我们强调，只有通过多部门的合作和社会各界的共同努力，才能有效地控制和逆转当前的儿童肥胖。

在撰写本书的过程中，我们面临不少挑战，包括如何将复杂的科学研究以易于理解的方式呈现给读者，以及如何在不断更新的科学知识面前保持信息的前沿性和准确性。我们尽力做到了这两点，并期望这本书能够激发更多专业人士和相关领域决策者的兴趣，共同为儿童肥胖的防治贡献力量。

我们期望这本书能够成为儿童肥胖防治领域的一个重要参考资料，并为相关领域的研究者、医生、公共卫生工作者及政策制定者提供有价值的见解和指导。我们期待读者通过阅读本书，能够更深刻地理解儿童肥胖这一复杂问题，并在未来的工作中应用本书中的知识和策略，为建设一个更健康的社会做出贡献。

在此，我们诚挚地希望我们的努力能够对抗这一影响全球儿童健康与福祉的肥胖"潮流"，照亮前行的道路，助力每位儿童拥有更加光明和健康的未来。

李 平

2024 年 8 月 30 日

目　　录

第一章　儿童肥胖的流行趋势与疾病负担

【本章导读】

儿童超重（overweight）和肥胖（obesity）是由多因素引起的长期能量摄入超过人体消耗，使体内脂肪过度积聚、体重超过参考值范围的一种慢性营养障碍性疾病。儿童期超重或肥胖不仅影响个体的生长发育和体能健康，而且与成年后代谢综合征、慢性非传染性疾病的发生发展密切相关，成为部分公共健康问题的根源，威胁国民身体素质和健康水平。目前，不仅发达国家及大城市儿童超重和肥胖发病率持续上升，发展中国家如我国儿童超重和肥胖发病率也呈增长趋势，部分地区学龄期儿童超重和肥胖率已高达 10％以上。了解儿童肥胖的流行趋势、在人群中的分布特点及疾病危害与负担，分析疾病发展趋势，可以为制定正确的对策提供科学依据。

第一节　儿童肥胖概述与流行趋势

一、儿童肥胖概述

随着社会经济的发展，人们的生活方式和膳食结构正在快速转变，全球儿童青少年肥胖率迅速增长。20 世纪 80 年代，儿童肥胖在我国尚未流行，还不是一个公共卫生问题。从 20 世纪 90 年代开始，儿童肥胖率呈现出不断增长的趋势，截至 2014 年，我国 7~18 岁城市男女超重和肥胖检出率高达 28.2％和 16.4％，儿童肥胖已呈现全国流行态势。我国肥胖诊断标准有两种，一种是采用年龄的体质指数（body mass index，BMI），BMI 在同性别、同年龄段参考

值的 $P_{85} \sim P_{95}$ 为超重，超过 P_{95} 为肥胖；另一种是采用身高（长）的体重，身高（长）的体重在同性别、同年龄段参考值的 $P_{85} \sim P_{97}$ 为超重，超过 P_{97} 为肥胖。世界卫生组织（WHO）推荐以身高标准体重法对儿童肥胖进行判定，同等身高、营养良好的儿童体重为标准体重，标准体重 ±10％ 的范围为正常，大于 15％ 为超重，大于 20％ 为轻度肥胖，大于 30％ 为中度肥胖，大于 50％ 为重度肥胖。儿童超重或肥胖是儿童生长发育过程的严重偏移，对儿童的体格发育、心理-行为健康有极其严重的不良影响，这种伤害可潜移默化地影响儿童的生活模式，并延续至其生活后期。我国儿童肥胖率虽处于快速上升时期，但也是进行防控的最佳时期，如果能积极应对并采取有效措施，就能取得良好效果，避免给国民健康、生活质量及社会经济发展带来沉重负担和巨大损失。

二、儿童肥胖流行趋势

儿童肥胖是当前全球面临的公共卫生挑战，1980 年以来，70 多个国家的儿童肥胖人数增长已超过 2 倍，其余国家的儿童肥胖率也在持续上升。截至 2015 年，世界上有超过 1 亿儿童和 6 亿成人存在肥胖。目前，我国儿童的超重和肥胖率虽然低于欧美发达国家水平，但由于我国人口基数大，肥胖儿童的绝对人数是惊人的。

（一）全球儿童肥胖的流行趋势

儿童肥胖率在世界范围内正以惊人的速度增长，1980 年，发达国家男孩和女孩的超重和肥胖率分别为 16.9％ 和 16.2％，发展中国家男孩和女孩的超重和肥胖率分别为 8.1％ 和 8.4％。而到了 2023 年，发达国家增长为 23.8％ 和 22.6％，发展中国家增长为 12.9％ 和 13.4％。按经济发展水平简单将国家分为发达国家和发展中国家已无法准确反映人群真实的健康状况，因此全球疾病负担研究团队创建了一个更加精细的发展分类指标——社会人口指数（socio-demographic index，SDI），进一步将全球国家划分为 5 个发展等级：低、中低、中、中高、高。研究发现，SDI 水平越高的国家，儿童肥胖率越高，在中高—高 SDI 水平国家，男孩肥胖率普遍高于女孩。低—中低 SDI 水平国家儿童肥胖率虽低于高 SDI 水平国家，但其增长速度并不低于高 SDI 水平国家。由于庞大的人口基数，截至 2015 年，中国和印度是全球肥胖儿童人数最多的国家，如果不及时采取干预措施，未来将给全球的卫生保健体系和社会经济发展带来沉重的负担。

（二）我国儿童肥胖的流行趋势

我国儿童的超重和肥胖率自 20 世纪 90 年代开始上升，目前正处于迅速上升期，超重和肥胖率及其增长速度均居世界首位，成为世界上儿童超重和肥胖人数最多的国家。1986 年，我国 7 岁以下儿童单纯性肥胖检出率为 0.91%，2006 年增长为 3.19%，儿童肥胖在我国 7 岁以下儿童中已经开始流行。此外，儿童超重和肥胖已呈现全国流行态势，不仅是城市儿童重要的健康问题，并且在农村儿童中增长迅速。1985 年，我国 7~18 岁城市男孩和女孩的超重和肥胖率仅为 1.3% 和 1.6%，农村男孩和女孩分别为 0.5% 和 0.6%。2000 年，我国 7~18 岁城市男孩和女孩的超重和肥胖率增长至 15.7% 和 9.1%，农村男孩和女孩分别为 5.9% 和 4.6%。到了 2014 年，我国 7~18 岁城市男孩和女孩的超重和肥胖率已高达 28.2% 和 16.4%，农村男孩和女孩分别达到 20.3% 和 12.8%，儿童肥胖在我国已成为重大公共卫生问题。

我国儿童超重和肥胖的流行呈现以下五个特点：①超重和肥胖率呈现不断增长趋势，超重率高于肥胖率；②不同性别、不同年龄的儿童肥胖都以轻度为主，随着年龄增长，中、重度肥胖逐渐增多，重度肥胖主要出现在 3 岁以后；③男孩超重和肥胖率高于女孩；④社会经济发达地区的儿童超重和肥胖率高于社会经济落后地区的儿童，城市儿童超重和肥胖率高于农村儿童，但农村儿童肥胖率增长速度加快；⑤婴儿期与学龄前期是超重和肥胖的高发阶段，正好与脂肪组织的发育活跃期及重聚期相吻合。我国未来儿童肥胖流行状况很大程度上取决于对儿童超重和肥胖的防控效果。根据过去 20 年变化趋势可以推测，如果不及时采取防控措施，未来我国儿童的肥胖流行趋势可能会更加严峻。

第二节　儿童肥胖的危害与疾病负担

一、儿童肥胖的危害

儿童期肥胖不仅会对儿童当前的身心发育造成严重影响，其危害还会延续至成年以后，导致成年后代谢综合征、慢性非传染性疾病的发病风险增加，严重威胁人群健康水平，极大影响国民身体素质，给社会经济发展带来巨大负担。

（一）肥胖的近期危害

儿童处于生长发育的重要阶段，如果在这个过程中身体合成过多的脂肪细胞或组织，短期内会对脂肪所包围的器官系统造成不利的影响，首当其冲的是骨骼肌肉系统和呼吸系统。首先，肥胖给骨骼肌肉系统造成过大的压力，导致柔韧程度明显下降，骨折、关节损伤、下肢畸形等患病率明显提高。其次，肥胖儿童的肺活量体重指数显著低于正常体重儿童，造成肥胖儿童的耐力、爆发力较正常体重儿童显著下降，使其不喜运动进而更加肥胖。再次，肥胖是导致阻塞性睡眠呼吸暂停（obstructive sleep apnea，OSA）的重要因素，尤其在严重肥胖儿童中表现得更加突出，肥胖儿童平均每小时睡眠呼吸暂停低通气指数大于正常体重儿童，睡眠时平均血氧饱和度和最低血氧饱和度低于正常体重儿童。最后，肥胖可影响正常青春期发育，BMI增高可使儿童提早进入青春期并加速青春期的进展，肥胖女孩易出现月经周期异常、多毛综合征、多囊卵巢综合征（polycystic ovarian syndrome，PCOS）等。肥胖男孩可出现青春期发育推迟或成年期轻度性功能降低。

肥胖引起的精神心理问题在儿童中也很常见，会对儿童的行为、情绪、智力发展、认知能力产生不同程度的影响，具体表现：

1）肥胖影响儿童的饮食心理，导致其饮食障碍，部分肥胖儿童摄入优质蛋白质、膳食纤维、碳水化合物等营养素的主观意愿明显低于正常体重儿童。

2）肥胖儿童需要消耗更多的氧气维持机体供能，较正常体重儿童更易出现慢性大脑缺氧，主要表现为注意力不集中、易疲劳和睡眠增多。此外，肥胖儿童的大脑体积，尤其是负责学习记忆的海马体体积更小，更易出现记忆力下降。

3）由于睡眠障碍、自我评价降低、户外活动时间缩短等因素，肥胖儿童可表现出不同程度的人际交往障碍和明显的焦虑、抑郁情绪。调查研究发现，肥胖儿童的情绪较正常体重儿童有不稳定的趋势，焦虑症、抑郁症、对抗性障碍等心理疾病的患病率高于正常体重儿童。

4）心理行为障碍使肥胖儿童失去社交机会，二者的恶性循环使儿童社会适应能力降低。

5）心理行为问题既是上述躯体疾病的后果，又可能是使病情加重或是使治疗效果不佳的原因之一。

（二）肥胖的远期危害

肥胖是多种慢性非传染性疾病的独立危险因素，儿童的超重和肥胖可能导致其整个生命周期内多种疾病的发病风险增加，并累及全身多个器官系统，41%～80% 的儿童肥胖可延续至成年，严重威胁国民健康。

1. 心血管系统疾病

肥胖是影响心血管结构和功能的危险因素，与严重心血管疾病的发生密切相关。首先，儿童肥胖增加了血脂异常的风险，随着肥胖率的不断增加，以及肥胖儿童中重度肥胖构成比的上升，儿童血脂异常患病率呈现上升趋势。研究显示，50.4% 的超重和肥胖儿童伴有血脂异常，其中高三酰甘油血症、低高密度脂蛋白血症、高非高密度脂蛋白血症、高胆固醇血症和高低密度脂蛋白血症的发生率分别为 31.8%、29.7%、15.8%、11.9% 和 11.7%。其次，血压与体重的正相关关系在儿童时期就已存在，肥胖儿童患高血压的危险度是正常体重儿童的 9 倍以上，且随着肥胖程度的增加，血压水平显著升高。2002 年中国居民营养与健康状况调查的分析发现，12～18 岁儿童肥胖者高血压检出率高达 40.9%。再次，肥胖儿童存在多种类型的心室重塑，伴有心肌向心性肥大，其心脏每搏输出量明显增高，左心室舒张末期内径、收缩末期内径、室间隔舒张末期厚度、左心室后壁舒张末期厚度、左心室质量、左心室质量指数明显大于同龄正常体重儿童。最后，肥胖对于动脉粥样硬化的影响在儿童时期就已出现，肥胖儿童可早期出现动脉粥样硬化。和正常体重儿童相比，肥胖儿童颈动脉内中膜厚度增加、颈动脉血管弹性下降，如合并血脂和血压异常，动脉粥样硬化程度进一步加重，为成年后心脑血管疾病的发生埋下隐患。

2. 内分泌系统疾病

肥胖除了可近期影响儿童发育，远期可增加儿童罹患 2 型糖尿病、代谢综合征等疾病的风险。以往 2 型糖尿病被认为是中老年慢性非传染性疾病，但随着儿童肥胖率的上升，糖尿病的发病出现低龄化趋势，儿童糖尿病患病率呈逐年上升趋势。北京一项儿童血糖研究表明，绝大多数 2 型糖尿病患儿属于超重或肥胖，肥胖儿童成年后发生糖尿病的风险是正常体重儿童的 2.7 倍；儿童期至成年期持续肥胖的人群发生糖尿病的风险是体重持续正常人群的 4.3 倍。由于发病年龄早、病程较成人糖尿病长，儿童糖尿病更容易导致视网膜病变、糖尿病足、慢性肾衰竭等并发症，因此应早期防控以改善预后。代谢综合征又称为胰岛素抵抗综合征（insulin resistance syndrome，IRS），是心血管疾病和糖代谢异常等多种危险因素在个体内聚集的状态，机体内胰岛素的生物活性比正常状态时要低。肥胖儿童代谢综合征发生率为 33%～55%，8～9 岁即可出现，无明显性别差异。儿童期至成年期持续肥胖的人群发生代谢综合征的风险是体重持续正常人群的 9.5 倍，对成年期健康带来严重不良影响。

3. 呼吸系统疾病

肥胖对呼吸系统的危害主要通过外在的机械阻力和内在的炎性因子产生。肥胖可以使体内的炎性因子增加，增强机体的炎症反应。因此，肥胖儿童除睡眠障碍相关症状的发生率较高，其哮喘发生率也随 BMI 四分位值的升高而升高，并且随着 BMI 四分位值的升高，哮喘患儿的肺功能明显下降。研究发现，哮喘伴肥胖的儿童比单纯哮喘儿童的症状更重，在高 SDI 水平地区，高 BMI 是哮喘相关死亡的主要危险因素。

4. 其他健康危害

单纯性肥胖对儿童的肝功能和脂肪代谢等均可造成危害，并随肥胖程度增加而逐渐增加，大量脂肪可进入肥胖儿童的肝细胞内，在肝内堆积形成脂肪肝，称为非酒精性脂肪性肝病。我国 6～12 岁肥胖儿童脂肪肝患病率为 50%，且患病率随着 BMI 的升高而增加。微量白蛋白尿是肥胖相关肾损伤最早可观察到的表现，它的患病率与肥胖程度呈正相关关系。此外，国外一项研究发现儿童超重和肥胖将增加远期罹患肾细胞癌、乳腺癌的风险。

二、儿童肥胖的社会经济负担

肥胖除严重威胁人群的身体素质和健康水平，还给社会和经济发展带来巨大负担。2015 年，全球大约有 400 万人的死亡与高 BMI 直接相关，占全部死亡人数的 7.1%。伤残调整生命年（disability adjusted life year, DALY）是指从发病到死亡所损失的全部健康寿命年，包括因早死所致的寿命损失年和疾病所致伤残引起的健康寿命损失年两部分。2015 年，全球超重和肥胖导致的 DALY 为 1.2 亿年，占全部原因导致 DALY 的 4.9%。肥胖所导致的经济负担包括个人及卫生保健部门为治疗肥胖所付出的成本，由于肥胖相关疾病或其引起的过早死亡而造成的个人及社会的经济损失及个人和社区的间接负担，如病假、个人用于减轻体重的花费。基于 2002 年中国居民营养与健康状况调查和 2003 年国家第三次卫生服务调查结果，我国因超重和肥胖所造成的慢性非传染性疾病的经济负担分别占当年我国卫生总费用和医疗总费用的 3.2% 和

3.7%，所产生的经济花费为211.1亿元。据推算，至2030年，我国学龄儿童超重和肥胖率将增长至28.0%，成人超重和肥胖率将增长至53.2%，由超重和肥胖所致慢性非传染性疾病的经济花费将增至490.5亿元/年。

参考文献

[1] WHO. WHO handbook for guideline development [M]. Geneva：World Health Organization，2011.

[2] Reilly JJ. Health effects of overweight and obesity in 195 countries over 25 years [J]. N Engl J Med，2017，377（15）：1496.

[3] 宇传华，白建军. 社会人口指数（SDI）的概念及其应用 [J]. 公共卫生与预防医学，2020，31（1）：6.

[4] Wang Y，Wang L，QW. New national data show alarming increase in obesity and noncommunicable chronic diseases in China [J]. Eur J Clin Nutr，2017；71（1）：149−150.

[5] 耿琛琛，夏婧，闻德亮. 儿童肥胖并发症 [J]. 中华实用儿科临床杂志，2014，29（7）：4.

[6] 刘自慧，彭莉，郭耀明，等. 重庆市儿童身体质量指数与体质健康指标关系研究 [J]. 西南师范大学学报（自然科学版），2013，38（12）：5.

[7] 李冰. 针对260名3～12岁肥胖儿童心理行为影响因素的研究 [J]. 世界最新医学信息文摘：电子版，2014（21）：20−21.

[8] Romieu I，Mannino DM，Redd SC ，et al. Dietary intake，physical activity，body mass index，and childhood asthma in the third national health and nutrition survey（NHANESⅢ）[J]. Pediatric Pulmonology，2010，38（1）：31−42.

[9] Bessette LG，Mogun H，Hernandez−Diaz S，et al. Maternal and fetal outcomes following exposure to duloxetine in pregnancy：cohort study [J]. RMD Open，2020，368：m237.

[10] NCD Risk Factor Collaboration（NCD−RisC）. Worldwide trends in underweight and obesity from 1990 to 2022：a pooled analysis of 3663 population−representative studies with 222 million children，adolescents，and adults [J]. The Lancet，2024（10431）：403.

第二章　儿童肥胖风险与潜在决定因素

【本章导读】

肥胖是一种病因复杂、多因素的动态疾病。每个个体遗传因素的相互作用及其与围生期、环境、饮食和心理社会因素的关联构成了儿童肥胖发展的共同途径。基因易感个体热量摄入和能量消耗之间的不平衡导致的正能量平衡，可能在整个儿童期和青春期产生纵向影响，导致体重增加并加剧现有肥胖。我们需要了解儿童肥胖风险与潜在决定因素，为预防肥胖提供早期预见性指导，密切监测儿童，并在体重轨迹增加时进行早期干预。

第一节　儿童肥胖的遗传因素

肥胖受多种因素影响，大量家族聚集性及双生子试验皆证明遗传因素是肥胖的最主要原因之一。研究表明，遗传因素占肥胖影响因素的 40%～70%。已发现超过 600 个与肥胖发展相关的基因，它们通过调节能量消耗、摄入及脂肪储存等过程参与肥胖发生。遗传因素在儿童肥胖中显示出明显的因果关系。如果父母一方患有肥胖症，孩子患肥胖症的风险会增加 3 倍，如果父母双方患有肥胖症，风险会增加 15 倍。与肥胖相关的遗传综合征占高肥胖病例的 1% 不到，约 7% 的极端肥胖患者有罕见的染色体改变或相关的基因突变。

一、与肥胖相关的基因

随着全基因组关联研究（genome-wide association studies，GWAS）的应用及发展，越来越多的肥胖相关基因位点被识别。目前被识别的与肥胖相关的基因根据其主要功能分为以下三类：① 调节能量消耗的基因，如 *UCP* 基因家族、β 肾上腺素能受体基因家族等。② 调节能量摄入的基因，如瘦素和瘦素受体基因、*POMC* 基因、*MC4R* 基因等。③ 调节脂肪细胞储存脂肪的基因，如过氧化物酶体增殖物激活受体基因、脂联素基因等。

（一）调节能量消耗的基因

1. β 肾上腺素能受体基因家族

β 肾上腺素能受体（β-adrenergic receptor，ADRB）基因家族包括 *ADRB1*、*ADRB2* 和 *ADRB3* 三大类，均与肥胖相关。与肥胖的关系更为密切的是 *ADRB3* 基因，*ADRB3* 基因主要在脂肪组织中表达，参与脂肪分解和产热的调节。人群研究发现，*ADRB3* 基因突变 W64R 与机体体重增加有关，W64R 杂合子 25 年累计体重变化（从 20 岁起）为 67kg，而没有突变者为 51kg，杂合子中最大体重差异为 74kg，而无突变者为 59kg。此外，对 278 名日本男性调查发现，在 BMI 较高的受试者中 W64R 突变更为频繁，同时在中度肥胖症受试者中，W64R 突变与内脏型肥胖（内脏与皮下脂肪含量的比例增高）相关。

2. 解耦联蛋白基因家族

解耦联蛋白（uncoupling proteins，UCPs）基因家族参与机体能量代谢，与机体 ATP 的生成相关，对机体能量平衡有显著的影响，其中 UCP1、UCP2 与 UCP3 与肥胖关系最为密切。UCP1 在人类和成年大型动物中含量很少，但是在调节啮齿类动物体重中有重要作用。UCP3 主要存在于骨骼肌和啮齿类动物的棕色脂肪组织，调节产热和能量平衡。*UCP3*（ARG143TER）基因突变能导致病态肥胖，可以作为肥胖候选基因。*UCP2* 基因在人体组织中广泛表达，在高脂肪摄入诱导的肥胖中，*UCP2* 基因在白色脂肪组织中表达量上调，此外，*UCP2* 基因多态性（-866G-A）与肥胖相关。

3. *IRX3* 和 *IRX5* 基因

IRX3 和 *IRX5* 基因属于易洛魁族同源因子基因家族 IrxB 子群，它们在人体中分别编码 IRX3 和 IRX5 蛋白。它们能直接调节白色脂肪细胞产热，并决定是否消耗或储存能量。有研究表明，在人的大脑中，肥胖相关单核苷酸多态性（SNP）与 *IRX3* 的表达（而不是 FTO）有关。*IRX3* 基因缺陷小鼠体重可减轻 25%~30%，提示 *IRX3* 基因的表达与体重之间有着直接联系，说明 *IRX3* 基因可能影响肥胖。此外，调控 IRX3 和 IRX5 蛋白的通路可以减少人

类细胞中与脂肪相关的标志物，并改变脂肪细胞功能，使白色脂肪逐步转变为消耗能量的棕色脂肪，从而减少脂肪和减轻体重。

（二）调节能量摄入的基因

1. 瘦素和瘦素受体基因

瘦素（leptin）由脂肪细胞和胎盘生成，胃肠道也可产生少量瘦素。瘦素受体主要在下丘脑表达，瘦素通过与瘦素受体（leptin receptor）结合，从而发挥调控机体体重的作用。瘦素可向大脑传递脂肪储存量的信号。一些研究表明，瘦素的主要作用为提示躯体的脂肪储量是否足以用于生长和生育。当血清瘦素浓度低于阈值（可能由遗传或生长发育情况决定）会提示躯体脂肪储量不足，导致多食、能量消耗降低和不孕不育。而血清瘦素浓度超过阈值则几乎没有生理作用，不会导致进食减少和代谢亢进。瘦素主要作用于下丘脑区，即调节摄食与能量代谢的主要中枢区域。已有报道瘦素受体缺陷导致人类肥胖的病例，但这并非肥胖的常见原因。

2. 黑素皮质激素受体 4 基因

黑素皮质激素受体 4（melanocortortin－4receptor，MC4R）是下丘脑腹内侧核分泌的一类肽类物质。MC4R 在调节食欲、体重稳态和能量平衡方面起关键作用。Branson 等在肥胖的人群中发现，机体食欲大增是 *MC4R* 基因变异的一个典型特征，*MC4R* 基因及周围发生变异能够增加肥胖、糖尿病的发病风险。此外，有研究认为，6％的极度肥胖患者出现 *MC4R* 基因变异，其机制可能是 MC4R 与脑分泌的天然内源配体 q－促黑激素相结合，并能拮抗黑素相关蛋白的表达，进而发挥调节机体体重的作用。MC4R 先天性缺乏与早发型肥胖和身高超过平均值有关。有研究表明，在儿童期早期，MC4R 介导了瘦素的大部分厌食作用，但并不介导瘦素对身高增长和其他内分泌轴的作用。一项 GWAS 分析纳入了 16000 例个体，发现 *MC4R* 基因附近的常见变异与儿童和成人的 BMI 增加有关。一些研究报道认为该基因的杂合突变是儿童期重度肥胖较常见的单基因病因，但这个观点仍存在争议。

3. 阿黑皮素原基因

阿黑皮素原（proopiomelanocortin，POMC）基因突变可导致人严重肥胖，患者以幼年发病、肥胖、多食以及红发为主要临床表现。POMC 是瘦素重要的靶器官，并且 POMC 代谢途径是瘦素介导的能量代谢途径的一个下游分支通路。机体内的瘦素随血液进入下丘脑与其受体结合后，促使下丘脑神经

细胞 *POMC* 基因表达加强，其基因表达产物是一种前激素原，该蛋白质分解产生的促黑素细胞激素能与 MC4R 结合，进而调控机体体重及能量平衡。黑素细胞刺激素（melanocyte-stimulating hormone，MSH）通过 MC4R 传递瘦素的厌食效应。如果 *POMC* 基因发生纯合突变或复合杂合突变，则患者会在新生儿期因促肾上腺皮质激素（adrenocorticotropic hormone，ACTH）缺乏而发生肾上腺危象。POMC 在下丘脑生成 ACTH 和 α-MSH，α-MSH 为减少食物摄取的重要因素。因此，存在这些 *POMC* 突变的患者也会因严重多食而出现早发型肥胖。现已研究了黑素受体激动剂 setmelanotide 对 POMC 缺陷患者的作用，发现其对部分患者有效，可用于治疗。此外，POMC 还能促进机体产生饱腹感。另有研究表明，POMC 神经元能够促进体内内源性大麻素诱导的进食行为，内源性大麻素通过与大麻素受体结合可以调节人体食物摄入、能量储存和消耗。POMC 介导的机体能量代谢途径是一个复杂的过程。

（三）调节脂肪细胞储存脂肪的基因

1. 过氧化物酶体增殖物激活受体 γ

过氧化物酶体增殖物激活受体 γ（peroxisome proliferators activated receptor gama，PPARG）是过氧化物酶体增殖物激活受体家族的一员，主要在脂肪组织中表达。PPARG 参与能量代谢、脂肪细胞分化，是前脂肪细胞分化过程中重要的调节因子，PPARG 能够刺激前脂肪细胞分化成为成熟脂肪细胞，使脂肪细胞的数目增加，通过适度抑制 PPARG 的活性，可以抑制前脂肪细胞的分化，从而起到抑制肥胖发生的作用。PPARG 还可以抑制成熟脂肪细胞中瘦素的表达，而瘦素在调节体重的过程中发挥重要的作用。人群试验发现，*PPARG2* 突变与过度肥胖相关，在 4 例重度肥胖的德国受试者中，Ristow 等鉴定了 *PPARG2* 基因的外显子 6 中存在的 Pro115Gln（P115Q）突变。

2. 脂联素基因

脂联素（adiponectin，ADPN）是前脂肪细胞向脂肪细胞分化过程中由脂肪细胞分泌的转录高表达的一种激素，它在调节能量稳态、葡萄糖和脂质代谢中起重要作用。脂联素的自分泌活性有助于脂肪细胞分化。研究表明，小鼠胚胎前脂肪细胞 3T3L1 表现出脂联素的高表达。它的过表达对高脂肪饮食引起脂质积累的脂毒性、急性和慢性毒性作用起保护性作用，并且能增加小鼠脂肪组织的代谢活性。据报道，肥胖型糖尿病 KKAy 小鼠可以通过上调脂联素表达激活 PPARα 来刺激脂联素发挥作用，从而改善肥胖小鼠的胰岛素抵抗。此外，大量研究发现，肥胖患者的脂联素表达受负反馈调节，其与肥胖患者的BMI 呈负相关关系。

（四）其他肥胖相关基因

与肥胖相关的基因很多，其他基因也对肥胖发生有重要作用，包括体脂量和肥胖症相关基因（fat mass and obesity associated gene，FTO）、脑源性神经营养因子（brain－derived neurotrophic factor，BDNF）基因、SIM1 基因（single－minded family bHLH transcription factor 1，SIM1）等。

1. FTO 基因

16 号染色体上的 FTO 基因（与脂肪量和肥胖相关）与肥胖的遗传关联最大。一项研究发现，13 个欧洲队列中有 16% 的成人为该风险等位基因的纯合子，比没有该风险等位基因者平均重 3kg。还有研究发现，有遗传风险基因型者肥胖风险约增加 50%，儿童和成人均是如此。一些报告表明，常见肥胖中多达 15%～20% 可能是风险 FTO 单倍型引起的。FTO 变异与肥胖相关的机制尚不明确。大多数研究表明，肥胖风险 FTO SNP 的主要作用是增加能量摄入。但现已发现，FTO 的一种非编码致病变异会改变脂肪细胞的功能，从利用能量变为储存能量，还会导致线粒体产热降至 1/5。

2. BDNF 基因

BDNF 基因主要在中枢神经系统内表达，其中海马体和皮脂的含量最高，BDNF 突变体 met66 与进食障碍密切相关，BDNF 多态性与早发性体重丢失相关。

3. SIM1 基因

SIM1 基因编码一种和神经发生有关的转录因子，调节能量平衡，影响进食行为。有研究在重症肥胖患者中识别到了 SIM1 基因片段的缺失。

二、单基因综合征和多基因效应

到目前为止，肥胖的多基因遗传是最常见的，单基因缺陷是罕见的肥胖原因。多基因遗传是指一个单一的遗传表型由两个或更多不同的基因控制。多基因变异本身对个体的表型几乎没有影响，表型效应只有在其他诱发因素存在或与其他诱发因素结合时才表现出来。

遗传因素导致肥胖的儿童通常会有一些典型的临床特征，如身材矮小、外形畸形、发育迟缓、骨骼缺陷、耳聋、视网膜改变或智力障碍。值得注意的是，最近发现的与肥胖相关的遗传疾病并不一定有这些典型的临床特征。例如，身材矮小并不是儿童瘦素缺乏的临床表现。

早发性重度肥胖和食欲旺盛可能是鉴别遗传因素导致肥胖的两个临床特征。早发性肥胖是指 5 岁前出现肥胖，而重度肥胖的定义是儿童 BMI 超过同年龄、同性别人群 P_{95} 的 120%。食欲旺盛是一种无法满足的饥饿感，个体达到饱腹的时间很长，饱腹持续时间很短，饥饿感持续时间很长，对食物有严重的依赖，如果不摄入食物，就会感到痛苦。

肥胖相关综合征及其临床特征见表 2-1-1。

表 2-1-1　肥胖相关综合征及其临床特征

综合征	临床特征
1. 单基因缺陷	
MC4R 基因缺陷	体重增加，加速线性生长；高胰岛素血症。可能会出现低血压
瘦素缺陷	正常线性生长，成年身高降低；伴有下丘脑功能障碍者快速肥胖；免疫功能改变。对瘦素治疗有反应
瘦素受体缺陷	正常线性生长，成年身高降低；伴有下丘脑功能障碍者快速肥胖；免疫功能改变；对瘦素治疗没有反应
POMC 基因缺陷	加速成长。ACTH 缺乏，轻度甲状腺功能减退。红头发，浅皮肤（非西班牙裔白人）
前蛋白转化酶枯草溶菌素 I（PCSK1）	幼儿期发育不良。低血糖，ACTH 缺乏；肠道吸收不良，腹泻
SRC1 基因缺陷	瘦素诱导的 POMC 表达受损
2. 综合征形式	
Prader-Willi 综合征	在新生儿期可出现喂养不良、发育不良、低肌张力；4~8 岁时，嗜食伴进食冲动；身材矮小；生长激素缺乏，性腺功能减退；畸形，智力障碍，行为障碍
Alstrom 综合征	身材矮小；胰岛素抵抗，2 型糖尿病，性腺功能减退，女性高雄激素血症，甲状腺功能减退；视力障碍，听力损失，心肌病，肝功能障碍，肾功能衰竭
Bardet-Biedl 综合征	正常的身材；性腺功能减退，多指畸形，视网膜营养不良，肾畸形，认知障碍，多尿，多饮
Smith-Magenis 综合征	身材矮小；褪黑素信号中断；颅面畸形，智力障碍，自残行为，睡眠障碍

综合征	临床特征
SH2B1 基因缺陷	高胰岛素血症，语言发育迟缓，有攻击行为
SIM1 基因缺陷	身材矮小；垂体功能减退；新生儿低肌张力，面部畸形，发育迟缓
16p11.2 染色体微缺失综合征	发育迟缓、智力障碍、孤独症谱系障碍、沟通障碍和社交技能低
脑源性神经营养因子（BDNF）缺乏	暴饮暴食，短期记忆受损，多动，学习障碍
Albright 遗传性骨营养不良（Albright hereditary osteodystrophy，AHO）	身材矮小，圆脸，粗指，皮下骨化；有些患者可能有轻微的发育迟缓；如果遗传自母亲，可能与Ⅰa 型假性甲状旁腺功能减退症有关
Cohen 综合征	低肌张力，智力障碍，面部特征明显：上中央牙齿突出，鼻尖宽，中耳道光滑或缩短，头发和眉毛浓密，睫毛长，视网膜营养不良，获得性小头畸形，关节过伸
伯－韦综合征（Beckwith－Wiedemann syndrome，BWS）	巨大儿、巨舌症、前腹壁缺损、内脏增大、新生儿低血糖、胚胎肿瘤、肾脏异常。基因改变为 11 号染色体 p15.5

三、表观遗传学

表观遗传因素可以导致基因表达的改变而不改变遗传密码。这些表观遗传因素可能会受到环境改变和个体因素相互作用的影响。表观基因组建立的关键时期之一是胚胎发育期。例如，怀孕前母亲或父亲的肥胖可能会影响随后胚胎发育期的表观遗传变化，增加后代发生超重或肥胖的风险。

第二节　儿童肥胖的生命早期危险因素

生命早期是指胎儿期、哺乳期和断乳后的一段时间（一般指 3 岁以内，亦称"窗口期"）。此时机体处于旺盛的细胞分裂、增殖、分化和组织器官形成阶段，对外界各种刺激非常敏感，并且会产生记忆（又称代谢程序化），这种记忆会持续到成年，对成年后的肥胖及相关慢性疾病的发生、发展有重要影响。

这个时期的许多因素会增加儿童肥胖的风险。最重要的围生期因素是母亲吸烟和子宫内长期暴露于高血糖（母亲患有肥胖或糖尿病）。

一、产前危险因素

产前环境在儿童日后超重和肥胖的发展中起着重要作用。产前环境对肥胖发展的影响机制是复杂的，可能包括基因－环境的相互作用或几种环境因素的表观遗传变化，包括父母肥胖、母亲体重增加和（或）妊娠期糖尿病、母亲吸烟、社会心理压力。

（一）父母肥胖

父母的体重是儿童肥胖的一个强有力的预测因素。如果父母中至少有一人患有肥胖症，那么儿童成年后患肥胖症的风险较大。一项荟萃分析报告称，如果父母一方超重或肥胖，儿童肥胖的风险会增加；如果父母双方都肥胖，儿童肥胖的风险会明显增加。造成肥胖的代际传递的因素包括遗传、环境和行为因素或这些因素的相互作用。与父亲的 BMI 相比，母亲的 BMI 更能预测儿童的肥胖。母亲肥胖使子女成人后肥胖的风险增加 1 倍以上。研究表明，怀孕前较高的 BMI 与儿童肥胖直接相关。研究还发现，父母的 BMI 对子女的体重有很大的影响。小于胎龄儿也容易堆积脂肪，特别是在腹部。腹部肥胖与代谢综合征有关，代谢综合征包括血脂异常、高血压、葡萄糖和胰岛素调节异常。Yang 等人得出结论，父母的 BMI 高于正常值与子女患代谢综合征的风险升高密切相关。引起父母肥胖等生活方式将影响儿童成长，这种致胖的生活方式很快会成为习惯，并变成一种生活方式持续下去，从而参与儿童肥胖的发展。

（二）母亲体重增加

研究表明，母亲过度肥胖会影响胎儿代谢规划，使后代更容易受到致肥胖环境的影响，并增加肥胖的风险。这种效应在代谢和减重手术研究中得到了证明。胃分流手术后肥胖母亲所生的孩子，与母亲手术前所生的孩子相比，重度肥胖的患病率较低。母亲肥胖和怀孕期间体重过度增加会增强胰岛素样生长因子 1 （insulin－like growth factor 1，IGF－1）的作用，而 IGF－1 与胎儿过度生长有关。有证据表明，胎盘水平的脂质积累可能促进胎儿的相对缺氧状态和胎盘炎症的增加，这可能导致由细胞因子介导的免疫介导改变，以及儿童期或成年后对过敏原暴露和疫苗接种的不同反应。

巨大儿和妊娠期糖尿病是与母亲肥胖相关的一些并发症，是后代晚发型肥胖和 2 型糖尿病的危险因素。母亲肥胖导致后代不良后果的确切机制尚不清楚。有人认为，受影响的通路控制着食欲、胰岛素敏感性和心血管功能的中枢调节。胎儿下丘脑—垂体—肾上腺轴功能的改变与肥胖母亲的后代代谢综合征的发生有关。

（三）妊娠期糖尿病

患有妊娠期糖尿病（gestational diabetes，GDM）的孕妇的脂肪量和 BMI 均高于未患 GDM 的孕妇。调整母亲 BMI 和其他潜在混杂因素的影响后发现，母亲患有 GDM 与儿童肥胖相关，儿童出现高腰围的概率也更高。研究表明，子宫内暴露于 GDM 的儿童比未暴露于 GDM 的兄弟姐妹的 BMI 更高。虽然 GDM 作用的确切机制还不完全清楚，但已经假设这种作用可能是通过胰岛素介导的。与非 GDM 孕妇相比，患有 GDM 的孕妇具有更高的胰岛素抵抗。有研究表明，母体胰岛素抵抗和高血糖会导致胎儿高胰岛素血症，导致胎儿过度生长并伴有巨大儿和肥胖风险增加。由胰岛素抵抗引起的母亲高三酰甘油血症也被认为与此有关。即使在血糖水平得到很好控制的情况下，也会导致肥胖和婴儿出生体重的增加。此外，母亲糖尿病与后代瘦素合成增加有关。GDM 母亲的婴儿的表观遗传变化是另一种可能的机制，即通过影响基因表达来调节体脂肪积累或其他相关代谢途径。

（四）母亲吸烟

暴露于环境烟草烟雾（environmental tobacco smoke，ETS）已被证明会增加儿童肥胖的患病率。母亲吸烟与新生儿低出生体重有关，低出生体重儿在营养恢复和体重增加的过程中，有更高的心血管代谢疾病和肥胖风险（Barker 假说）。一项系统综述报告了产前暴露于 ETS 与儿童肥胖之间的相关性。子宫内接触 ETS 的儿童患肥胖的风险比未接触 ETS 的儿童高 1.9 倍。产前暴露于烟草烟雾的风险既可以直接来自吸烟的母亲，也可以通过 ETS 间接发生，母亲吸烟对儿童肥胖的预测价值更高。子宫内暴露于吸烟环境的儿童患超重和肥胖的风险会因剂量依赖而增加。

（五）社会心理压力

母亲产前阶段的社会心理压力可能会影响儿童全生命周期的内分泌功能（下丘脑—垂体—肾上腺轴和葡萄糖/胰岛素代谢）。一项荟萃分析显示，产前心理压力与儿童肥胖的高风险相关。

二、产后危险因素

与产前环境一样，产后环境对儿童超重和肥胖的发展也很重要。除了表观遗传机制，行为习惯在很小的时候就开始形成。对食物的接受程度、高热量食物的可及性、微生物群的建立和早期饮食习惯等，是产后危险因素影响后期体重的几个机制。

（一）出生体重

研究表明，出生体重和成年 BMI 之间存在"U"形或"J"形分布。与出生体重在 2500～4000 克的婴儿相比，出生体重低于 2500 克和高于 4000 克的婴儿有更高的肥胖风险。高 BMI 和中枢性肥胖在低出生体重儿中更为普遍。孕妇孕期超重和肥胖与大于胎龄儿显著相关。一项研究调查了出生体重对学龄期儿童早期超重和肥胖的影响，得出的结论是，出生体重较高的儿童在早期出现超重或肥胖的风险更高。出生体重和成年的 BMI 之间也存在线性关系。出生体重通常与成年的肥胖呈正相关关系。马来西亚的一项研究表明，在怀孕期间施行健康的生活方式，可以防止胎儿体重过重，反之则可导致更高的出生体重，并使后代容易发生超重和肥胖。

（二）喂养方式

婴幼儿喂养方式对儿童肥胖有不同程度的影响。系统综述表明，母乳喂养对儿童后期肥胖有一定的保护作用。研究发现，母乳喂养与婴儿出生后第一年的超重风险呈负相关关系，与母亲的 BMI 和社会经济地位（socioeconomic status，SES）无关。与纯母乳喂养相比，6 个月前停止母乳喂养与 12 个月前体重快速增加和超重的风险增加有关。系统回顾发现，某些做法（如过度喂养、配方奶粉配制过浓、让婴儿用奶瓶躺在床上喝奶或在奶液中添加谷物）可能导致婴儿体重迅速增加。此外，喂养高蛋白质配方奶粉的婴儿出现 BMI 升高的风险更大。有证据表明，在婴儿 4 个月前，特别是配方奶粉喂养的婴儿，引入辅食会增加儿童肥胖的风险。父母的喂养方式，特别是学龄前期儿童（1～4 岁）的喂养方式，可能会影响肥胖风险。一项系统综述显示，控制儿童喂养方式（例如，限制特定食物或食物总量）与儿童体重升高之间存在微小但显著的关联。对反应性喂养作用（即照顾者注意婴儿的饥饿和饱腹暗示）的研究表明，非反应性喂养与儿童 BMI 升高或超重和肥胖有关。相比之下，反应性喂养似乎支持健康的体重增加曲线。然而，在所有这类喂养研究中，不能忽略混杂因素对儿童体重状况的影响。

（三）体重迅速增加

在资源丰富的国家，婴儿期和 2 岁前体重的迅速增加与儿童期后期和成年期肥胖的风险增加有关。一项系统研究发现，儿童从出生到 2 岁体重快速增加导致其在童年或成年期超重和肥胖的风险增加 3.6 倍，婴儿体重快速增加与儿童超重和肥胖之间的关系更强。因此，婴儿期和儿童早期体重的快速增加既可以被视为日后体重过度增加的危险因素，也可以被视为儿科医生寻找其他潜在风险因素和体重过度增加的原因的信号。

（四）早期抗生素暴露

有关生命早期接触抗生素与儿童肥胖关系的文献报道结论是矛盾的。一些研究认为早期抗生素暴露与儿童肥胖风险增加相关，而且反复接触抗生素、生后 6 个月内接触抗生素、接触广谱抗生素使这种相关性更强。相同暴露条件下，男孩似乎比女孩更容易增加体重。据推测，抗生素的作用可能是通过改变肠道微生物群来实现的，而肠道微生物群在能量平衡中起着重要作用。

（五）不良的童年经历

不良的童年经历包括身体、精神或性虐待史；遭受家庭暴力；家庭功能失调；父母离异或滥用药物；经济不安全感；精神疾病；父母死亡或监禁等。人们越来越认识到不良的童年经历，如虐待、家庭功能失调和忽视与儿童肥胖的发展有关。这种关联似乎尤其适用于性虐待和多重不良童年经历的同时发生。许多研究已经证明了不良童年经历与超重和肥胖的发展之间的联系。美国一项研究发现，与没有不良童年经历的儿童相比，累积不良童年经历的儿童超重和肥胖的风险增加了 1 倍。未解决的压力和情绪问题可能会导致适应不良的应对策略，如暴食、不饥饿的情况下进食、冲动进食和睡眠卫生不良，这可能会导致进一步的体重增加。在胎儿期和儿童早期，贫困和相关的压力被认为会启动神经内分泌和（或）代谢适应，从而影响生物表型和导致肥胖的致肥行为。这些影响可能贯穿人的一生。

三、其他影响因素

（一）环境因素

儿童生命早期暴露于环境毒素会对儿童的健康产生影响，接触环境中的内分泌干扰物（endocrine－disrupting chemicals，EDC）可能会诱发或加重肥胖。EDC 在产前可以通过胎盘屏障影响胎儿，而在出生后和婴儿期，可能通过母乳喂养、吸入、摄入或通过皮肤吸收而影响儿童。接触环境中的 EDC 可能会诱发或加重肥胖，如杀虫剂二氯二苯三氯乙烷（dichloro diphenyl trichloroethane，DDT）或双酚 A（bisphenol A，BPA）。

（二）肠道微生物群

肠道微生物群的最初定植主要发生在出生时，对各种环境的暴露增加其多样性和丰度，直到在大约 2 岁时形成相对稳定、完全发育的肠道微生物群。儿童肥胖领域的一个新兴研究是确定肠道微生物群初始和后续定植变化对体重增加的影响。尽管目前缺乏直接的因果证据来支持两者之间的联系，还需要进行大规模、纵向的前瞻性研究，以连续评估从婴儿期到成年的肠道微生物群变化。但未来的研究有望阐明哪些微生物是必需的，以及多少微生物才能发挥适当的代谢功能。这些微生物在发育初期的引入可能是预防儿童肥胖症发展的极为有用的工具。

第三节　儿童期肥胖的危险因素

肥胖是一种多病因的慢性疾病。超重和肥胖的高危因素包括更广泛的政策和系统因素，如机构或组织机构（如学校）、邻里和社区、家庭、社会经济、环境、生态、遗传和生物因素。这些环境、饮食和个体因素往往相互重叠和（或）相互影响，并可在整个儿童期和青少年期发挥纵向作用，引发体重增加并加剧现有的肥胖。

一、环境因素

（一）家庭环境

1. 外出就餐和在家就餐

研究表明，无论儿童还是成人，外出就餐都与更高的能量摄入有关。在美国，外出就餐食物的特点是脂肪含量高、分量大、能量摄入多。在一项对儿童和成人的系统性回顾研究中，与在其他类型的餐馆吃饭相比，在快餐店吃饭与体重增加有关。外卖食品也与高 BMI 有关。因此，无论在什么样的餐厅，外出就餐与更高的体重或 BMI 增加风险相关。相反，两项荟萃分析发现，在家就餐频率的增加与儿童肥胖风险的降低有关。

2. 睡眠

睡眠时间和质量被认为是儿童肥胖的重要危险因素。有分析报告称，儿童肥胖风险的增加与睡眠时间短有关，尤其是在 10 岁以下的儿童中。有研究显示，睡眠时间与儿童超重和肥胖风险之间呈剂量－反应负相关关系。与睡眠时间较长（12.2 小时）的同龄人相比，睡眠时间较短（10 小时）的 13 岁及以下儿童超重或肥胖的风险增加了 76％。睡眠时间与肥胖之间的关联机制不明，可能涉及血清瘦素及食欲刺激素水平的改变，这两种因子都参与食欲调节。睡眠剥夺也可能导致易感个体的进食增多。睡眠时间短可能与体力活动减少有关，还可能促使进食时间更长，导致不健康的生活模式。此外，睡眠时间的减少与不良的饮食摄入行为有关，如水果摄入量的减少。

3. 屏幕使用时间

许多研究评估了屏幕使用时间和肥胖之间的关系。有研究报告了长时间屏幕使用者的肥胖风险增加，但其他一些研究提出这种情况仅存在于超重的青年人群中，使其体重增加。有些研究报告了电视促进肥胖的作用，但没有报告个人电脑或其他屏幕的影响。根据文献回顾，有许多因素决定了屏幕使用对儿童肥胖的影响，包括屏幕使用时间、屏幕设备类型、肥胖状况（如超重或肥胖）和地理分布。屏幕使用时间的增加对肥胖的促进作用可以通过以下事实来解释，即屏幕使用时间的增加与食物摄入量的增加有关。大量研究表明，看电视会增加儿童的食物摄入和零食摄入行为。电子游戏和个人电脑使用也是如此。更重要的是，电视中一些与食品相关的广告可能会通过促进垃圾食品和快餐消费，潜在地影响儿童的饮食行为，从而增加肥胖风险。因此，肥胖与屏幕使用之间的关系是多维度的，需要对其所有方面进行明确的研究。

4. 身体活动

儿童身体活动的频率与饮食摄入量密切相关。缺乏身体活动加上不合理的饮食选择与正能量平衡密切相关，而正能量平衡被广泛认为是导致肥胖的罪魁祸首。缺乏身体活动和久坐的生活方式与青少年超重或肥胖的风险高度相关，因为身体消耗的能量较低，燃烧从饮食摄入的能量减少。与此相反，每天每进行 1 小时中高强度的身体活动可以降低 10% 的肥胖风险。

（二）社区环境

1. 学校环境

儿童大部分时间都在学校里度过。因此，学校通过影响他们的食物选择和身体活动水平，最终影响他们的体重。例如，学校里快餐、自动售货机和（或）加糖饮料的存在可能会对儿童的食物选择产生负面影响。有一篇系统评价显示，学校与快餐店和便利店之间的距离与儿童肥胖之间存在相关性。进一步群体分析时发现，在西班牙裔、黑人和白人儿童中，快餐店和学校之间的距离与肥胖存在正相关关系。尽管这种相关性在所有年级儿童中都存在，但在低年级的儿童中影响更大。这种相关性在社会经济资源不足的社区更强。

2. 缺乏获得新鲜食物的途径

社区的饮食环境已经被证明与儿童的 BMI 有复杂的相关性。虽然一些研究表明，从家到超市的距离为 1.6 公里或更短与较低的 BMI 有关，但其他研究发现，家附近的超市数量越多，儿童的 BMI 就越高。一篇综述也报告了类似的相关性，一些研究显示，超市可及性与儿童肥胖之间存在负相关关系，而另一些研究则显示出正相关关系或无关联。这些差异归因于评估措施的变化和缺乏对混杂变量的控制。因此，重要的不仅是超市的存在，还有其他可能影响饮食选择的因素，如库存食品的类型、价格等。一些（但不是全部）研究报告了社区贫困与儿童肥胖之间的正相关关系。有人认为，缺乏新鲜水果和蔬菜可能是儿童肥胖的一个危险因素，因为它可能导致对不健康食品的依赖和消费增加。最近的一项系统综述显示，尽管获得新鲜水果和蔬菜与健康饮食行为之间存在负相关关系，但获得新鲜水果和蔬菜与超重和肥胖之间的关系尚无定论。

3. 快餐店

快餐店通常提供价格相对低廉，热量高，饱和脂肪、简单碳水化合物和钠含量高的快餐。由于快餐容易获得，以及其口味和营销策略等特点，使其往往受到儿童的欢迎。快餐消费与体重增加有关。一些研究表明，进入快餐店与儿童肥胖之间存在关联。进入快餐店与儿童的体重相关行为和体重状况之间存在关联。这种关联在社会经济地位较低的人群中表现得更强。一项大型研究纳入纽约市公立学校的儿童，发现与居住地远离快餐店相比，居住在快餐店附近（<0.4公里或半个街区）的儿童超重或肥胖风险较高（差值为3%）。

（三）社会政治环境

社会政治环境，包括社会态度和信仰、政府政策、食品行业惯例、教育和医疗保健系统，都会影响儿童肥胖。在促进高能量摄入、不健康饮食选择和久坐行为的环境中，儿童很难做出或维持健康的行为改变。

1. 不健康食品和饮料营销

针对儿童的不健康食品和饮料营销往往会对他们的饮食选择和行为产生负面影响。社交媒体和网络中插入的食品和饮料的营销已被证明会影响儿童的饮食行为选择，还会增加食品的消费量。一项系统回顾研究显示，即使是短时间接触不健康食品和饮料的营销，儿童在暴露期间和之后的饮食摄入量和行为都有所增加。尤其年幼的儿童和男孩更容易受影响，因为受认知的影响，年幼的儿童更容易将广告的内容理解为事实。目前，针对儿童的营销目标是非常美味、相对便宜的高能量食品和饮料，这种营销通过电视、网站、网络游戏、超市和校外环境进行。儿童经常接触广告中低营养价值的食品，导致他们优先增加对低营养价值食品的消费。全球化对含糖食品和饮料市场的影响是通过每年在不同媒体上投入近20亿美元的广告，对儿童人口的喂养模式产生影响，并在这一人口超重或肥胖的发病机制中发挥直接或间接的作用。

2. 社会经济状况

社会经济状况是影响肥胖发生的重要因素。有研究表明，低收入人群的儿童肥胖率更高，因为他们的饮食主要基于大量的碳水化合物，碳水化合物对他们家庭的经济水平来说是最容易获得的食物。尽管肥胖症在美国儿童中的患病率总体上已趋于稳定，但在低社会经济状况的儿童中的发病率仍在继续上升。一项针对美国非西班牙裔白人儿童的纵向分析发现，男孩和女孩在2岁前的低社会经济状况与青春期肥胖风险较高有关。这一分析还表明，早期贫困的影响会持续到成年以后的生活。同样另一项研究也发现，儿童早期的低社会经济状况对超重和肥胖有长期影响。成年后儿童超重和肥胖的风险不会因贫困状况的改变而改变，儿童早期贫困的相关压力有长期影响。低社会经济状况也可能增加儿童对不良压力的体验，从而增加肥胖的风险。此外，贫困可能会限制获得健康食品和体育活动的机会。另一项对从 9 个月大到上幼儿园的儿童进行纵向跟踪的大型儿童数据集的研究表明，社会经济状况在西班牙裔儿童的 BMI 差距中发挥了主要作用，而前 9 个月体重增加的速度在很大程度上解释了白人儿童和其他种族儿童之间的差距。

3. 移民家庭

既往研究认为，尽管存在贫穷和其他负面的社会经济状况等因素，但新到的移民家庭比在美国出生的同龄人更健康。然而，最近的研究以新颖的方式检查了大型数据集，发现在涉及移民家庭的儿童时，这一想法受到了质疑。当移民家庭试图适应一种新的文化时，他们可能会采用高脂肪、高糖、高盐的美国化饮食方式。儿童接触到这些食品和高能量零食的媒体广告，以及身体活动的减少，可能会加剧这种趋势。在移民家庭中，儿童超重和肥胖的模式因种族和代际地位的不同而有很大差异。到美国的移民通常来自肥胖患病率较低的国家，但随着家庭适应美国的饮食和活动模式，肥胖率可能会增加。一项研究发现，第二代西班牙裔移民的肥胖风险比非移民白人儿童高 55%，比第一代亚洲移民的肥胖风险低 63%。几项研究表明，墨西哥裔人群中成人和儿童的肥胖发展模式不同。在美国的墨西哥裔成人中，肥胖与在美国停留的时间更长有关，与在美国出生有关，而不是在墨西哥出生，这是文化适应的两个指标。这种模式在儿童中有所不同，"第一代年轻成年男性（18~24 岁）和青春期女性（12~17 岁）的肥胖患病率明显更高"。此外，在一些文化中，较大的体型可能被视为健康和财富的象征。这种文化因素可能会使父母更难理解孩子超重和肥胖的严重性。

4. 食品安全

关于食品安全与儿童超重和肥胖之间存关系的研究结果并不一致。研究发现，生活在食品不安全家庭的儿童 BMI 和腰围值更高，发生超重或肥胖的可能性更大。食品不安全与肥胖之间的相关性在青少年中更高，他们可能在一生中更容易受到食品不安全的影响。与男孩相比，在食品不安全的环境中，女孩似乎更容易肥胖。食品不安全与贫困高度相关，研究发现水果、蔬菜和快餐的成本会影响低收入家庭的消费，并与儿童超重呈正相关关系。在食品不安全的家庭中，从含糖饮料（sugar－sweetened beverage，SSB）中摄入更多的糖与和家人一起吃早餐和晚餐的频率减少之间的联系也被注意到。在食品不安全的情况下，围绕喂养的家庭动态可能会发生变化，包括进食压力及监测和限制性饮食的行为。食品不安全的经历会给儿童和家庭带来压力，并可能增加慢性压力负担，从而改变饮食模式，限制摄入或增加能量密集食物的消费。

二、饮食因素

肥胖发生的根本原因是机体的能量摄入大于能量消耗，从而导致多余的能量以脂肪的形式储存。因此，饮食因素在肥胖发生的过程中发挥了非常重要的作用。

（一）不健康食物

不健康食物，即糖或脂肪来源的热量占比较高，而有营养价值的成分占比较少，如膳食纤维、蛋白质、维生素和矿物质。这类食物的营养成分有时称为"空热量"。

（二）含糖饮料

一项对 2013—2015 年 20 项前瞻性队列研究和随机对照试验的系统综述发现，除了 1 项研究，其余研究都发现含糖饮料与儿童肥胖呈正相关关系。基于此以及 SSB 与多种其他医学和牙科疾病之间存在联系的研究，美国儿科学会于 2019 年发布了一份关于 SSB 的政策声明，呼吁广泛实施限制儿童和食用 SSB 的政策。

（三）快餐

对于超重的青少年，快餐摄入可能是一个特别需要注意的问题。一项有关快餐摄入的研究纳入较瘦和超重的青少年，前者的 BMI 小于等于同年龄、同性别人群的 P_{85}，后者的 BMI 在 $P_{85} \sim P_{98}$。研究者让两组青少年在 1 小时内随意进食"超大份"快餐。这种情况下，两组均摄入大量热量，平均达 1652kcal，为估计每日需要量的 62%。超重的青少年摄入了更多的热量（1860kcal vs. 1458kcal）。此外，较瘦的青少年在进食和不进食快餐的阶段摄入的总热量相近（2575kcal vs. 2622kcal），超重青少年在两个阶段摄入的总热量增加（2703kcal vs. 2295kcal）。另一项研究显示，可轻易进入快餐店与儿童期肥胖诊断率增加独立相关。儿童越常进食快餐，BMI 就越高。一项研究提示，与摄入快餐本身相比，摄入西餐与肥胖和不良膳食结局的相关性更强。其他研究提示，在以治疗肥胖为目的就诊的儿童中，快餐的摄入可能与基线肥胖程度或治疗期间体重减少程度无关。

（四）食物的分量

大部分关于食物分量对儿童摄入量影响的研究都是在提供单餐的实验室环境下进行的，如为学龄前期儿童提供一顿饭。关于食物分量的研究结果提示，喜欢高能量食物的儿童通常会摄入更大分量的食物，但长期摄入大分量食物对包括体重在内的许多变量的影响尚缺乏长期研究。在点餐时，商家常常会鼓励消费者多付一些钱将较小份升级为较大份。由于这些营销技巧，儿童学会将"体积"与"价值"等同起来。此外，大多数快餐店都会销售有 1～4 个牛肉馅饼及"额外"添加培根和乳酪的"特色汉堡"。由于"额外"添加的量可引起热量、脂肪和钠摄入量大幅增加。选择"大份"或"特色汉堡"可显著增加餐食的热量、脂肪和钠含量。

三、个体因素

（一）内分泌紊乱

只在不到 1% 的肥胖儿童中识别出了体重增加的内分泌病因。这些疾病通常与超重或轻度肥胖有关，而与重度肥胖无关。患有这些疾病的儿童大多身材矮小和（或）存在性腺功能减退症。主要考虑的疾病：皮质醇过多，如使用皮质类固醇药物、库欣综合征；甲状腺功能减退症；生长激素缺乏；Ⅰa 型假性甲状旁腺功能减退症（Albright 遗传性骨营养不良）。

（二）下丘脑性肥胖

下丘脑病变可能导致快速进展性重度肥胖，而这种肥胖尤为难治。在儿科患者中，下丘脑性肥胖往往发生在颅咽管瘤手术治疗后，通常伴有全垂体功能减退。累及下丘脑的创伤、肿瘤或炎性疾病也可能引起类似情况。下丘脑性肥胖的罕见病因是一种由速发性肥胖、下丘脑功能障碍、通气不足和自主神经功能障碍（rapid－onset obesity, hypothalamic dysfunction , hypoventilation, autonomic dysregulation，ROHHAD）组成的综合征，ROHHAD 综合征可能与神经内分泌肿瘤（neuroendocrine tumor，NET）有关，故字母缩写可以扩展为 ROHHADNET。患者可能在婴儿期或儿童早期出现中枢性通气不足（类似于先天性中枢性低通气综合征）和各种下丘脑—垂体轴功能异常，伴有自主神经功能障碍（包括出现过热或低体温）。

（三）其他个体因素

1. 残疾

一项调查发现，残疾儿童的肥胖风险比正常儿童高 27%～59%。除了非残疾儿童所经历的因素外，影响残疾儿童肥胖风险的因素有：母乳喂养更困难、食欲调节紊乱、促进体重增加的药物、食物选择性和敏感性问题、行为障碍、体力活动限制、食物奖励的使用、缺乏适应性的体育教育或运动及专门的监督和指导。此外，更重要的是要考虑到残疾儿童在获得针对他们需要的肥胖治疗策略方面处于不利地位。例如，大多数社区或学校的体重管理、营养或体育活动干预措施并不适合残疾儿童。因此，许多残疾儿童得不到解决肥胖问题所需的支持或策略。此外，残疾儿童在学校可能面临欺凌和偏见。他们还可能从照顾者那里得到不健康的奖励，从而增加他们肥胖的风险。这些系统性的趋势和偏见使得为残疾儿童提供充分的照顾极为困难。

2. 孤独症谱系障碍

患有孤独症谱系障碍（autistic spectrum disorder，ASD）的儿童患超重和肥胖的风险更高。在美国，患有孤独症谱系障碍的 2～18 岁儿童的肥胖风险比同龄人高 43.7%。

3. 脊髓脊膜膨出

与无脊髓脊膜膨出的儿童相比，脊髓脊膜膨出的儿童增加了全身脂肪，降低了能量消耗。这一人群肥胖的危险因素包括活动受限、久坐不动的生活方式和静息能量消耗减少。此外，患有脊髓脊膜膨出的儿童不太可能有正常的体重和身高，而且初级保健提供者可能缺乏关于健康生活方式的建议。

4. 注意缺陷多动障碍

有 Meta 分析显示，注意缺陷多动障碍（attention deficit hyperactivity disorder，ADHD）与儿童肥胖之间存在显著相关性。与没有注意缺陷多动障碍的儿童相比，患有注意缺陷多动障碍的儿童患肥胖症的概率高出 40%。这种关联不受性别、学习环境的影响。一些已知的注意缺陷多动障碍症状可能会导致体重增加。例如，暴饮暴食，这是注意缺陷多动障碍患者冲动的表现，可能会导致能量摄入增加。注意力不集中是注意缺陷多动障碍的另一个症状，可能导致缺乏计划，或无法按照计划进行，从而导致错过正餐或食用不健康的正餐和零食。其他常与注意缺陷多动障碍相关的精神疾病，如抑郁、焦虑和昼夜节律紊乱，也可能是肥胖的危险因素。多巴胺在注意缺陷多动障碍和肥胖症的一些成瘾行为中起着重要作用。功能性磁共振研究已经确定了共享的神经精神回路，这些回路与肥胖、注意缺陷多动障碍和异常饮食行为中的奖励、反应抑制和情绪调节有关。

（四）促进体重增加的饮食习惯

儿童食欲特征的差异早在婴儿期就表现出来（如哺乳行为），当儿童接触到致肥的食物环境时，这种差异可能会更加明显。虽然某些儿童能更好地控制能量摄入的确切原因尚不清楚，但遗传易感性和儿童早期环境之间的相互作用可能解释食欲特征上的一些个体差异。如前所述，父母的喂养方式很重要。有研究报告了快速进食与儿童肥胖之间的正相关关系。快速进食可能会导致更多的能量摄入。美国心脏协会（American Heart Association）发表了一份关于照顾者对幼儿饮食行为影响的政策声明，综合了一系列与儿童肥胖相关的食欲特征。除了更快的进食速度，这些特征包括在没有饥饿感的情况下进食、对食物的高度享受、对饱腹感的低反应，以及低水平的克制饮食。

（五）药物使用

许多种类的药物都与体重增加有关，涉及的药物包括糖皮质激素、磺脲类、胰岛素、噻唑烷二酮类、抗精神病药、三环类抗抑郁药和抗癫痫药。特别是第二代抗精神病药（如利培酮、氯氮平、喹硫平和阿立哌唑），可导致体重快速增加和合并症，如前驱糖尿病、糖尿病和血脂异常。

第四节 脂肪组织与儿童肥胖

脂肪组织分泌多种激素和细胞因子，调节机体代谢和免疫功能，被认为是一种重要的内分泌器官。近几十年来，脂肪组织被分为白色脂肪组织和棕色脂肪组织两种类型。近年，已经发现了第三种类型的脂肪组织——米色脂肪组织，它出现在白色脂肪组织贮库中，是通过长时间的冷暴露或肾上腺素能信号传导诱导的，显示出棕色脂肪细胞样形态，发挥与棕色脂肪组织相似的产热耗能效应。脂肪组织的分布和组成在整个生命周期中呈动态变化。白色脂肪组织代表了脂肪的储存，而棕色脂肪组织是一个产热组织，代表着能量的消耗。

一、白色脂肪组织发育的关键时期及特点

（一）白色脂肪组织发育的关键时期

白色脂肪组织来源于间充质干细胞，胚胎学上，它的形成有五个形态发生相，妊娠中期是白色脂肪组织发育的重要时期。首先，直到妊娠的第 14 周，未来的脂肪组织都以结缔组织和"基质物质"形式存在。第二阶段，由与毛细血管紧密相连的间充质干细胞聚集和不断发展形成，间充质干细胞在毛细血管网络附近发展为脂肪细胞，这是脂肪形成的第一个迹象。第三阶段，间充质小叶首次形成确定的脂肪小叶。第四阶段，细脂质液泡在细胞质内发展并数量增加。最后一个阶段，脂肪细胞在丰富的毛细血管网络中积聚，在妊娠 23 周后，脂肪小叶的数量似乎保持不变。

由于能量供应的自然限制以及对胎盘功能的依赖，胎儿的白色脂肪组织发展要慢得多。胎盘营养供应不良可能进一步限制胎儿脂肪组织的发育，在恢复营养供应后的出生后早期，一般是生后第一年，脂肪组织会加速追赶生长。出生时，白色脂肪组织在内脏和皮下两个部位都发育良好，约占体重的 16%。从第 1 个月到第 18 个月，体脂的比例增加到峰值，约占体重的 28%，这种增加主要是由于皮下白色脂肪组织的扩张。之后脂肪组织水平开始出现稳步下降，并在 5~7 岁出现最低点，此后脂肪含量将出现第二次增长，称为脂肪重聚（adiposity rebound，AR）。早期 AR 被定义为小于 5 岁的 AR，早期 AR 与糖耐量受损、胰岛素抵抗、2 型糖尿病、高血压和成年期代谢综合征的风险较高有关。

（二）白色脂肪组织的特点

白色脂肪组织由含有大的、单房脂滴和相对较少的线粒体的脂肪细胞组成，细胞的直径为 25~200μm。白色脂肪组织是脂肪组织的主要成分之一，约占人体脂肪量的 95%，几乎遍布整个机体，其中皮下脂肪和内脏脂肪为主要的能量储存部位。白色脂肪组织中除了脂肪细胞还有其他细胞，如脂肪祖细胞、间充质干细胞、前脂肪细胞、成纤维细胞、内皮细胞和巨噬细胞等，在生命过程中分别执行不同的功能。白色脂肪过度堆积是肥胖及相关代谢疾病发生的重要病理机制。相关研究发现，代谢指标正常的肥胖者，脂肪多堆积于外周

皮下部位，胰岛素敏感性、脂肪组织功能基本正常；而当皮下脂肪储能饱和，脂肪堆积于内脏等处，可能会引起脂肪组织缺氧、血运不足，导致个体同时伴有炎症、纤维化、胰岛素抵抗及代谢异常，最终诱发糖尿病及心血管疾病。白色脂肪组织通过释放瘦素调节食欲，瘦素水平在"外源性"肥胖中与白色脂肪组织量成正相关关系。除此之外，白色脂肪组织在调节胰岛素敏感性和维持能量代谢平衡中发挥了重要的作用。

二、白色脂肪组织的过度积聚扩张与慢性炎症

传统炎症是短期的适应性反应，而肥胖引起的炎症与传统炎症并不相同，不会出现"红、肿、热、痛"等症状，研究者将其命名为"慢性低度炎症"。这种长期低度炎症状态通常是有害的。脂肪组织是最先被发现炎症与肥胖症有关的部位，能量摄入过量使内脏脂肪组织发生炎性巨噬细胞浸润和炎症反应，表现为炎症指标的升高。对不同肥胖程度人类的脂肪细胞进行研究发现，脂肪细胞肥大是儿童脂肪组织中炎症过程的重要触发因素。脂肪组织的过度积聚扩张，似乎是代谢和病理生理途径转变的关键。儿童处于生长期，他们生长过程中需要大量的能量使组织保持正能量平衡。除此之外，多余的能量以脂肪的形式存储于细胞，导致数量（增生）或大小/体积（肥大）增加，或者同时出现。儿童超重与轻度炎症之间存在关联，来自美国国家健康与营养调查数据库的大型横截面分析资料表明，与正常体重儿童相比，超重儿童的白细胞计数和 C 反应蛋白均显著增高，表明为全身性轻度炎症状态。

白色脂肪组织中的慢性低度炎症是肥胖的重要特征，具体机制如下：首先，肥胖患者血清脂肪源性炎性因子呈现明显变化，包括促炎因子白细胞介素－1、肿瘤坏死因子－α、C 型凝集素等明显增加，抗炎因子如脂联素显著下降，促炎因子和抗炎因子的差异性表达使机体的平衡被打破，导致促炎因子占主导地位进而出现炎症。其次，冠状结构的形成是脂肪组织炎症的生物学标志。当脂肪细胞体积扩大到氧气扩散的极限时，在细胞外基质的机械应力和缺氧的低氧应力的共同作用下，脂肪组织发生凋亡，白色脂肪组织中的巨噬细胞能够识别并吞噬凋亡的脂肪细胞，从而在脂肪细胞之间形成冠状结构。再次，巨噬细胞是脂肪组织中重要的免疫细胞，代表着维持脂肪组织功能并抵御外部入侵的第一道防线。而脂肪细胞的代谢状态是巨噬细胞炎性输出的主要决定因素，其中 M1/M2 型巨噬细胞失衡是脂肪组织炎症的关键。在正常个体的白色脂肪组织中，M2 型巨噬细胞产生的抗炎因子白细胞介素－10 能够抑制促炎细

胞激活，有效平衡炎症反应。然而，在肥胖的发展过程中，巨噬细胞向 M1 型促炎表型极化，M1 型巨噬细胞浸润程度与脂肪细胞大小之间存在正相关关系。M1 型巨噬细胞的相对数量增加，调节性 T 细胞、抗炎因子白细胞介素－10 的相对数量减少，以此诱发慢性低度炎症。

肥胖是能量代谢失衡所致的体脂过度积聚，其本身是一种发生在脂肪组织的慢性炎症性疾病，伴随着脂肪组织细胞内炎症信号通路的激活、炎性细胞因子的释放和免疫细胞的浸润等病理改变。脂肪组织释放的炎症介质也可以进入循环系统而影响其他器官组织功能，引起动脉粥样硬化、胰岛素抵抗和血脂异常等多种代谢综合征的发生。因此，针对肥胖相关慢性炎症的治疗方法也将为肥胖及其相关代谢性疾病的治疗带来新的思路。

三、棕色脂肪组织发育的关键时期及特点

（一）棕色脂肪组织发育的关键时期

棕色脂肪细胞起源于胚胎发育过程中的中胚层，胎儿期和新生儿期是棕色脂肪组织发育的主要时期，也是其发挥功能的重要时期。在胎儿期，棕色脂肪组织最初形成于肩胛部、颈部、腹部和肾上腺区域，随着胚胎的发育逐渐扩散到全身。这个时期的棕色脂肪组织主要起到维持胎儿体温的作用。在新生儿期，棕色脂肪组织进一步增加，特别是在出生后的前几周内，主要表现为细胞数目和大小的迅速增加，帮助新生儿维持体温。

（二）棕色脂肪组织的特点

1. 能量消耗高

与白色脂肪组织相比，棕色脂肪组织的能量代谢高，其含有丰富的线粒体和大量的解偶联蛋白 1（uncoupling protein 1，UCP1），能够产生大量的热量而非 ATP。这种高能量代谢的特点使得棕色脂肪组织成为维持体温和能量平衡的重要组织之一。棕色脂肪组织为身体提供热量主要通过非颤抖性产热途径，依赖于 UCP1 的内在表达和功能。UCP1 是一种线粒体内膜转运体，将线粒体电化学梯度中存储的能量消耗为热量，与 ATP 合成"分离"。在没有热应力的情况下，棕色脂肪细胞 UCP1 被认为可能被嘌呤核苷酸抑制。在寒冷应激期间，棕色脂肪组织的产热通常是由交感神经系统释放的去甲肾上腺素刺激的，它通过激活棕色脂肪细胞上的受体增加包含 UCP1 mRNA 的生热基因

表达，UCP1 使细胞膜内的质子流动速度增加，从而让氧化磷酸化过程中产生的化学能转变为热能。

2. 神经支配丰富

棕色脂肪组织的神经支配十分丰富，主要来自交感神经系统，特别是交感神经元的末梢。神经元与棕色脂肪细胞线粒体之间有密切的关系。此外，棕色脂肪组织还与感觉神经元有关。感觉神经元末梢释放的神经肽，如神经肽 Y、胆固醇酰化酶肽等，可以直接或间接地影响棕色脂肪细胞的活性和 UCP1 的表达和激活。激素如甲状腺激素也可以影响 UCP1 的表达和能量消耗。甲状腺激素是一种重要的代谢激素，能够调节能量代谢和体温。在棕色脂肪细胞内，甲状腺激素通过结合细胞核内的受体来调节 UCP1 的表达和活性，从而促进棕色脂肪细胞的热量产生和脂肪氧化。除此之外，其他激素如胰岛素、生长激素、性激素等也可以影响棕色脂肪细胞中 UCP1 的表达，从而影响产热和能量消耗。

3. 形态特殊

棕色脂肪组织是一种特殊的脂肪组织，其形态与其他脂肪组织不同。它的暗棕色外观主要是由于棕色脂肪组织内含有丰富的线粒体，并且这些线粒体内含有大量的色素。线粒体是细胞内的一个重要细胞器，是能量代谢的主要场所。棕色脂肪组织中的线粒体数量特别丰富，这是因为它们需要产生大量的热量以维持体温。线粒体内的色素分子呈现出特殊的分布方式，形成了线粒体内膜上的褶皱结构，从而形成了一个特殊的色素复合物。这个色素复合物主要由含有铁离子的蛋白质组成，被称为细胞色素 C 氧化还原体。细胞色素 C 氧化还原体在线粒体内发挥着重要的生物学功能，包括参与电子传递、质子泵运作和细胞呼吸等过程。棕色脂肪细胞线粒体中存在的大量的细胞色素 C 氧化还原体，使其呈现出暗棕色的外观。

4. 分布位置不同

白色脂肪组织是最丰富的脂肪组织形式，几乎存在于身体的每个部位。而棕色脂肪组织主要分布在颈部、胸部、锁骨下和肾上腺周围等区域。

总的来说，棕色脂肪组织在能量消耗、分布位置、形态及神经支配方面的特点反映了其在胎儿和新生儿期间发挥着的重要作用——帮助新生儿保持体温。然而，随着胎儿和新生儿的成长，棕色脂肪组织的数量和活性会逐渐降低，同时白色脂肪组织的数量会逐渐增加。这与一系列健康风险相关，如儿童肥胖和相关的代谢性疾病。提高棕色脂肪组织的活性，增加棕色脂肪组织的数量，可能会对预防这些健康风险具有重要作用。

四、白色脂肪组织棕色化研究基础与临床应用前景

儿童肥胖已经成为全球面临的重要公共卫生问题之一。肥胖不仅会对儿童的身体健康产生负面影响，如儿童患糖尿病、高血压和脂代谢异常等代谢性疾病的风险增加，还会对儿童的心理和社交健康造成影响，引起如儿童的自尊心和身体形象问题等。此外，儿童肥胖可能会延续到成年期，并增加成人患代谢性疾病的风险。因此，应该积极重视儿童肥胖的问题。

（一）白色脂肪组织棕色化研究基础

白色脂肪组织棕色化是一种将白色脂肪组织转化为更具代谢活性的棕色脂肪组织的策略。棕色脂肪组织可以通过产生热量来消耗能量，从而有助于维持体温和代谢健康。棕色化的过程包括在白色脂肪组织中诱导表达棕色脂肪细胞的特征基因和蛋白质，如 UCP1，通过消耗脂肪酸而产生热量。通过促进白色脂肪组织棕色化，可以提高代谢率和能量消耗，有助于减轻肥胖和改善代谢健康。因此，白色脂肪组织棕色化已成为一种潜在的治疗儿童肥胖和相关疾病的策略。

目前研究认为白色脂肪组织棕色化是一个相对复杂的过程，其经典理论是交感神经系统兴奋激活 β_3-肾上腺素能受体（AR）信号通路，对过氧化物酶体增殖物激活受体 γ 产生去乙酰化作用，从而诱导脂肪细胞表达棕色脂肪细胞的特征基因。之后脂肪酸分解酶（脂肪酶）和脂肪酸转运蛋白被激活，白色脂肪细胞开始分解脂肪酸。由于表达 UCP1 需要大量能量，因此白色脂肪细胞中线粒体的数量会增加，并且线粒体的形态和结构也会改变。线粒体内的 UCP1 能够耗散线粒体膜上的质子梯度，从而产生热量，这种热量可以被身体利用来维持体温。除了交感神经外，细胞的能量感应也是一种驱动力，它调节棕色化相关基因的转录。

（二）白色脂肪组织棕色化在肥胖治疗中的应用前景

肥胖患者的棕色脂肪组织水平较低，因此需要一种新的方法来提高产热能力和激活棕色脂肪细胞的能力，这对肥胖、胰岛素抵抗和高脂血症具有积极影响。白色脂肪组织可以通过白色脂肪组织棕色化的生理过程转化为棕色脂肪组织，从而提高身体的能量消耗和改善代谢健康。目前研究认为多种因素可以引

起白色脂肪组织棕色化。寒冷刺激是导致白色脂肪组织棕色化的最古老和研究最多的生理刺激之一。在啮齿动物的早期研究中，急性和慢性寒冷暴露均被报道增加耗氧量，刺激胰岛素信号，并导致 UCP1 阳性细胞的出现和小鼠脂肪减少的形态学变化。长期冷暴露后，啮齿动物卵巢周围白色脂肪组织中 UCP1 的表达增加。一些膳食因素也具有促进棕色化的作用，植物产生的白藜芦醇已被证明可以诱导 UCP1 基因的表达。植物源小檗碱已被证明可以通过 Peroxisome proliferator activated receptor−γ coactivator−1α（PGC−1α）信号诱导小鼠腹股沟棕色样脂肪细胞的发育。鱼油摄入已被证明会导致小鼠肩胛间棕色脂肪组织增加和诱导腹股沟白色脂肪组织中 UCP1 和 β_3−肾上腺素能受体的上调。为小鼠补充脱咖啡因绿茶提取物诱导了多种棕色化相关生物标志物的表达。除此之外，β_3−肾上腺素能受体激动剂、运动、短链脂肪酸、噻唑烷二酮等均被证明可以引起白色脂肪组织棕色化。这些发现为肥胖研究提供了新的方向。探索白色脂肪组织棕色化的分子机制、调控途径可以增加我们对白色脂肪组织棕色化的了解，可以帮助我们发现白色脂肪组织棕色化的药物靶点和治疗方法，并为药物研发提供理论支持。这些研究成果最终可能会在新型药物的研发和临床应用中发挥作用，为儿童健康做出贡献。

第五节　肠道微生态与儿童肥胖

大量微生物群落栖息在我们肠道中，参与营养吸收及黏膜屏障构建，同时我们的肠道也为这些菌群提供了适宜的生长环境，两者间相互影响、相互作用的整体被称为肠道微生态（gut microbiota）。肠道菌群数量巨大，其组成改变会影响食物的消化、吸收，进而可能影响儿童能量代谢，与儿童肥胖发生有关。

一、肥胖儿童的肠道微生态变化

人体正常肠道微生态的建立受多种因素影响，从胎儿期开始，肠道菌群即开始逐渐形成和定植。之后，随着饮食结构的改变，肠道微生态的建立贯穿于整个婴幼儿时期，至 3 岁以后与成人基本相似。

（一）不同时期儿童肠道菌群的特点

生命早期，受婴幼儿饮食构成变化影响，肠道菌群变化较大。新生儿出生的头几天里，肠道为有氧环境，此时，最先出现的是一些大肠埃希菌、葡萄球菌等需氧菌和兼性厌氧菌。之后肠腔中氧气被消耗，双歧杆菌属、拟杆菌属等厌氧菌大量繁殖并迅速占据优势，他们可以与肠上皮细胞结合构成肠道生物屏障、抑制外来致病菌的生长，同时促进肠上皮细胞不断分化、肠道淋巴免疫系统成熟，维持肠道微生态平衡。

婴儿在出生后的头几个月，主要以奶为食物，双歧杆菌是肠道中的主要菌群，当开始添加固体食物后，膳食成分增加，为适应食物变化，肠道细菌的比例发生不同程度的改变，可使拟杆菌属、梭菌属等迅速增多，双歧杆菌、肠球菌等菌群减少，这一变化导致肠腔内 pH 值改变，真杆菌、类杆菌、乳杆菌、链球菌等数量增加。

3 岁以下，儿童的肠道菌群构成随年龄、饮食构成改变等变化较大，菌群的多样性低于成人，不同儿童间的个体差异大于成人间的个体差异。3 岁以后，儿童饮食结构基本稳定，由奶为主转变为以碳水化合物为主，其肠道菌群丰度逐渐接近于成人，此期毛罗菌属、罗菌属、普雷菌科、拟杆菌科等增多。在整个儿童期、青春期，肠道菌群构成基本维持稳定。

（二）肥胖儿童的肠道菌群

肠道菌群的组成与人体能量代谢与吸收密切相关，肥胖儿童肠道菌群与正常儿童相比，在细菌种类、数量、比例、分布等各方面也有明显不同，主要表现为易生成脂肪、促炎的菌种增加，而抑制肥胖、抗炎的菌种减少。

肠道菌群失调可能与儿童肥胖有关。有研究显示，学龄期肥胖儿童粪便中双歧杆菌含量降低，大肠埃希菌含量增高，二者比值降低；而当肥胖儿童体重下降后，双歧杆菌和乳酸杆菌数量较前明显升高，与大肠埃希菌含量相比，二者比值升高。双歧杆菌常被作为肠道益生菌的代表，而大肠埃希菌可以作为肠道致病菌的代表，二者比值降低，可被认为是肠道正常菌群结构向不利于儿童健康方向转变的重要警示因子。

研究显示，与细菌丰度高的个体相比，细菌丰度低的个体具有更高水平的身体脂肪，也就是说细菌数量少的研究对象更容易肥胖，并伴有与炎症相关的一些特性。与正常体重儿童相比，肥胖儿童的肠道菌群基因数量、丰度都更低。研究发现，肥胖小鼠肠道中拟杆菌门丰度较低，而厚壁菌门丰度较高。体型更瘦的儿童胃肠道里的菌属主要属于拟杆菌，而肥胖儿童体内的厚壁菌更多。当我们进食低热量食物后，体内的拟杆菌占比可由3%可增加至15%，厚壁菌占比则明显下降。当肥胖儿童体重下降后，与肥胖时相比，拟杆菌和厚壁菌占比出现反向改变。正常体重儿童的肠道菌群主要为类杆菌、副类杆菌以及来自硬杆菌的厌氧菌群和粪杆菌；而肥胖儿童的肠道菌群则主要为肠球菌属、布罗蒂亚菌属，以及变形杆菌属的克雷伯菌和萨特菌、放线菌属的柯林斯菌。

虽然目前的大量动物及人体研究均发现菌群改变与肥胖之间存在关联，但这些改变具体是如何发生的、肠道菌群改变与肥胖之间到底是因果关系还是相关关系，目前仍不清楚，还需要大规模的随机对照研究来证明。不同体重儿童的肠道菌群差异见表2-5-1。

表2-5-1 不同体重儿童的肠道菌群差异

总队列	分组		检测方法	结果	
	肥胖组	非肥胖组		在肥胖儿童中增多	在肥胖儿童中减少
$n=78$，年龄=11岁，种族=高加索人	$n=42$，z分数=3.0±0.7	$n=36$，z分数=3.0±0.82	16s rRNA基因靶向测序	厚壁菌门瘤周球菌科	拟杆菌属
$n=60$，年龄=9岁，种族=韩国人	$n=36$，z分数=2.2	$n=24$，z分数=0.7	16s rRNA基因靶向测序	经黏液真杆菌属 厚壁菌门毛螺菌科 Dorea菌 霍氏真杆菌 梭杆菌属	拟杆菌属 颤螺菌属 副拟杆菌属
$n=46$，年龄=8岁种族=韩国人	$n=22$，BMI>95%	$n=44$，BMI5%~85%	16s rRNA基因靶向测序	厚壁菌门 毛螺楚科 放线菌 罗氏菌属 魏斯氏菌属	拟杆菌属 卵形拟杆菌 卟啉单胞菌属 理研菌科 厌氧菌 另枝菌属 氢厌氧菌 颤螺菌属 柠碳酸杆菌属
$n=53$，年龄=11岁，种族=高加索人	$n=26$，BMI=28.73±6.53	$n=27$，BMI=16.48±2.1	细菌培养定量PCR	脆弱拟杆菌 拟杆菌属 多形拟杆菌	拟杆菌属 卵形拟杆菌 单形拟杆菌 脆弱拟杆菌

总队列	分组		检测方法	结果	
	肥胖组	非肥胖组		在肥胖儿童中增多	在肥胖儿童中减少
$n=84$，年龄=7岁，种族=拉丁人	$n=54$，z分数=2.59	$n=30$，z分数=0.19	细菌培养 16S rRNA 引物 PCR	脆弱拟杆菌 乳酸杆菌属	双歧杆菌属
$n=40$，年龄=4岁，种族=高加索人	$n=20$，BMI=20.55	$n=20$，BMI=15.54	16S rRNA 基因靶向测序	肠杆菌科	脱硫弧菌 嗜黏蛋白阿克曼菌

二、肠道微生态紊乱引起肥胖发生的潜在机制

肠道微生态到底是通过何种途径导致肥胖的发生，目前尚不十分清楚，能量代谢改变、肠道内源性激素分泌、胰岛素抵抗及慢性炎症反应等可能参与了肥胖的发生。

肠道菌群参与能量代谢。肠道菌群可以帮助宿主从食物中摄取更多的碳水化合物和蛋白质来获取能量，与偏瘦的人群相比，肥胖者的粪便中存储的能量更少。肠道菌群可以帮助人体将不易消化吸收的脂肪和多糖分解为短链脂肪酸（short chain fatty acids，SCFA），主要包括乙酸、丙酸和丁酸等。研究显示，肥胖人群粪便中 SCFA 含量明显高于偏瘦人群。SCFA 除了作为能量来源，同时也是参与调控人体能量代谢的重要信号分子。SCFA 能与肠道 L 细胞表面的 G 蛋白偶联受体结合刺激肠道细胞分泌肠源性激素，如 5－羟色胺（5－hydroxytryptamine，5－HT）、胰高血糖素样肽（glucagon－like peptide，GLP）和肽酪氨酸（peptide YY，PYY）。5－HT 作为重要的神经递质参与多种生理功能的调节，可控制食欲、减少食物摄入及增加机体的能量消耗。PYY 可抑制肠道蠕动，增加食物在肠道中停留的时间，促使营养物质更充分的吸收。SCFA 还可刺激肠上皮细胞的生长，增加肠道对营养物质的获取，以增加宿主对营养物质的吸收、利用，从而获取更多的能量。肠道菌群可以调节部分肠上皮细胞基因表达，增加脂蛋白酶、脂肪合成中关键酶，如脂肪酸合成酶、乙酰 CoA 羧化酶等的表达，促进三酰甘油的积聚和储存。肠道菌群还可通过调节胆汁酸（bile acid，BA）的代谢影响葡萄糖耐受、胰岛素敏感性和能量代谢。此外，肠道菌群还参与了大量维生素的代谢、微量元素的吸收，从而

促进机体合成代谢，为机体存储更多的能量。总之，肥胖儿童和正常体重儿童相比，通过肠道菌群，发酵碳水化合物的速率更快、利用率更高、合成代谢更旺盛。

肠道菌群还可以通过刺激多种胃肠激素的释放，触发慢性炎症反应，影响机体能量代谢从而导致肥胖的发生。肠道 L 细胞以共分泌模式分泌 GLP-1 和 GLP-2。GLP-1 以葡萄糖浓度依赖性方式，促进胰岛 β 细胞分泌胰岛素，同时又可以作用于中枢神经系统，抑制食欲，使机体产生饱胀感。肠道菌群通过 GLP-2 来影响肠道屏障的通透性，增强肠道上皮细胞之间的紧密连接，减少肠道革兰阴性菌细胞壁组分之一的脂多糖（lipopolysaccharide，LPS）进入血液，从而减轻代谢性内毒素血症和慢性低水平炎症水平。肠道菌群失调会增加 LPS 的吸收，LPS 与免疫细胞上的 Toll 样受体 4 和 2 及 CD14 结合，激活肿瘤坏死因子-α、白细胞介素-1、白细胞介素-6 和单核细胞趋化蛋白-1 等炎性因子的合成与释放，使机体呈现慢性炎症状态，促进胰岛素抵抗和肥胖的产生。研究表明，LPS 可激活肥胖小鼠内源性大麻素系统，促使大麻素受体 1 在结肠及脂肪组织中的表达上调，进一步增加肠道通透性及脂肪储存，而肠道通透性增加又使更多的 LPS 入血，进而加重炎症反应和肥胖发展。有研究表明，肥胖个体的肠道菌群改变，干扰肠道通透性，增加 LPS 的吸收，激活炎症反应途径，从而产生胰岛素抵抗，导致肥胖的发生。另外，脂多糖结合蛋白（LPS-binding protein，LBP）可作为低内毒素血症的标志物。研究发现肥胖儿童的 LBP 含量较对照组增高，提示肥胖儿童体内可能存在低度的、系统性的慢性炎症。

三、儿童肥胖的潜在新型防治靶标

越来越多的国内外证据均表明，肠道微生态系统与儿童肥胖发生有密切的相关性，改变膳食结构可通过改变肠道菌群来改善肥胖。动物实验已证实，改变肠道菌群有助于预防肥胖小鼠发生代谢综合征，同时可以通过移植粪便微生物来改善小鼠肥胖、胰岛素抵抗，修复肠黏膜屏障功能，在免疫调节、营养素吸收与代谢等方面均有重要作用。

（一）优化生命早期肠道微生态建立

从生命早期开始，人体已经开始构筑肠道微生态系统，这一时期肠道菌群的定植、形成受到干扰可对长期健康产生影响，增加儿童发生肥胖的概率。

既往认为胎儿在宫内处于无菌环境，但越来越多的证据显示，可能在出生前，胎儿已经开始暴露于有菌环境中，羊水、脐带、胎盘中都可能存在细菌，而且可传递给胎儿，在健康新生儿胎便中可检测到大肠埃希菌、肠球菌、志贺菌、葡萄球菌、双歧杆菌等。细菌是如何造成宫内细菌暴露的目前尚不清楚。

不同的分娩方式会影响新生儿肠道菌群的定植，剖宫产新生儿与经阴道分娩新生儿所暴露的菌种有明显不同。前者主要为母亲体表及医院环境细菌，后者与母亲产道菌群相同，含有更多的双歧杆菌属和拟杆菌属。剖宫产出生的儿童在生后较长时间内肠道菌群丰度均低于顺产娩出儿童，甚至在1岁以后才出现拟杆菌的定植。剖宫产分娩可增加婴幼儿期、儿童期、青少年期肥胖的发生风险。

不同喂养方式也影响儿童肠道菌群的建立。无论是长期还是短期的母乳喂养，均可以使婴儿获得比人工喂养的新生儿更多的益生菌，母乳中以双歧杆菌为优势菌群，其次为肠球菌和肠杆菌，其肠道菌群丰度更高。人工喂养的婴儿肠道菌群更为多样化，大肠埃希菌、梭菌等比例较高，而双歧杆菌比例相对较低。母乳喂养对肥胖的发生有保护作用，持续母乳喂养3个月以上可降低肥胖的发生。

抗生素暴露也是影响婴幼儿建立肠道微生态的重要因素，尤其是长期、大量使用抗生素，可导致肠道菌群结构发生改变，引起肠道菌群失调，产生局部或全身的炎症反应。0～6月龄为肠道菌群建立对抗生素暴露较为敏感的时期。新生儿早期抗生素的使用，可延缓肠道菌群的建立。部分早产儿由于生后早期长时间使用抗生素导致肠道细菌减少、克雷伯杆菌等过度生长，引起肠道菌群失调、增加肠道感染的机会，肠道菌群异位可致代谢性内毒素血症。母亲孕期长期使用抗生素可导致产道菌群改变，影响新生儿早期肠道菌群的定植。虽然儿童早期抗生素的暴露与儿童肥胖发生的相关性仍存在争议，但已有动物实验及人群研究显示，生命早期抗生素的暴露可干扰肠道菌群，使肥胖发生风险增高。

此外，生活环境、卫生条件及饮食文化等的差异也可影响婴幼儿肠道菌群的建立。肠道菌群亦来源于我们周围环境，婴幼儿吸吮手指、啃咬衣物、接触母亲皮肤等行为习惯会导致肠道菌群的差异。比如在卫生条件更好的发达国家，婴儿粪便中厚壁菌门、放线菌门、变形菌等数量更低。肠道菌群结构的变化，可影响婴幼儿生长发育、营养代谢等，导致儿童肥胖风险增高。

总之，经阴道分娩、母乳喂养、减少生命早期抗生素暴露、适宜的卫生环境均有利于生命早期肠道微生态的建立，减少儿童肥胖的发生。

（二）益生菌和益生元的应用

根据前期发现的肠道菌群与肥胖之间的关系，调节肠道菌群或许是改善肥胖的方法之一。肠道益生菌和益生元均是对人体有益的物质，二者常用于改善肠道菌群。益生菌是通过定植在人体内改变肠道菌群组成的一类对宿主有益的活性微生物，是通过调节肠道内菌群平衡、促进营养吸收、改善肠道屏障功能，从而产生有利于健康作用的单一微生物或组成明确的混合微生物。益生元为不被宿主消化吸收，但却能选择性地促进体内有益菌的代谢和增殖，从而改善宿主健康的有机物质。

益生菌和益生元可通过多种机制调节肥胖。可通过生成抗微生物分子降低肠道 pH 值，抑制病原菌和促肥胖相关细菌生长；可通过改善肠道表面蛋白的表达状况增加肠道紧密连接功能，改善肠黏膜屏障功能；可通过提高 B 细胞、T 细胞的反应性，影响革兰阴性菌的比例，减少炎症反应；可通过生成不同类型的 SCFA 调节宿主能量吸收的效率。

目前，益生菌已在临床中广泛用于多种疾病的治疗。在炎症性肠病中，已有研究显示补充含有双歧杆菌、乳杆菌的益生菌，可显著改变炎症因子水平、降低复发率，多种益生菌联合使用还可增加紧密连接蛋白水平，提高肠道稳定性。在动物实验中已经发现使用益生菌可通过改变肠道微生物群，降低肠黏膜通透性并改善肠上皮屏障功能，降低循环中的 LPS 和促炎因子，提高丁酸和 GLP-1 水平，诱导抗炎因子产生，改善肥胖宿主的血脂紊乱、胰岛素抵抗和肥胖指数。补充干酪乳杆菌可降低饮食所致肥胖小鼠的糖尿病发病率、减缓小鼠在高脂饮食状态下体脂增加的幅度。在一项纳入 12 项使用益生菌治疗的随机对照试验中，通过观察体重、体脂、腰围、BMI 等指标的变化发现，与对照组比较，补充益生菌组上述指标均显著降低，且单一菌株高剂量益生菌优于多菌株、低剂量。但益生菌的作用具有菌株特异性，部分益生菌会抑制肥胖，而某些益生菌可能导致体重增加，如罗伊氏乳杆菌 DSM 17938 可以促进早产儿体重的增加，干酪乳杆菌鼠李糖亚种（Lcr35©）可以帮助急性腹泻的儿童增加体重。在一项纳入 14 项超重人群使用乳酸菌治疗的随机对照试验中，发现 9 项研究提示体重或体脂出现减少，3 项研究提示体重、体脂等无明显变化，2 项研究发现体重增加。这种差异可能与使用的乳酸菌种类不同有关，不同菌种对能量、脂肪代谢的影响有差异。已有双盲随机对照试验表明，与对照组相比，使用鼠李糖乳杆菌干预的孕妇组，其所生儿童在 1 岁前体重过量增加发生率更低。

在动物实验中发现，与对照组相比，使用益生元干预组肥胖动物体内厚壁菌门数量下降，拟杆菌门数目增加，脂质储存和氧化应激减少。添加功能性低聚糖可使肥胖鼠体内双歧杆菌数量显著升高、动物结肠和空肠中内分泌 L 细胞的数量上升，L 细胞可分泌 GLP－1、GLP－2、PYY 等多种重要的肽类激素，从而促进胰岛素分泌、降低食欲，有利于控制体重。在食物中添加功能性低聚糖可降低健康人群的食物和能量摄入，控制食欲，增加血液中 GLP－1 水平，降低血清 LPS 和 C 反应蛋白等炎症因子的水平，最终显著降低体重、体脂，改善肥胖相关症状。一项研究益生元对超重或肥胖人群脂肪含量影响的 Meta 分析纳入 6 项随机对照试验，发现益生元总体上降低了超重或肥胖人群的脂肪量。

尽管多项研究均表明益生菌、益生元对肥胖患者有益，但不同类型益生菌、益生元间存在差异，二者在种类、剂量、安全性评估等方面尚缺乏大样本高质量研究，还需要进一步探索研究。

（三）粪菌移植

粪菌移植是指将从健康供体提取的肠道粪菌，通过各种方式输入患者肠道内，以到达调节肠道菌群、减轻慢性炎症反应、改善胰岛素抵抗等治疗目的，被认为是治疗肥胖症的一种可行、简单的方法。粪菌移植比单纯使用益生菌、益生元具有更多的优势，它可以获得更丰富的菌群种类，且数量巨大、可以保留原有的功能菌。2013 年粪菌移植被纳入美国治疗难治性复发性难辨梭状芽孢杆菌感染的临床指南，取得了令人信服的成绩，研究人员也开始考虑它作为其他疾病治疗方法的潜力。

已有多项动物实验显示，将相同的高脂高糖食物分别喂给正常小鼠和无菌小鼠，正常小鼠发生肥胖，而无菌小鼠未发生肥胖；将肥胖小鼠肠道微生物移植到无菌小鼠体内，即使减少食物摄入，也会增加无菌小鼠体脂含量。部分人体研究也发现。移植肥胖者的肠道粪便，可以让之前偏瘦的人体重快速增加。但亦有研究显示，接受粪菌移植的患者与接受安慰剂者相比，肥胖和代谢综合征的其他临床参数，包括 BMI、空腹血糖、甘油三酯、高密度脂蛋白、低密度脂蛋白等均无明显差异，肠道菌群多样性指数也没有差异。

作为一种新兴的肠道微生态治疗方式，粪菌移植可重建肥胖人群的肠道菌群，有令人信服的理论基础，但仍缺乏有力的证据表明这一方法可有效治疗肥胖。

参考文献

［1］Hampl SE，Hassink SG，Skinner AC，et al. Clinical practice guideline for the evaluation and treatment of children and adolescents with obesity ［J］. Pediatrics，2023，151（2）：e2022060640.

［2］Jebeile H，Kelly AS，O′Malley G，et al. Obesity in children and adolescents：epidemiology，causes，assessment，and management ［J］. Lancet Diabetes Endocrinol，2022，10（5）：351－365.

［3］王友发. 中国肥胖预防和控制蓝皮书 ［M］. 北京：北京大学医学出版社，2019.

［4］Goran I. Childhood obesity causes，consequences，and intervention approaches ［M］. Boca Raton：CRC press，2016.

［5］Shaban Mohamed MA，AbouKhatwa MM，Saifullah AA，et al. Risk factors，clinical consequences，prevention，and treatment of childhood obesity ［J］. Children（Basel），2022，9（12）：1975.

［6］Ramírez-Coronel AA，Abdu WJ，Alshahrani SH，et al. Childhood obesity risk increases with increased screen time：a systematic review and dose-response meta-analysis ［J］. J Health Popul Nutr，2023，42（1）：5.

［7］Fonseca MJ，Moreira C，Santos AC. Adiposity rebound and cardiometabolic health in childhood：results from the generation XXI birth cohort ［J］. Int J Epidemiol，2021，50（4）：1260－1271.

［8］Liu W，Li D，Cao H，et al. Expansion and inflammation of white adipose tissue-focusing on adipocyte progenitors ［J］. Biol Chem，2020，402（2）：123－132.

［9］Tanaka M. Molecular mechanism of obesity-induced adipose tissue inflammation：the role of mincle in adipose tissue fibrosis and ectopic lipid accumulation ［J］. Endocr J，2020，67（2）：107－111.

［10］陆敏，袁琳，胡娜，等. 双歧杆菌三联活菌对肥胖小鼠慢性低度炎症的影响 ［J］. 卫生研究，2022，51（5）：797－802.

［11］罗维，艾磊，王俐颖，等. 下坡跑调节 TRIB3/AKT 通路和巨噬细胞极化改善肥胖小鼠脂肪组织慢性炎症 ［J］. 北京体育大学学报，2021，44（10）：110－120.

［12］Sakers A，De Siqueira MK，Seale P，et al. Adipose-tissue plasticity in health and disease ［J］. Cell，2022，185（3）：419－446.

[13] Thomas-Eapen N. Childhood obesity [J]. Primary Care, 2021, 48 (3): 505-515.

[14] Kaisanlahti A, Glumoff T. Browning of white fat: agents and implications for beige adipose tissue to type 2 diabetes [J]. J Physiol Biochem, 2019, 75 (1): 1-10.

[15] Zhang P, He Y, Wu S, et al. Factors associated with white fat browning: new regulators of lipid metabolism [J]. Int J Mol Sci, 2022, 23 (14): 7641.

[16] 古灼和, 陈赞雄, 董光辉, 等. 儿童体重指数与肠道菌群多样性的关联性研究 [J]. 发育医学电子杂志, 2021, 9 (2): 103-108.

[17] 赵丹. 学龄前肥胖儿童肠道菌群分布特点及其相关因素分析 [J]. 中国中西医结合儿科学, 2021, 13 (1): 69-71.

[18] Wang ZB, Xin SS, Ding LN, et al. The potential role of probiotics in controlling overweight/obesity and associated metabolic parameters in adults: a systematic review and meta-analysis [J]. Evid Based Complement Alternat Med, 2019: 3862971.

[19] 周火祥, 李倩, 王满, 等. 基于调节肠道菌群的功能性低聚糖改善肥胖的研究进展 [J]. 中国微生态学杂志, 2022, 34 (11): 1360-1364.

[20] 叶晓琳, 马亚楠, 刘洋, 等. 肠道菌群在肥胖发病中的作用 [J]. 中国微生态学杂志, 2020, 32 (11): 1349-1353.

[21] 袁和秀. 肠道菌群失调对代谢综合征儿童免疫功能及血清炎症因子的影响 [J]. 中国医学创新, 2020, 17 (24): 116-119.

[22] 潘涛, 梁富帮, 杨婧潇, 等. 肠道菌群与婴幼儿体重的研究进展 [J]. 中国微生态学杂志, 2020, 32 (5): 610-616.

[23] 高晓琳, 万朝敏. 儿童肥胖症与肠道菌群相关性的研究进展 [J]. 中国当代儿科杂志, 2017, 19 (3): 368-371.

[24] Cui X, Shi Y, Gao S, et al. Effects of lactobacillus reuteri DSM 17938 in preterm infants: a double-blinded randomized controlled study [J]. Ital J Pediatr, 2019, 45 (1): 140.

[25] Ping L, Xuelian C, Xiaoyu C, et al. Early-life antibiotic exposure increases the risk of childhood overweight and obesity in relation to dysbiosis of gut microbiota: a birth cohort study [J]. An Clin Microbiol Antimicrob, 2022, 21 (1): 46.

[26] Jian C, Carpén N, Helve C, et al. Early-life gut microbiota and its connection to metabolic health in children: perspective on ecological drivers and need for quantitative approach [J]. EBioMedicine, 2021, 69: 103475.

[27] Chyi AC, Fang TJ, Ho HH, et al. A multi-strain probiotic blend reshaped obesity-related gut dysbiosis and improved lipid metabolism in obese children [J]. Front Nutr, 2022 (9): 922993.

[28] Yuan C, Chen R, McCormick KL, et al. The role of the gut microbiota on the metabolic status of obese children [J]. Microbial cell factories, 2021, 20 (1): 53.

[29] Giulia F, Magenes VC, Elisabetta DP, et al. Gut microbiota in obesity and related comorbidities in children and adolescents: the role of biotics in treatment [J]. Minerva Pediatrics, 2022, 74 (6): 632-649.

[30] Yuan X, Chen R, Zhang Y, et al. Gut microbiota of chinese obese children and adolescents with and without insulin resistance [J]. Front Endocrinol, 2021, 12: 636272.

[31] Young CK. Lifestyle modifications result in alterations in the gut microbiota in obese children [J]. BMC Microbiology, 2021, 21 (1): 10.

[32] Moran-Ramos S, Lopez-Contreras BE, Villarruel-Vazquez R, et al. Environmental and intrinsic factors shaping gut microbiota composition and diversity and its relation to metabolic health in children and early adolescents: a population-based study [J]. Gut Microbes, 2020, 11 (4): 900-917.

[33] Xiaolin G, Ruizhen J, Liang X, et al. A study of the correlation between obesity and intestinal flora in school-age children [J]. Scientific Reports, 2018, 8 (1): 14511.

[34] De Cuevillas B, Milagro FI, Tur JA, et al. Fecal microbiota relationships with childhood obesity: a scoping comprehensive review [J]. Obes Rev, 2022, 23 (s1): e13394.

第三章　儿童肥胖的筛查与诊断

【本章导读】

WHO 定义肥胖为一种多因素引起的体内脂肪过度积累导致的慢性代谢性疾病。目前，儿童肥胖成为一种日益普遍的健康问题，如果不及时发现和治疗，会对儿童的身体健康和心理健康带来不同程度的影响。为了及早发现和治疗儿童肥胖，需要进行有效的筛查和诊断。儿童肥胖的筛查包括对 BMI、腰围、体脂率等指标的评估，以及询问有关家族史、饮食习惯和生活方式等方面的信息。如果筛查结果显示儿童存在肥胖问题，需要进一步进行诊断，包括排除其他可能的疾病、评估肥胖程度、区分生理性肥胖和病理性肥胖、评估肥胖对身体健康的影响等。通过有效的筛查和诊断，可以及时发现和治疗儿童肥胖。本章重点介绍国内外儿童肥胖的筛查、诊断及鉴别诊断思路，为儿童肥胖的早发现、早干预提供指导。

第一节　儿童肥胖的筛查指标与诊断标准

肥胖，指由多因素引起的能量摄入超过消耗，导致体内脂肪积聚过多、体重超过参考值范围的营养障碍性疾病。2014 年美国临床内分泌医师协会（American Association of Clinical Endocrinologists，AACE）与美国内分泌学会（American College of Endocrinologists，ACE）将肥胖定义为"以脂肪为基础的慢性疾病"（adiposity－based chronic disease，ABCD）。准确反映体脂肪含量和科学预测健康结局是儿童肥胖筛查指标应满足的基本条件，也是早期进行儿童肥胖防控的基础。

一、常用筛查指标

根据体脂肪含量测量方式，筛查指标分为通过人体外部特征进行的间接测量指标和直接测量指标两种。

（一）间接测量指标

目前，在临床工作和以人群为基础的研究中常使用身长（身高）别体重（weight－for－height）、体质指数（BMI）、腰围（waist circumference，WC）、腰臀围比（waist－to－hip ratio，WHR）、腰围身高比（waist－to－height ratio，WHtR）和皮褶厚度等作为肥胖的间接判断指标。

1. 身长（身高）别体重

利用大样本横断面调查资料，以单位身长或身高（cm）为组距，在相应体重系列值中取中位数为标准值，Z 值为离差。在推广 BMI 前，身长（身高）别体重是筛查超重和肥胖、营养不良的常用方法，其结果直观简便，但标准制作繁杂，适用于 5 岁以下儿童超重和肥胖的筛查，尤其是 2 岁以内婴幼儿，具体评估标准有两种。

1）超过理想体重的比例：即 {［个体体重（kg）－理想体重（kg）］/理想体重（kg）} ×100%，超过理想体重 10%～19% 为超重；超过 20% 为肥胖，超过 20%～29% 为轻度肥胖，超过 30%～49% 为中度肥胖，超过 50% 为重度肥胖。

2）标准正态离差（Z 值）：Z 值＝［个体体重（kg）－参考人群体重的平均值（kg）］/参考人群体重的标准差，以 Z 值≥1.96（P_{95}）作为儿童肥胖的诊断界点。

2. BMI

BMI 是目前全球应用最广泛的评价超重和肥胖状态的间接测量指标，是根据儿童的身高和体重计算得出的一个数值，其计算公式为：BMI＝体重（kg）/身高的平方（m^2）。生理状态下，BMI 随着生长发育而变化，表现为出生后迅速上升，婴儿期后开始下降，青春期呈现快速上升趋势，即所谓的脂肪反弹。脂肪组织的生长发育表现为细胞数目的增加和细胞体积的增大。人生中有三个最明显的脂肪细胞增殖期（胎儿末期、出生后第一年、青春期）。出生时人体脂肪组织占体重的比例为 16%，1 岁时为 22%，以后逐渐下降，5 岁时为 12%～15%。青春期开始再次进入脂肪组织生长发育的活跃时期，青春期脂肪细胞的体积再次增加，数目增多，出现性别差异，女童脂肪占体重的比例平均为 24.6%，比男童多 2 倍。但是到了成年期，脂肪细胞将保持原有的数量而不再增加。因此，这 3 个时期若过多摄取饮食，会使体内脂肪细胞数目永久性增多，造成终身肥胖，出现肥胖的各种并发症概率增加，且治疗效果不佳。同时，若体重增长过快，脂肪量反弹时间提早，发生 2 型糖尿病、高血压等风险也将增加。

BMI 可以反映儿童的肥胖程度，BMI 越高，说明肥胖的程度越高。在儿童中，BMI 因年龄、性别有所不同，将儿童的 BMI 与同年龄、同性别人群的 BMI 进行比较，可以确定 BMI 所处的百分位数以判断肥胖的情况，但 BMI 判断的标准尚未统一。根据中国肥胖问题工作组 2003 年提出的参考标准，推荐儿童 BMI 在同年龄、同性别第 85 百分位和第 95 百分位之间（P_{85}～P_{95}）为超重，超过第 95 百分位（>P_{95}）为肥胖。此外，WHO 和国际肥胖工作组的 BMI 超重和肥胖诊断标准则常用于国家和地区间的数据比较。

近年有研究指出，BMI 在评价儿童肥胖过程中存在一些局限：BMI 判定标准基本属于"统计学标准"，不能直接评估体内脂肪量的分布，它受到肌肉质量和身体脂肪变化的影响。肌肉型个体体重较重，易被误诊，如运动员。不同种族、不同性别人群的体成分也存在差异，同等 BMI 水平的个体其身体的脂肪含量和脂肪分布可能不同。因此，BMI 分级与健康风险之间关联的解释对于不同的人群可能不同。但有研究发现，不论年龄与性别，BMI 越高，个体发生心血管疾病和其他代谢综合征等不良后果的风险就越大。同时，BMI 简单且易于计算，且已有标准化临界值可用于定义一般群体中的超重和肥胖，因此几乎所有流行病学和临床研究中仍广泛采用 BMI 为肥胖判定及分型指标。

3. 腰围

腰围是用来测量腹部脂肪和反映腹型肥胖程度的指标。目前公认腰围是衡量脂肪在腹部堆积（即中心性肥胖）程度最简单和最实用的指标，其与腹部内脏脂肪堆积的相关性优于腰臀围比。脂肪在身体内的分布，尤其是腹部脂肪堆积的程度，与肥胖相关性疾病有更强的关联。腰围过大可能表明腹部内脏脂肪过多，个体患心血管疾病、糖尿病等疾病的风险增加。在 BMI 并不太高的个体，腹部脂肪增加（腰围大于临界值）几乎是独立的危险性预测因素。

腰围是指腰部周径，儿童由于生长发育的特殊性，腰围因年龄与性别有所不同。值得注意的是，目前各国仍未有统一的儿童腰围测量部位。目前常用的两个测量部位是在髂嵴上缘或肋骨下缘与髂嵴上缘的中间，也有其他研究建议腰围测量部位在肚脐水平或最小腰围处。WHO推荐采用最低肋骨下缘与髂嵴最高点连线的中点作为测量点，被测者要求取直立位、双足分开30 cm、双臂环抱于胸前，在平静呼气状态下，用软尺水平环绕于测量部位，松紧合适，测量过程中被测者避免吸气，并应保持软尺各部分处于水平位置。有研究发现，测量腰围的方法与患心血管疾病和糖尿病的风险之间没有重大差异，并指出，即使测量腰围的方法相同，也可能存在一些测量者之间和被测者内部的差异，因此腰围测量需要的是统一的训练和标准化。

迄今为止，各国对儿童腰围值判定中心性肥胖的标准仍未达成共识，在疾病因素评估基础上的判定标准更是几近空白。根据国内研究数据，儿童腰围≥同年龄、同性别第80百分位（P_{80}）考虑为中心性肥胖。2007年国际糖尿病联盟把腰围≥同年龄、同性别儿童腰围第90百分位（P_{90}）作为儿童中心性肥胖的筛查指标、代谢综合征的必备组分和危险因素。此腰围值判定标准是基于大数据产生的，应用百分位曲线确定中心性肥胖的腰围临界点，基本上属于一个"统计学标准"。但腰围测量方法简单、成本低、结果可靠、容易快速获得，因此成为间接测量腹部脂肪、评价中心性肥胖的常用指标。

4. 腰臀围比

腰围及臀围测定为临床上常用的判断代谢性肥胖和中心性肥胖的简易辅助指标。腰臀围比是用腰围（如前所述）和臀围的比值来估算肥胖及其危险度的方法。臀围测量时取臀部围度最大的部位。对于腰围和臀围的测量，每次应进行两次，如果两次测量值相差在1cm以内，则应记录两者的平均值；如果两次测量值相差大于1cm，则应重新测量。腰臀围比虽不能直接得出肥胖度的数值，但在不同的研究中被广泛用于确定脂肪分布的模式，其能够反映患某些肥胖相关疾病的危险度。有研究显示，腰臀围比与不同种族组的心肌梗死、糖尿病等显著相关，但它的关联性与腰围、BMI相比较弱。因此与BMI和腰围相比，腰臀围比较少用于评估及预测肥胖、代谢综合征风险，目前尚缺乏有关儿童的腰臀围比判定值。

5. WHtR

采用腰围评估儿童中心性肥胖时需要考虑年龄、性别因素，临界点较多，实际应用时复杂烦琐，有研究建议同时采用腰围与身高的比值，即WHtR作为腰围筛查标准，以排除年龄、性别、身高及个体差异的影响。WHtR＝腰围（cm）/身高（cm），同腰围一样，是间接测量腹部脂肪、评价中心性肥胖的有效指标。WHtR作为一个独立的指标，已经考虑了身高这一影响因素，具有在不同人群间变异程度小和相对稳定的优势。对处于生长发育期的儿童而言，具有潜在的实用价值。有研究表明，腰围和 WHtR 对患糖尿病的风险评估较 BMI 具有更高的特异度，Haas 等人发现 WHtR 是心血管危险因素的最强预测因子。国外有建议将 WHtR=0.5 作为筛查标准，而设置不同性别的 WHtR 切点，更利于实际应用。中国儿童数据显示，当 6～15 岁男童 WHtR>0.48、6～9 岁女童 WHtR>0.48、10～15 岁女童 WHtR>0.46 时，患代谢性疾病的风险增加。根据国内研究数据，将女童 WHtR≥0.46，男童 WHtR≥0.48 作为中心性肥胖的筛查标准较好，以上标准适用于我国大陆地区儿童中心性肥胖的判定。Sung 等学者亦制定了中国香港地区 6～18 岁儿童 WHtR 参考界值点与百分位曲线，用于中国香港地区儿童中心性肥胖的判定。

6. 皮褶厚度

皮下脂肪厚度与全身脂肪含量的关系与年龄、性别、脂肪堆积量及测量技术有关。皮褶厚度即用皮脂厚度计测量身体某些部位的皮褶厚度，再计算体密度、体脂百分比和体脂重的方法。这种测量方法基于一个假设，即认为人体 50% 的脂肪存在于皮下，测量身体特殊部位的脂肪厚度，然后利用统计公式进行计算，可得出全身体脂百分比。常用的测量指标包括：腹壁皮褶厚度，取平脐处右侧锁骨中线处腹壁；肱三头肌皮褶厚度，取右臂肩峰与尺骨鹰嘴连线中点 1cm 处；肩胛下皮褶厚度，右侧肩胛下角下沿与躯干呈 45°方向处。此外，根据研究和临床需要，还可测颈部、胸部、腰部、大腿前后侧和小腿腓肠肌等部位。皮褶厚度测量简便易行，仪器轻便容易携带，在大型流行病学研究中相对容易操作，并且已经显示可用于预测总体脂肪和区域脂肪分布，在儿童中常用。但皮褶厚度测量易受到各种限制，只适用于对身体构成的粗略估计。这种技术产生的误差较大，该方法的判断结果与实际脂肪含量之间有一定的误差。同一观察者的测量可重复性也不理想，即使有经验的测量者也无法避免。此外，脱水可以减少 15% 的皮褶厚度，在早晚分别测量时也会出现结果的不一致。

7. 其他指标

基于人体学测量指标计算出的相关参数也可用于肥胖的筛查评估，如身体形态指数（a body shape index，ABSI）。ABSI=腰围（m）×身高$^{5/6}$（m$^{5/6}$）×体重$^{-2/3}$（kg$^{-2/3}$）。ABSI 将美国 1999—2004 年人口调查数据作为人体学参数，是评估肥胖及其相关健康风险的重要指标。ABSI 的独特之处在于它结合了腰围、身高和体重三个维度，使其成为一个独立于传统的 BMI 的风险评估指标。与 BMI 相比，ABSI 可以更有效地预测心血管事件等重大健康问题的风险。ABSI 专注于描述腰围与身体其他参数的比例关系，这种比例关系被认为与内脏脂肪积聚密切相关，而内脏脂肪积聚是许多代谢疾病的关键因素。在临床实践中，ABSI 被用来评估肥胖患者的代谢结局和预测可能的干预疗效。例如，在进行饮食或运动干预前后，通过测量 ABSI 的变化，医生可以更好地理解治疗对改善患者体型和减少心血管风险事件的效果。这种测量方式为医生提供了一种辅助工具，帮助他们定制个性化的治疗方案，并对疗效进行实时监控。

(二) 直接测量指标

通常状况下，人的身体主要由水、蛋白质、脂肪、无机物 4 种成分构成。体成分是指人体中肌肉、脂肪、无机盐等各组分的含量及其在人体总体重中所占百分比。其中体脂肪含量 (fat mass percentage，FMP)，为人体脂肪组织重量占体重的百分比。FMP 测量直接检测体脂肪量，更符合 WHO 对肥胖的定义。体成分的精确测量在肥胖研究中非常重要。目前直接测量体成分的方法有双能 X 线吸收法 (dual energy X-ray absorptiometry，DXA)、气体置换法 (air-displacement plethysmography，ADP)、计算机断层扫描法 (computed tomography，CT)、磁共振成像法 (magnetic resonance imaging，MRI)、水下称重法 (underwater weighting)、双标水和生物电阻抗法 (bioelectrical impedance analysis，BIA)。下面介绍几种比较常用的体成分测量方法。

1. 水下称重法

早期水下称重法 (图 3-1-1) 又称密度法，被视为体成分测量的"金标准"。人体脂肪成分和非脂肪成分的密度不同，因而在水中的浮力不同，将人体直接浸入水中所称得的体重要低于在正常情况下测得的体重，这个差值是由脂肪的密度差造成的，因而可用它来推算体脂重量。水下称重法的目的是测定人体的密度。人体脂肪的密度约为 0.9g/ml，非脂肪成分的密度为 1.10g/ml，通过身体密度推算出体重中脂肪与非脂肪所占的比例。虽然水下称重法被作为体成分测量的"金标准"，但这种方法受肺残气量、腹腔内气体及体液总量的影响，需要被测者身着泳装将整个身体潜入水中保持静止状态，并将肺中的空气排出来测量体重，推算的过程也比较复杂，因此多用于科研中评定其他测量方法。

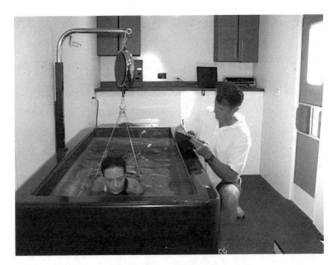

图 3-1-1 水下称重法

2. DXA

近 20 年来，DXA 被视为体成分测量的"金标准"，测量原理是双能 X 线吸收仪（图 3-1-2）利用两种不同光谱、不同能量的 X 线（一个高能量，另一个低能量），测定出骨矿物质含量、体脂肪和瘦体重（包括水、骨骼肌和无机盐）。组织越厚、越致密，其内含有的电子越多，从而穿透组织进入探测器的光子越少。测量全身体脂时，被测者呈仰卧体位，双能量 X 线探头沿人体长轴方向进行扫描。扫描儿童大约需要 10 分钟，根据仪器和身体大小，平均辐射剂量为 0.04～0.86mrem，低于拍摄 1 次 X 线胸片的平均辐射剂量，对于儿童是安全的，而且比 MRI 检查和 CT 检查更便宜，也更容易获得。DXA 已用于测量 0～16 岁儿童的体成分，且在临床上越来越普及，是目前肥胖诊断"金标准"技术中较经济、易操作和无创的诊断技术。DXA 不仅可测量全身脂肪量，也可以区分身体不同部位（躯干、四肢）的脂肪量。近年来，新的 DXA 技术还可计算腹部脂肪与臀部脂肪比例，并对个体心血管代谢异常发生风险进行预测。但该方法也有局限性，随着个体躯干厚度的增加，脂肪量的估计值会变得不够准确，且 DXA 设备体积庞大，价格较昂贵，需要专业人员操作，不适合用于大规模人群流行病学调查和高危个体的筛查。目前，DXA 技术主要应用于临床对个体肥胖的诊断性评估。

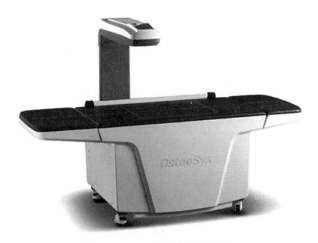

图 3-1-2　双能 X 线吸收仪

3．气体置换法

该方法需要被测者进入容器内，根据容器内空气量的变化测量体成分。其原理与水下称重法相同，用全身的密度来计算出脂肪和瘦体重的百分比。被测者进入空气置换仓几秒钟，感受器计算压力测出人体排出的空气量，精确地分析体成分，确定脂肪与瘦体重的基准值，包括密度、FMP 和瘦体重等。但由于操作方法复杂，并且测试成本较高，故该方法只在科研中应用。

4．稀释法

使用这种方法的前提是脂肪不含水，瘦体重含水量较恒定，因而测定身体中的总水量，即可估算出瘦体重和体脂量。通常将能均匀扩散到体液中的某种化学物质，如安替比林、尿素、乙醇等注入人体内，通过这种物质在短时间内被稀释的程度来推算人体总体液量，再计算出瘦体重和体脂量。一般认为，成年人的瘦体重含水量为 72%。目前常用的计算方法是：瘦体重＝总体液量/0.72。该方法同气体置换法一样，操作复杂、测试成本较高，且该方法的假定比例对处于体重减轻的早期阶段或具有不同水合状态的患者不适用，故只在科研中应用。

5．生物电阻抗法

生物电阻抗法（图 3-1-3）依靠电流来测量人体脂肪和非脂肪成分，即给被测者身体通以安全的电流，观察从手腕到脚腕的电流情况。非脂肪成分因溶解电解质而成为电流的主要导体，而脂肪和骨骼是相对较差的导体。因此，生物电阻抗法主要测量身体总水量，从而估算非脂肪量。美国运动医学会的研究结果表明，影响体成分的主要因素有 5 个：年龄、性别、身高、体重、电阻。因此，如果将生物电阻抗法测得的数据与其他 4 个因素的统计值综合考虑，那么就可以得到更加准确的体成分参考值。然而，身体水分的微小变化可导致非脂肪成分估计值出现较大差异。此外，生物电阻抗法受性别、年龄、疾病状态和脂肪水平的影响，该设备的操作和预测方程的使用需要标准化，因此在临床工作中生物电阻抗法评估脂肪或非脂肪成分的能力仍有问题。

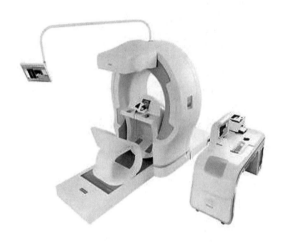

图 3-1-3　生物电阻抗法

6. CT、MRI 检查

CT 的基本原理是利用 X 线扫描人体的厚度层面，由对侧探测器接收透过层面后的 X 线，转换为电信号，然后经过数字转换后由计算机处理成图像矩阵，储存于磁盘或光盘中，最终形成 CT 图像。利用 CT 测量体脂肪面积是迄今为止最准确的评价脂肪区域性分布的方法之一。

MRI 是 20 世纪 80 年代发展起来的一种全新的影像检查技术，其利用人体中的氢质子在强磁场内受到射频脉冲的激发，产生磁共振现象，无放射性暴露，通过计算机将磁共振信号转换成图像，因此适合观察脂肪组织的含量和分布。

这两种方法均能准确量化身体脂肪百分比、内脏和皮下脂肪，并且被认为是在组织器官水平评估身体组成和区域脂肪分布的最准确的方法之一。但这两种技术价格较昂贵，不容易获得，不能广泛用于人群筛查。

7. 其他测量技术

三维光学扫描仪可对身体进行三维表面成像。通过该扫描可生成周长、长度、体积和表面积等人体测量指标。测量全身肌酸池大小的 D3－肌酸稀释法可作为肌肉量的无创检测指标。但这些技术价格昂贵，不容易获得，因此临床中应用较少。

二、筛查与诊断标准

儿童与成人超重和肥胖的评价标准应该衔接，但是又有所不同。与成人相比，儿童处于生长发育阶段，他们的身体组成、生理发展和能量需求与成人截然不同，因此儿童超重和肥胖的评判相对复杂。此外，不同国家可能根据自身的公共卫生需求和人群特征采用不同的标准。例如，在亚洲，由于儿童的体型和成年后患慢性疾病的风险与西方国家不同，一些国家可能会采用更为严格或适应性更强的 BMI 标准。国际上不同的学术机构也可能基于最新的研究数据推荐不同的评估方法和标准，这些标准可能包括腰围和其他代谢指标。

（一）中国标准

儿童体脂肪含量随年龄、性别变化呈现不同的变化趋势。因此，儿童肥胖的评价需要制订不同年龄、性别的 BMI 判定界值点，但 BMI 判定的界值点尚未统一。目前国内常用的判定标准如下。

1. 学龄儿童青少年超重与肥胖筛查（WS/T 586—2018）

中国肥胖问题工作组（WGOC）依据 2000 年全国 30 个省（自治区、直辖市）7~18 岁汉族学生体质调研数据，建立了中国学龄儿童（7~18 岁）超重与肥胖 BMI 筛查标准。在此基础上，国家卫生和计划生育委员会于 2018 年发布并实施《学龄儿童青少年超重与肥胖筛查（WS/T 586—2018）》，WGOC 标准进行了更新，增加了 6 岁组和半岁组人群的超重与肥胖界值。

2. 中国 2~18 岁儿童青少年肥胖、超重筛查 BMI 界值点

中国专家组 2009 年参照 WGOC 标准，按照与成人临界值接轨的策略，"2005 年中国九市 7 岁以下儿童体格发育调查研究"工作组和"2005 年全国学生体质调研"工作组合作，应用 LMS 方法对数据进行拟合修匀，绘制了"中国 0~18 岁儿童 BMI 生长参照值与生长曲线"，并将该 BMI 百分位曲线在 18 岁时通过中国成人肥胖（28kg/m²）、超重（24kg/m²）界值点，获得"中国 2~18 岁儿童肥胖、超重筛查界值点"。该标准在年龄层面上对 WGOC 的标准进行了补充，但至今还未通过国家标准认证。在实际工作中，可用该标准判定 2~5 岁儿童的超重或肥胖状态。

（二）国际标准

目前，国际上关于儿童肥胖标准的 BMI 判定界值点仍未统一。使用较广泛的国际标准是 WHO、美国国家卫生统计中心（National Center for Health Statistics，NCHS）和国际肥胖工作组（International Obesity Task Force，IOTF）的三种判定标准。

1. WHO 标准

WHO 标准是根据 WHO 2006 年发布的生长发育曲线制定的，包括学龄前期儿童（5 岁以下儿童）和儿童（5~19 岁儿童）两部分，其中 5 岁及以下儿童，以身高别体重大于参照人群中位数的 2 个标准差为"超重"，大于参照人群中位数的 3 个标准差为"肥胖"。5 岁及以下儿童超重、肥胖诊断界值点是基于前瞻性队列研究随访数据产生的，因此更适合该阶段儿童体重状态的评估。5~19 岁儿童，以 BMI 大于参照人群中位数的 1 个标准差为"超重"，大于参照人群中位数的 2 个标准差为"肥胖"。研究发现，两部分 5 岁组儿童超重、肥胖的诊断界值点重叠但存在不一致，建议在使用时根据应用人群的年龄进行选择，如对 5 岁及以上儿童进行诊断时，一般采用 5~19 岁儿童判定标准，这样保证了各年龄结果间的可比性。

2. NCHS 标准

NCHS 标准是由 NCHS 与美国疾病预防控制中心（Centers for Disease Control，CDC）联合制定的，基于 1988—1994 年的美国营养与健康调查数据。这一标准在制定时首次将 2~5 岁的幼儿纳入考虑，涵盖了 2~20 岁的儿童及成人。2022 年，该标准经过更新，扩展数据范围为 1988—2016 年，显著增加了参考人群的数据量，这有助于提供更为精确和广泛的基准信息。按照 NCHS 标准，儿童的 BMI 如果位于同年龄、同性别 P_{85} ~ P_{95} 为超重；而当 BMI 达到或超过同年龄、同性别的 P_{95} 时，则为肥胖。此外，NCHS 标准在参照人群的选择上做了重要调整，除了白人和黑人，还按照人口比例增加了拉丁裔等民族人口，使得该标准更具包容性和适用性。更新的统计方法采取了对象分层和曲线平滑化，这些改进提升了数据处理的科学性和精确度，使得该标准能够更准确地反映多元化人口的体重状况，从而为公共卫生政策和个体健康管理提供更为有效的工具。

3. IOTF 标准

由于不同国家、不同种族的标准有差异，美国标准也不都适用于全球各国。近年来，IOTF 通过收集英国、荷兰、美国、巴西、新加坡，以及中国香港的横断面生长资料，绘制了 2～18 岁儿童同年龄、同性别的 BMI 标准，即 IOTF 标准，并确定 P_{85} 和 P_{95} 分别为超重、肥胖界值点，其中 18 岁组的超重、肥胖界值点分别为 $25kg/m^2$ 和 $30kg/m^2$，相当于成年人超重、肥胖的界值点标准。该标准提供了多人群比较和趋势研究的基础条件，因而适用于科学研究和人群变化的监测和评估。

不同的参考标准提供了不同的 BMI 界值点，在儿童人口调查中，通常建议研究人员使用 WHO 和 IOTF 的超重和肥胖标准报告他们的结果，以便与其他调查进行对比。Valerio 等人的研究，使用了 IOTF、WHO 标准及意大利国家标准数据，比较了这些结果在识别儿童心脏代谢危险因素方面的灵敏度和特异度。该研究发现，IOTF 和意大利标准具有更高的特异度，而 WHO 标准具有更高的灵敏度。因为 WHO 标准的界值点通常低于 IOTF 和意大利国家标准，而且包括了更大的人口比例。其影响是，IOTF 的界值点会遗漏一些有风险因素的儿童，而 WHO 的界值点会包括更多没有风险因素的儿童。这意味着应为不同的国家和人群设计不同的超重和肥胖界值点，最大限度地提高对代谢综合征预测的灵敏度和特异度，在临床实践中，可根据不同目的，选用合适的界值点进行评估。

（三）中国儿童超重、肥胖筛查与诊断标准参考界值表

1. 2022 年《中国儿童肥胖诊断评估与管理专家共识》建议

0～2 岁的婴幼儿使用"身长的体重"诊断，参照 WHO 2006 年的儿童生长发育曲线同年龄、同性别和同身长的正常婴幼儿群体相应体重的平均值，计算标准差分值（或 Z 值），大于参照人群体重平均值 2 个标准差（Z 值＞+2）为"超重"，大于参照人群体重平均值 3 个标准差（Z 值＞+3）为"肥胖"。年龄≥2 岁的儿童使用 BMI 来评估，与体脂相关且相对不受身高的影响。2～5 岁儿童可参考"中国 0～18 岁儿童、青少年体块指数的生长曲线"制定的中国 2～5 岁儿童超重和肥胖 BMI 参考界值点。6～18 岁儿童可参考《学龄儿童青少年超重与肥胖筛查》（WST 586—2018）中 6～18 岁学龄儿童筛查超重与肥胖的性别年龄别 BMI 参考界值点。在 18 岁时，男女性的 BMI 均以 $24kg/m^2$ 和 $28kg/m^2$ 为超重、肥胖界值点，与中国成人超重、肥胖筛查标准接轨。2～18 岁儿童性别年龄别 BMI 筛查超重与肥胖界值点见表 3-1-1。

表 3-1-1　2~18 岁儿童性别年龄别 BMI 筛查超重与肥胖界值点（kg/m²）

年龄（岁）	男童		女童	
	超重	肥胖	超重	肥胖
2.0~	17.5	18.9	17.5	18.9
2.5~	17.1	18.4	17.1	18.5
3.0~	16.8	18.1	16.9	18.3
3.5~	16.6	17.9	16.8	18.2
4.0~	16.5	17.8	16.7	18.1
4.5~	16.4	17.8	16.6	18.1
5.0~	16.5	17.9	16.6	18.2
5.5~	16.6	18.1	16.7	18.3
6.0~	16.4	17.7	16.2	17.5
6.5~	16.7	18.1	16.5	18.0
7.0~	17.0	18.7	16.8	18.5
7.5~	17.4	19.2	17.2	19.0
8.0~	17.8	19.7	17.6	19.4
8.5~	18.1	20.3	18.1	19.9
9.0~	18.5	20.8	18.5	20.4
9.5~	18.9	21.4	19.0	21.0
10.0~	19.2	21.9	19.5	21.5
10.5~	19.6	22.5	20.0	22.1
11.0~	19.9	23.0	20.5	22.7
11.5~	20.3	23.6	21.1	23.3
12.0~	20.7	24.1	21.5	23.9
12.5~	21.0	24.7	21.9	24.5
13.0~	21.4	25.2	22.2	25.0
13.5~	21.9	25.7	22.6	25.6
14.0~	22.3	26.1	22.8	25.9
14.5~	22.6	26.4	23.0	26.3

年龄（岁）	男童		女童	
	超重	肥胖	超重	肥胖
15.0～	22.9	26.6	23.2	26.6
15.5～	23.1	26.9	23.4	26.9
16.0～	23.3	27.1	23.6	27.1
16.5～	23.5	27.4	23.7	27.4
17.0～	23.7	27.6	23.8	27.6
17.5～	23.8	27.8	23.9	27.8
18.0	24.0	28.0	24.0	28.0

注：2～5 岁参考"中国 0～18 岁儿童、青少年体块指数的生长曲线"BMI 参考界值点；6～18 岁参考《学龄儿童青少年超重与肥胖筛查》（WS/T 586—2018）。

2. 2021 年《儿童肥胖预防与控制指南》建议

2021 年《儿童肥胖预防与控制指南》建议的儿童超重与肥胖判断标准界值点如表 3-1-2 所示：

1）5 岁及以下儿童超重与肥胖的筛查采用身长（身高）别体重的 Z 值或年龄别 BMI-Z 值，建议使用《5 岁以下儿童生长状况判定》（WS/T 423—2013）。通过计算身长（身高）别体重或年龄别 BMI 与标准人群的差异（Z值），进行超重、肥胖的判定：身长（身高）别体重的 Z 值或年龄别 BMI-Z 值大于 2 判断为超重，大于 3 判断为肥胖。

2）5～6 岁儿童超重与肥胖的筛查采用年龄别 BMI-Z 值，建议使用 WHO 2007 年儿童生长标准。通过计算年龄别 BMI 与标准人群的差异（Z值），进行超重与肥胖的判定：年龄别 BMI-Z 值大于 1 判断为超重，大于 2 判断为肥胖。

3）6～17 岁儿童采用 BMI 作为肥胖的初筛指标，同时采用腰围或腰围身高比用于中心性肥胖筛查。采用《学龄儿童青少年超重与肥胖筛查》中"6～18 岁学龄儿童青少年性别年龄别 BMI 筛查超重与肥胖界值"评估一般性超重与肥胖。

表 3-1-2 2~18 岁儿童性别年龄别 BMI 筛查超重与肥胖界值点（kg/m²）

年龄（岁）	男童		女童	
	超重	肥胖	超重	肥胖
2.0~	18.5	20.3	18.4	20.3
2.5~	18.6	20.2	18.5	20.4
3.0~	18.4	20.0	18.4	20.3
3.5~	18.2	19.8	18.4	20.4
4.0~	18.2	19.9	18.5	20.6
4.5~	18.2	20.0	18.7	20.8
5.0~	18.3	20.3	18.8	21.1
5.5~	16.7	18.4	18.4	19.0
6.0~	16.4	17.7	16.2	17.5
6.5~	16.7	18.1	16.5	18.0
7.0~	17.0	18.7	16.8	18.5
7.5~	17.4	19.2	17.2	19.0
8.0~	17.8	19.7	17.6	19.4
8.5~	18.1	20.3	18.1	19.9
9.0~	18.5	20.8	18.5	20.4
9.5~	18.9	21.4	19.0	21.0
10.0~	19.2	21.9	19.5	21.5
10.5~	19.6	22.5	20.0	22.1
11.0~	19.9	23.0	20.5	22.7
11.5~	20.3	23.6	21.1	23.3
12.0~	20.7	24.1	21.5	23.9
12.5~	21.0	24.7	21.9	24.5
13.0~	21.4	25.2	22.2	25.0
13.5~	21.9	25.7	22.6	25.6
14.0~	22.3	26.1	22.8	25.9
14.5~	22.6	26.4	23.0	26.3

年龄 （岁）	男童		女童	
	超重	肥胖	超重	肥胖
15.0～	22.9	26.6	23.2	26.6
15.5～	23.1	26.9	23.4	26.9
16.0～	23.3	27.1	23.6	27.1
16.5～	23.5	27.4	23.7	27.4
17.0～	23.7	27.6	23.8	27.6
17.5～	23.8	27.8	23.9	27.8
18.0	24.0	28.0	24.0	28.0

注：2～5 岁参考 WHO 2006 年儿童生长标准；5～6 岁参考 WHO 2007 年儿童生长标准；6～18 岁参考《学龄儿童青少年超重与肥胖筛查》（WS/T 586—2018）。

在儿童超重与肥胖判断标准不统一的情况下，针对不同目的选择合适的标准很重要。既要参考国际标准，还应结合本地实际情况。专业机构应定期更新标准，以更好地服务于儿童的健康管理。

第二节　儿童肥胖分型与分度

一、儿童肥胖分型

由于儿童肥胖受遗传、代谢、环境等多因素影响，其确切病因在临床上很难明确。目前可根据发生的原因将肥胖分为单纯性肥胖和继发性肥胖，临床工作中也有根据肥胖发生的时间及部位进行分类，如单纯性肥胖和获得性肥胖、中枢性肥胖和外周性肥胖、均匀性肥胖和内脏性肥胖。近年也有学者提出根据肥胖伴发的代谢异常和并发症分型。

（一）根据病因分型

1. 单纯性肥胖

儿童肥胖中的 95% 属于单纯性肥胖，可发生于任何年龄段，但多见于婴儿期、5～6 岁及青春期。儿童单纯性肥胖是由于长期能量摄入超过人体消耗，导致体内过多的能量以脂肪的形式过度积聚，体重超过参考值范围的一种营养障碍性疾病。儿童单纯性肥胖是多基因遗传因素和环境因素等共同作用的结果。目前研究发现有 600 多个基因、标志物和染色体区域与肥胖的发生有关。父母肥胖，其子女肥胖率较高，父母体重正常，子女肥胖率低。父母双方肥胖，子女肥胖率为 70%～80%，父母单方肥胖，子女肥胖率为 40%。在临床观察中，如果家族中父母均肥胖，个体有遗传性肥胖基因，但在生活中注意饮食调理，每天能保证一定的运动量，也不会发生肥胖。对于无家族性肥胖基因遗传史的个体，每天进食高热量食物，且体力活动极少，也会在一定时间内变胖。健康与疾病的发育起源学说亦指出，母亲妊娠期营养不良或营养过剩、妊娠期糖尿病等代谢和内分泌异常均与儿童肥胖的发生密切相关。母亲妊娠期进食过多且过度补充营养，体重增加过快，易使胎儿体脂过度增加，出生时超重易造成新生儿肥胖。婴儿期肥胖受出生时体重及喂奶量，以及过早增加辅食等的影响。婴儿期肥胖和儿童期肥胖为成人肥胖打下了基础。儿童膳食结构改变，如常吃高脂、高糖饮食（如面食、油炸食品、油条、油饼、麻花、蜜饯，重鱼肉轻果蔬）造成能量摄入过多，静坐时间增多、缺乏活动且不喜体育锻炼造成能量消耗减少，摄入营养物质过多转化成脂肪在体内积存，最终引起持续的能量失衡，是肥胖发生的关键。另外，压抑、焦虑、失眠、睡眠不足等心理行为异常对肥胖的发展也起着促进作用。人体消化系统在自主神经系统的指挥下进行吸收和代谢。正常情况下，自主神经受大脑控制，随人体生物钟规律运行，呈现胃肠有度、有规律地收缩和舒张，以决定何时吃、何时吸收、吸收多少，再进行代谢，如受各种外部刺激，人体内分泌失控，处于持续兴奋状态，消化系统过度吸收所需能量，导致能量过剩，则脂肪增多，形成肥胖。肥胖儿童一般具有食欲旺盛、进食快、食量大，以及偏爱高脂、高糖饮食等行为特点；通常喜坐、少动或由于各种原因造成活动量减少。

2. 继发性肥胖

继发性肥胖又称为症状性肥胖，肥胖继发于其他疾病，有明显的内分泌、代谢、中枢神经系统或遗传性病因。例如，库欣综合征患者因肾上腺皮质功能亢进产生过多的皮质醇导致肥胖、皮肤紫纹、高血压。临床儿童继发性肥胖多因治疗上呼吸道疾病或皮肤过敏性疾病等应用糖皮质激素，临床表现以水牛背、满月脸、多血质面容为特征。女性因肾上腺皮质功能亢进，致雄性激素水平过高会出现多毛、痤疮或不同程度的男性化。

下丘脑综合征（hypothalamus syndrome）是下丘脑疾病中引发继发性肥

胖的代表疾病之一，指多种病因累及下丘脑所致的疾病，临床上主要表现为内分泌代谢功能失调及障碍，如睡眠、摄食及体温调节功能紊乱、性功能障碍、精神失常、癫痫等综合征。下丘脑有几个区域与饥饿和饱食感有关，其中，下丘脑前部及腹内侧核参与饱食感的调节，这些部位一旦受损，患者往往表现为多食、肥胖，这可能与胃排空加快有关，也牵涉体重调定点的重新安排，饮食过多发生至体重达到新的调定点为止。脂肪分布以面部、颈部及躯干部显著，皮肤细嫩、手指尖细，多伴骨骼过长，常伴性发育不良及智力不全，称肥胖生殖无能综合征（Fröhlich 综合征）。肥胖生殖无能综合征以学龄期男性较多发，常见于肿瘤，其次为炎症，少数为血管病变、退行性病变引起的神经内分泌功能紊乱，使促性腺激素释放激素分泌不足而导致。

　　垂体前叶功能减退症也可引起继发性肥胖，由于垂体前叶（腺垂体）发生不同性质的病变，导致多种垂体前叶激素分泌不足，继发性腺、甲状腺、肾上腺皮质功能减退，称为垂体前叶功能减退症。本病引起肥胖的原因主要是继发性甲状腺功能减退，患者面貌臃肿，当体内缺乏甲状腺激素时，细胞间液增多，自微血管漏出的乳清蛋白和黏蛋白的含量也增多，体液大量潴留在体内，导致黏液性水肿，体重增加。此外，肾上腺皮质激素的利尿作用减弱，也进一步加重了水钠潴留，体重增加。

　　胰岛素分泌过多，多由胰岛肿瘤、胰岛 β 细胞增殖或功能异常引起。甲状腺功能减退，甲状腺激素分泌不足或生理效应降低，使体内的代谢减慢而致肥胖。多囊卵巢综合征是月经调节机制失常导致的一种综合征，以肥胖、月经稀少或初期较少渐进性闭经、闭经，或体毛较重、不孕为临床表现。代谢异常，如碳水化合物或脂肪代谢紊乱，也可引起肥胖。身体氧化脂肪的能力降低时脂肪不能用于供能而积聚于体内，水钠潴留也可引起肥胖。

（二）根据脂肪分布部位分型

　　脂肪的分布与内分泌和代谢密切相关，因此，临床工作中也根据脂肪积聚部位不同将肥胖分为外周性肥胖（亦称全身性肥胖、均匀性肥胖）和中心性肥胖（亦称腹型肥胖、向心性肥胖、内脏性肥胖）（图 3-2-1）。

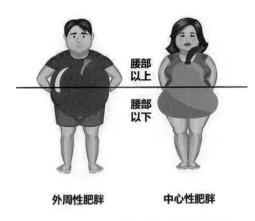

腰部以上

腰部以下

外周性肥胖　　　　中心性肥胖

图3-2-1　外周性肥胖与中心性肥胖

1. 外周性肥胖

儿童外周性肥胖是一种在儿童中常见的肥胖形态，特点是脂肪主要积聚在身体下半部，尤其是臀部和大腿，形成了标志性的"梨形"体型。这种脂肪分布模式，在女童中较为明显，通常受性激素的影响，脂肪主要分布在皮下，特别是在臀部和腰部周围。虽然这种分布与中心性肥胖个体相比，心血管疾病风险相对较低，但并不意味着没有健康风险。实际上，由于长期脂肪积聚，儿童仍然可能面临多种健康挑战，包括内分泌和代谢问题，如胰岛素抵抗和2型糖尿病的风险增加。同时，肥胖个体的心理社会问题也十分常见，包括因体型问题而遭受同伴的嘲笑或排斥，可能导致自尊心问题和社交障碍。此外，过重的体重可能对儿童的骨骼和关节，尤其是膝关节和踝关节造成过大的压力，引发疼痛和功能障碍，影响他们的运动能力和整体体能。肥胖还可能与睡眠呼吸暂停相关，这种呼吸障碍会影响儿童的睡眠质量和日间活动效率。鉴于以上潜在的健康问题，对儿童外周性肥胖的管理和预防就显得尤为重要。通过定期BMI测量、腰围测量、皮褶厚度测量及体成分分析等监测手段，全面评估儿童的体重和健康状况，开展健康教育和适当的干预措施至关重要。干预措施包括鼓励均衡饮食、增加体育活动、减少屏幕时间，以及提供必要的心理支持，帮助儿童建立和维持健康的生活习惯。

2. 中心性肥胖

中心性肥胖指脂肪在腹部的特别积聚，包括腹部皮下脂肪、网膜和系膜脂肪及腹膜后脂肪，表现为腰围和腰围身高比的增加。目前国内外通常使用WHtR作为间接判断中心性肥胖的指标，但判断界值点不一致。我国学者马冠生等通过对学龄儿童（7～18岁）腰围界值点的研究，提出将不同性别、年龄儿童腰围的第 75 百分位线（P_{75}）和第 90 百分位线（P_{90}）分别作为预测儿童心血管疾病危险开始增加和明显增加的界值点，建议将 P_{75} 作为中心性肥胖的预警界值点，将 P_{90} 作为中心性肥胖的诊断界值点。2021 年《儿童肥胖预防与控制指南》建议，腰围以《7 岁～18 岁儿童青少年高腰围筛查界值》（WS/T 611—2018）中性别、年龄别第 75 百分位（P_{75}）和第 90 百分位（P_{90}）分别作为中心性超重和中心性肥胖的筛查界值（表 3－2－1），推荐以 WHtR＝0.5 作为中心性肥胖的筛查界值。此腰围判定标准是基于大数据产生的，应用百分位曲线确定中心性肥胖的腰围界值点，基本上属于一个"统计学标准"。我国学者米杰等采用受试者工作特征曲线技术研究 WHtR 与心血管代谢危险因素（高血压、空腹高血糖、血脂异常）的关联性，提出适合中国儿童（3～18 岁）的 WHtR 标准，即将 WHtR 为 0.46 作为判定中心性肥胖的预警界值点（相当于 BMI 的"超重"界值点），0.48 为中心性肥胖界值点，0.50 为严重中心性肥胖的界值点。也有研究建议将女童 WHtR≥0.46，男童 WHtR≥0.48 作为中心性肥胖的筛查标准较好。WHtR 标准界值点是在高血压、空腹高血糖和血脂异常等心血管危险因素罹患风险的评估基础上获得的，具有循证医学证据支撑；加之界值点简单，便于记忆，故较腰围更容易在儿童中心性肥胖的判定中应用。

表 3－2－1 P_{75} 和 P_{90} 对应的腰围值（cm）

年龄（岁）	男		女	
	P_{75}	P_{90}	P_{75}	P_{90}
7	58.4	63.6	55.8	60.2
8	60.8	66.8	57.6	62.5
9	63.4	70.0	59.8	65.1
10	65.9	73.1	62.2	67.8
11	68.1	75.6	64.6	70.4
12	69.8	77.4	66.8	72.6
13	71.3	78.6	68.5	74.0
14	72.6	79.6	69.6	74.9
15	73.8	80.5	70.4	75.5
16	74.8	81.3	70.9	75.8
17	75.7	82.1	71.2	76.0
18	76.8	83.0	71.3	76.1

与外周性肥胖相比，腹部的脂肪比下半身（臀或股骨）的脂肪更"不健康"，此类肥胖个体更易发生糖尿病、心脑血管疾病等代谢综合征。Riserus 等研究发现，中心性肥胖是与胰岛素抵抗和高胰岛素血症独立相关的预测因子。我国学者也发现肥胖患者存在高胰岛素血症及胰岛素抵抗，认为腹部脂肪增加是胰岛素抵抗的主要原因。中国肥胖问题工作组汇总分析 24 万人群的调查结果，发现原发性高血压患病率随着腰围的增长而上升。相比于 BMI 筛查的全身肥胖人群，用腰围或 WHtR 筛查的中心性肥胖人群发生心血管疾病的风险更高。腹部脂肪细胞尤其是内脏脂肪细胞的过量蓄积，促使皮下脂肪组织分泌一系列的生物活性因子，广泛参与代谢相关疾病的病理生理过程。中心性肥胖的儿童不仅会出现糖脂代谢紊乱和近期靶器官损害，还会增加成年期心脏疾病、脑血管疾病、糖尿病和早死等风险。同时儿童期腰围与成年期腰围存在中度相关性，近 40％的儿童期中心性肥胖会发展为成年期中心性肥胖。中心性肥胖的儿童若不及时采取有效的预防和控制措施，未来将会成为我国成年期慢性病的"后备军"。因此，应重视儿童中心性肥胖的预防和控制，将慢性病的防治窗口前移至儿童期，遏制儿童中心性肥胖的流行趋势。

（三）其他分型

国内一项多中心研究采用机器学习的方法，提出肥胖症新的代谢分型，将肥胖症分为代谢健康型肥胖、高代谢型肥胖－高尿酸亚型、高代谢型肥胖－高胰岛素亚型和低代谢型肥胖。这 4 种肥胖亚型的临床特点和并发症发病风险各异，并具有良好的可重复性和稳定性。

最新 AACE/ACE 联合建议使用新的肥胖症诊断体系——基于脂肪增多的慢性病分型。A 组编码代表肥胖的病因，B 组编码代表 BMI，C 组编码代表肥胖相关并发症，D 组编码代表并发症严重程度。肥胖症的 ABCD 分型最大的改进是在诊断中将肥胖病因、肥胖程度和健康风险三个维度均纳入考虑，有利于医护人员针对病因治疗，也可以更好地对肥胖相关并发症做出全面评估，从而使患者得到更好治疗。此外，ABCD 分型可以改变人们关于"肥胖是因为吃太多"的刻板印象，鼓励肥胖症患者及时寻求医疗帮助。然而，ABCD 分型并不完美，部分 BMI 正常（体重正常的代谢性肥胖症）患者，由于体内脂肪分布异常也可出现系列肥胖并发症，如高血压病、糖尿病等，这部分患者不会被 ABCD 分型纳入诊断体系。

二、儿童肥胖分度

儿童肥胖的分度标准是评估儿童肥胖程度的重要指标，通常使用 BMI 百分位数来分度。此外，也可根据儿童的脂肪分布情况进行判断，如用腰围、腰臀围比、体脂肪含量等指标评估腹部肥胖的程度。

2009 年，Flegal 等人提出严重肥胖为 BMI≥同年龄、同性别人群的第 95 百分位；2013 年，美国心脏协会建议将≥2 岁儿童的严重肥胖定义为 BMI≥同年龄、同性别人群的第 95 百分位的 120% 或 BMI≥35 kg/m²，以较低者为准。目前，Skinner 等人使用美国心脏协会的标准，将严重肥胖的定义扩展为Ⅰ、Ⅱ和Ⅲ级肥胖（表 3-2-2）。也有研究将肥胖分度按儿童身高别体重≥美国国家健康统计中心和（或）世界卫生组织（NCHS/WHO）标准体重的 110% 为超重，120%～129% 为轻度肥胖，130%～149% 为中度肥胖，≥150% 为重度肥胖。

表 3-2-2　儿童肥胖分度

分度	BMI 范围
超重	P_{85}～P_{94}
Ⅰ级肥胖	P_{95}～P_{95} 的 120%，且 BMI<35kg/m²，以较低者为准
Ⅱ级肥胖	P_{95} 的 120%～P_{95} 的 140%，35kg/m²≤BMI<40 kg/m²
Ⅲ级肥胖	≥P_{95} 的 140%，或 BMI≥40kg/m²

需要注意的是，鉴于 BMI 的局限性，目前有研究将 FMP 作为 BMI 判定肥胖的补充指标，对容易漏诊（多脂型体重正常）和误诊（肌肉型超重）的个体进一步采用 FMP 直接判定体脂肪量，从而更加精准地实现对儿童肥胖的评估。但由于 FMP 在临床工作中难以测定，目前我国尚缺乏具有循证依据的 FMP 评估肥胖及肥胖程度的标准，建议在科研工作中采用以下标准（表 3-2-3）。

表 3-2-3　FMP 判定儿童肥胖程度

性别	年龄（岁）	轻度肥胖	中度肥胖	重度肥胖
男	6～18	20%	25%	30%
女	6～14	25%	30%	35%
女	15～18	30%	35%	40%

McCarthy 等采用 BIA 检测了英格兰南部 1985 名 5～18 岁儿童身体脂肪含量，利用 LMS 曲线平滑方法，制订出不同性别、年龄别儿童 FMP 百分位曲线，并将 P_2、P_{85}、P_{95} 百分位分别作为较低体脂、超体脂和肥胖的诊断界值点（表 3-2-4），将儿童分为体脂缺乏、体脂正常、体脂过多和肥胖四类。

表 3-2-4　不同性别、年龄别儿童 FMP 超体脂和肥胖界值点（%）

年龄（岁）	男		女	
	P_{85}	P_{95}	P_{85}	P_{95}
5	18.6	21.4	21.5	24.3
6	19.5	22.7	23.0	26.2
7	20.4	24.1	24.5	28.0
8	21.3	25.5	26.0	29.7
9	22.2	26.8	27.2	31.2
10	22.8	27.9	28.2	32.2
11	23.0	28.3	28.8	32.8
12	22.7	27.9	29.1	33.1
13	22.0	27.0	29.4	33.3
14	21.3	25.9	29.6	33.6
15	20.7	25.0	29.9	33.8
16	20.3	24.3	30.1	34.1
17	20.1	23.9	30.4	34.4
18	20.1	23.6	30.8	34.8

第三节　儿童肥胖的诊断与鉴别诊断思路

儿童肥胖的诊断不仅基于儿童的 BMI 和腰围等相关指标的测量，同时需要综合考虑多个因素，包括病史、体格检查、实验室检查等进行全面评估，并排除其他疾病和生理性肥胖，以最终明确诊断。病史应仔细询问饮食、身体活动和睡眠情况，是否有肥胖相关综合征的表现，用药史、既往疾病史、发育史、肥胖家族史等。体格检查应包括身高、体重、腰围、臀围、体型及性发育分期等，还需注意有无智力发育异常或畸形体征，是否合并黑棘皮病或皮肤紫纹，青春期女孩是否有痤疮和多毛等。根据上述病史询问及体格检查，进一步进行相关实验室检查。

一、临床诊断

（一）病史

病史询问的重点，在于找出可以改变的危险因素，深入了解目前相关的疾病和并发症，以及评估未来潜在的并发症风险。此外，它还包括评估患者及其家庭对于行为改变的准备程度。特别在胎儿期至出生后儿童的发展阶段中，肥胖的形成可能与两个关键因素和途径有关。其一，失调途径（mismatch pathway），这涉及胎儿期和幼儿期的营养不良、胎盘功能不佳等环境因素，这些因素通过表观遗传学的机制影响基因表达，从而可能增加儿童将来发展成肥胖的风险。其二，发展途径（developmental pathway），母亲在孕期存在肥胖、糖尿病或妊娠期糖尿病，以及父亲的肥胖都可能通过影响早期的脂肪积累，增加儿童将来发展成肥胖的风险。此外，母亲孕期患妊娠期糖尿病和胎儿生长迟滞不仅增加了儿童肥胖的发生率，也可能影响儿童长大后的体型。因此，在初次诊断儿童肥胖时，全面评估病史是至关重要的。

对初次诊治肥胖儿童，需评估完整的既往史，包括：①出生史，胎龄、出生体重、母亲孕期糖尿病史等；②既往疾病史，如先天异常、发育迟缓、染色体异常、先天基因或代谢疾病、内分泌疾病；③用药史，是否长期使用药物（中西药、保健品等）；④发育史，过去数年生长状况，如身高、体重记录。

1. 家族史

详细询问家族史，包括父母亲、兄弟姐妹的肥胖病史（身高、体重、BMI）、代谢综合征，特别着重询问家族心血管疾病及 2 型糖尿病病史。有研究指出，父母的 BMI 与孩子儿童期和成人期的 BMI 均呈正相关关系。BMI 的遗传比率在各研究报告中有些差异，一般在 40%～70%。在家族史的询问中，主要是了解肥胖的遗传倾向。研究表明，如父亲或母亲一方肥胖，其子女肥胖概率为 40%～50%，如父母都肥胖，其子女肥胖概率提高到 70%～80%。父母一方或双方肥胖是儿童肥胖是否将持续至成年的重要预测因素。这种关联同时受遗传和环境因素的影响。

应询问患者一级和二级亲属［（外）祖父母、叔伯、姑姨、半同胞兄弟姐妹、侄子/侄女和外甥/外甥女〕的肥胖常见合并症信息，如心血管疾病、高血压、糖尿病、肝脏或胆囊疾病及呼吸系统疾病（重度哮喘或睡眠呼吸暂停）。无论受累家族成员是否肥胖，这类合并症的存在均预示着儿童未来肥胖及相关代谢综合征风险增加。

2. 饮食状况

1）含糖饮料摄入状况。研究证实，饮用含糖饮料会增加儿童肥胖的发生概率。频繁摄取含糖饮料的成人无论男女，其体重过重的风险显著高于不常喝含糖饮料的个体，而且摄入越多，相关的腰围过大的风险也呈线性上升。临床试验将641位体重正常的儿童随机分配为喝含糖饮料及不喝含糖饮料两组，结果发现喝含糖饮料组体重增加明显高于不喝含糖饮料组。因此建议，以不含糖饮料取代含糖饮料可减少体重的增加及脂肪的聚积。对平时有喝含糖饮料习惯的儿童所做的临床试验显示，减少含糖饮料的摄取1年之后，和对照组比较起来，受试者的体重可有效地降低。观察性的研究显示，喝含糖饮料会降低HDL、增加CRP及腰围。综上所述，评估含糖饮料的每日摄取量及摄取频率，是儿童肥胖防治中相当重要的一环。从小培养儿童饮用白开水、避免喝含糖饮料的习惯，是预防肥胖的有效策略。

2）早餐状况。研究结果发现，不管受试者原来是否吃早餐，建议受试者养成吃早餐的习惯对受试者的体重没有显著的影响。针对10～12岁儿童吃早餐及看电视习惯的普查研究发现，相对于吃早餐时没有看电视的儿童，那些没有吃早餐习惯的儿童，超重和肥胖的比例明显较高。然而目前的研究多为横断面研究，无法判断吃早餐习惯和肥胖之间的因果关系，但对肥胖儿童进行临床评估时，仍然应该评估平时吃早餐的时间、地点及频率。

3）蔬菜、水果、谷物摄入状况。一项在欧洲进行的大型研究指出，在总能量维持恒定的情况之下，较多蔬菜、水果的摄取并不会影响未来的体重。为了提升营养摄入并降低儿童肥胖风险，每天摄取适量且多样化的新鲜蔬果是非常重要的。不同种类的蔬果含有多种不同的营养素和植化素，增加摄入蔬果的多样性不仅可以丰富我们的营养素摄入，还可以减少不健康食物的摄入机会。WHO建议，增加蔬菜和水果的摄入对于防治儿童肥胖至关重要。研究表明，摄入较多水果的学龄前期儿童通常具有较低的BMI-Z值。蔬菜、水果的摄取还可明显降低心血管及脑血管疾病的发生率和死亡率，且东西方的研究都看到类似的效果。通过结合家长参与、学校课程教育及改善学校食物供应，可以有效提升蔬果的可及性与可获性，进而促进儿童对这些健康食品的摄取，帮助控制体重。

此外，优先选择未经加工的原态食物，如新鲜蔬菜、水果、全谷物、豆类和坚果、种子等，也是非常推荐的做法。这些食物富含微量营养素、膳食纤维和植化素，相对于加工食品，它们提供的不仅是能量，还包括多种对健康有益的营养成分。根据WHO的指导，增加全谷类的摄入是控制体重的另一有效策略。研究显示，成人通过以全谷类取代精制谷类，可以更好地控制体重，减少腰围和体脂肪含量。全谷物类不仅含有丰富的维生素和矿物质，还提供了多样的植化素，对健康提供了额外的保护。因此建议对于肥胖儿童的饮食应进行蔬菜、水果及谷物摄取量的评估。

4）外出就餐及快餐店用餐频率的评估。研究显示，经常外出就餐者，摄取食物总能量较高，可能缺乏部分微量营养素的摄取，从而可能增加肥胖的风险。一项针对4~19岁儿童的研究指出，经常在快餐店用餐者，比较容易摄入较高的能量、脂肪、碳水化合物、含糖饮料，较少的膳食纤维、奶量及蔬菜水果。这些因素理论上都会增加儿童肥胖的风险，但目前文献对于外出就餐及快餐店用餐是否会导致儿童肥胖并无强烈的证据。然而，这是预防及治疗儿童肥胖的一个很重要的介入生活型态的因子。因此，建议仍应对外出就餐者进行至快餐店用餐频率的评估。

5）评估每餐食物的分量，食用点心、高能量密度食物的频率。习惯性地食用高能量密度食物如巧克力等会减少对特定味觉的饱食感，从而增加对这类食物的摄入量及总能量摄入，从而增加BMI。有研究表明，当成年女性被提供小分量食物时，其能量摄入相应减少。相对地，为学龄前期儿童提供大分量食物时，他们的食物及能量摄入量均会增加，在正餐之间吃点心也会增加能量及低营养价值食物的摄入。因此，以适当的食物分量替代大分量食物，可以有效地降低总能量摄入，从而有助于预防肥胖的发生。早期建立健康正确的饮食习惯仍是相当重要的，因此仍建议肥胖儿童应该评估每日食用的食物分量，点心、高能量密度食物的摄入频率，并给予适当的建议。

3. 日常情况：运动、静息活动及睡眠情况

1）运动。目前对于运动、日常活动量、久坐行为与体重控制之间是否有绝对相关性存在争议，但运动可促进体适能和其对心血管健康的益处是毫无疑问的。研究表明，单纯从事阻力训练者，减重效果比较差，并且可能无法避免静息代谢率的降低。相比之下，中等强度（相较于其他等级）的有氧运动能降低体脂肪，尤其是腹部内脏脂肪，同时有助于保留或增加非脂肪组织。不论性别，饮食控制加上训练，尤其是肌力训练，会显著降低非脂肪组织的流失，且减去的脂肪及非脂肪比例相当。也就是说，合并饮食控制与有效运动才能避免

儿童的肥胖。WHO 建议 5~17 岁儿童，应累计每天至少 60 分钟中高强度身体活动。美国心脏病学会建议每天运动 60 分钟，每周挑选 5 天运动，其中包含 90 分钟的费力身体活动，以及 210 分钟的中等费力身体活动。平常如此保持高强度身体活动与增加累计运动时间，将有助于降低 BMI、体脂肪含量与腰臀围比。这样的运动形态除了可增加减重者对运动的依从性，更有助减掉体重及提升心肺功能。因此对肥胖儿童运动种类、时间、状况评估极其重要。

2）静息活动。研究指出，观看电视或计算机屏幕的时间越多，罹患肥胖的概率也越高，因此建议限制每日的屏幕使用时间。美国儿科医学会针对儿童屏幕使用时间提出了具体建议：对于 18 个月以下的幼儿，建议完全避免观看非视讯通讯的电子屏幕；而对于 2 岁以上的儿童，建议每天观看的电视或高质量节目不超过 1 小时，并推荐家长陪同观看，以促进亲子互动。这些指导原则旨在减少儿童因长时间面对屏幕而增加的肥胖风险，同时通过限制屏幕时间来鼓励更健康的生活方式和更多的身体活动。

3）睡眠情况。睡眠时间短或睡眠不规律与儿童及成人肥胖相关，有研究发现 2.5~6 岁的儿童，每天睡眠时间小于 11 小时者，肥胖发生率为每天睡眠时间大于 11 小时者的 2.9 倍。综合分析研究发现，10 岁以下儿童，每天每多睡 1 小时，体重超重和肥胖发生率平均减少 9%。因此，建议评估儿童每日睡眠状态，并鼓励每日要有充足的睡眠。肥胖也与阻塞性睡眠呼吸暂停的风险增加相关。若儿童存在习惯性打鼾（如每周≥3 晚）、鼾声大或睡眠期间呼吸暂停，均应接受进一步评估。阻塞性睡眠呼吸暂停也可引起夜间遗尿或日间注意力不集中、学习问题和日间瞌睡等。因此建议评估睡眠时间、有无阻塞性睡眠呼吸暂停和日间瞌睡等与肥胖的相关性。

4. 既往体格生长情况

对于肥胖儿童应进行身高、体重和 BMI 评估。比较过去生长记录，可确认生长速度。如果生长速度降低，患内分泌疾病的可能性增加；非内分泌疾病相关的肥胖儿童通常身高较高。一般而言，4 岁以后至青春期前的儿童每年身高增长不少于 5cm，但实际增长速度可随年龄而变化。体重增加的速度和肥胖发生年龄是至关重要的，因为早期无法控制的体重增加与单基因遗传形式的肥胖症有相关性。因此肥胖诊断中，对于既往体格生长情况的评估十分重要。

5. 社会心理史

1）焦虑和抑郁。焦虑和抑郁会扰乱进食模式、促发肥胖并干扰体重管理措施。

2）事件。可能的触发事件，如失去亲人（死亡或迁居）、父母离婚或主要照料者改变。

3）学校功能和社会问题。学习成绩和趋势；社会功能（如儿童是否有朋友，以及儿童是否是被取笑的对象）。

4）健康的社会决定因素。主要因素包括家庭经济状况、食物供应、获得健康食物和娱乐活动的机会及交通因素。

（二）体格检查

体格检查应评估有无肥胖合并症的临床表现及超重的遗传和内分泌因素。

1. 血压

测量肥胖儿童的血压，应使用足够大小的袖带，气囊长度应覆盖中臂周长2/3，较小袖带可导致测得的血压偏高。间隔 10~15 分钟后重复测量血压是有必要的，可以避免"白大褂高血压"。测量者须依据年龄、性别和身高来解读儿童血压升高——至少 3 次测量显示达到高血压或高血压前期标准。动态血压监测发现收缩期、舒张期和平均动脉压升高与 BMI 增加有显著关系，高血压会增加超重儿童的远期心血管病风险。

2. 心率

心率过快一般定义为儿童心率>140 次/分，青少年心率>100 次/分。由于自主神经系统功能受损、交感神经张力增加和 β－肾上腺素能反应性降低，静息心率随 BMI 增加而增快。建议进行常规心率监测，心率过快可预测儿童高血压的后期发展。虽然儿童静息心率高的长期并发症尚不清楚，但成人心率过速是增加心血管病死亡率的重要预测指标，与其他危险因素，如高血压、高血糖、高胰岛素症和血脂异常亦相关。

3. 皮下脂肪厚度

皮下脂肪的厚薄关系到体型的丰满程度，而皮下脂肪的分布是影响体型的重要因素。肥胖者的体脂分布和肥胖程度与疾病类型常有很大关系。例如，单纯性肥胖由进食过多或活动过少引起者，体脂分布较为均匀，或在此基础上易呈现大腹便便，乳房、髋部和肩部脂肪堆积亦多，但肥胖程度多不超过中度；内分泌失调者，肥胖常超过中度而达到重度及以上，脂肪分布不均匀。其中，库欣综合征呈中心性肥胖，以脸、颈、躯干及臀部脂肪聚积最为显著，脸如满月，上背部常多有脂肪沉积，腹部膨满而四肢相对瘦小。肥胖生殖无能性营养不良综合征引起大量脂肪沉积于面部、腹部、阴阜、臀部及大腿，患者性器官及第二性征发育不全，四肢不胖，手足显得尖细。

4. 皮肤

1）检查皮肤是否有黑棘皮病，尤其是在脖子、背部、腋窝、身体褶皱和关节等处发现过度色素沉着、过度角化、天鹅绒般的斑块应警惕。黑棘皮病、角化病、皮肤赘瘤可能是胰岛素抵抗的表现。

2）多毛和痤疮是多囊卵巢综合征和库欣综合征的常见特征。

3）膨胀纹（妊娠纹）是易感部位（如腹部、乳房、股部）的线状萎缩性斑块，最初为粉色或紫色，然后可进展为色素减退的瘢痕样凹陷伴细小皱纹。它们通常由体重迅速增加导致，但也可能是库欣综合征的表现。

4）血脂异常造成的黄斑瘤。

5. 头、眼睛、颈部、喉咙

1）眼球震颤或视觉问题提示有可能存在下丘脑－垂体病变，周围视网膜的色素斑块可能提示视网膜色素变性，可见于 Bardet－Biedl 综合征。

2）颈部应检查甲状腺。大多数后天甲状腺功能减退和自体免疫性疾病与甲状腺肿有关，常造成极度肥胖，特别在身高增长不足者。

3）检查咽喉是否有扁桃体肿大，扁桃体增大提示阻塞性睡眠呼吸暂停的风险增加。

6. 胸部

1）胸部听诊检查是否有不规则心音及肺水肿问题，这可能是心功能不全或心力衰竭的表现。此外，心力衰竭可能伴有肺部水肿，表现为呼吸困难和其他相关症状。

2）肥胖儿童可能更容易出现哮喘和其他呼吸道疾病。肥胖可以加剧哮喘症状，如气喘和呼吸困难。对于肥胖儿童，由于胸壁的厚度增加，心肺听诊声音可能变得模糊，不易听清，这要求医生在检查时更加专注。

7. 腹部

1）特别注意腹部是否有压痛的存在，尤其是在右上腹部。这个区域的压痛可能提示胆囊疾病；同时，它也可能是非酒精性脂肪肝病（nonalcoholic fatty liver disease，NAFLD）的表现。

2）在腹部检查过程中，还应触诊肝脏，以评估是否存在肝肿大。肝肿大是非酒精性脂肪性肝病的常见体征之一。然而，在肥胖儿童中，由于腹部脂肪的增厚，触诊可能变得困难，这需要医生在检查时采用特别的技巧和方法。

8. 泌尿生殖系统

1）泌尿生殖系统评估：重点检查阴毛、粉刺、痤疮或腋臭和腋毛是否早期出现。性早熟有时是下丘脑－垂体病变或功能障碍的主诉症状。

2）肥胖往往与过早的阴毛发育有相关性：其可能是女孩后期多囊卵巢综合征的早期征兆。

3）男孩阴茎检查：应检查是否在 9 岁以前早期变大。阴茎亦可能被脂肪部分隐藏，使其外观太小，但实际大小正常，称为"隐匿阴茎"或"埋藏阴茎"，应注意与小阴茎进行区别。隐睾、小阴茎和阴囊发育不全可能提示 Prader－Willi 综合征。

4）胸部乳房发育检查：女孩乳腺组织的早期出现为 7 岁以前，但脂肪组织往往容易覆盖乳腺组织而使得检查不易发现；然而，若乳晕着色深或凸起，则提示有雌激素作用。由于前驱物转化为雌激素，可引起局部脂肪组织的发育，在男孩可能发生男性女乳症。

9. 肌肉骨骼

髋关节活动度受限或步态异常，可能由股骨头骨骺滑脱导致。非凹陷性水肿可能提示甲状腺功能减退。手指背侧麻木可能提示进食障碍患者自我催吐引起的电解质紊乱，进而导致神经症状。轴后性多指（趾）畸形（第五指/趾旁边的额外指/趾）可能出现于 Bardet－Biedl 综合征，小手小脚畸形则可见于 Prader－Willi 综合征。扁平足（平足症）和足旋前在肥胖儿童中较常见，常在运动中引起疼痛。

（三）实验室检测

单纯性肥胖个体随着肥胖程度的增加，可以出现机体内环境的异常；而伴随某些疾病的进展变化及治疗用药，患者也可以在病程中出现肥胖。因此，对肥胖症患者进行实验室检查，有助于确定疾病的性质，监测药物的疗效，判断疾病的预后。关于对超重、肥胖儿童的实验室检查，目前并没有统一的标准，一些专家认为对 $BMI \geqslant P_{85}$，或者是青春早期至中期的肥胖儿童，应进行内分泌病因的实验室及影像学检查——并非所有项目均需要检查，临床医生应根据年龄、BMI、体格检查、病史（包括肥胖相关疾病的家族史，如高血压、早期心血管病死亡和脑卒中，患者本身患高血压、高脂血症和吸烟）及检查结果对治疗策略的可能影响进行实验室检测和影像学检查。

1. 糖代谢异常检测

糖代谢异常相关实验室检测指标包括血糖和胰岛素水平、糖化血红蛋白。

美国儿科医学会和美国糖尿病协会建议超重并具有超过 2 个糖尿病危险因素（如家族史，高风险族裔/种族群体，或与胰岛素抵抗综合征有关的征兆）的个体应该从 10 岁开始或青春期开始，每 2 年做空腹血糖筛检。然而，因存在胰岛素抵抗和胰岛素敏感的儿童空腹胰岛素水平有很大的重叠，检测缺乏标准化，目前尚没有被广泛接受的有临床应用价值的阈值用于诊断胰岛素抵抗。因此，美国内分泌协会通常不建议儿童肥胖时做空腹血浆胰岛素测定。

2. 空腹血脂（总胆固醇、甘油三酯及高密度脂蛋白胆固醇等）检测

为了提前识别和有效管理血脂异常，建议对有特定家族病史的儿童进行空腹血脂检测。这一推荐主要适用于家族中存在以下情况的个体：①有血脂异常的家族史。②有早发性心血管疾病家族史：男性≤ 55 岁，女性≤ 65 岁。③有不明血脂异常的家族史。④有其他心血管疾病的危险因素，包括体重过重、高血压、吸烟、糖尿病。首次血脂检测应于 2～10 岁进行，不建议在 2 岁以前进行筛查，如果检测数值正常，为了确保持续的健康监测，应于 3～5 年后再次检测。10 岁后应全部筛检是否有血脂异常，可检测餐后非高密度脂蛋白胆固醇或空腹血脂浓度。这些检测可作为常规健康检查的一部分，在医疗机构中由专业人员完成，以保证结果的准确性和后续管理的有效性。通过定期检测，可以及时发现潜在的健康问题并采取相应的预防措施，从而维护儿童的长期健康。

3. 肝功能检测

肥胖患者常出现非酒精性脂肪性肝病，导致肝功能异常，因此测定肝功能非常重要。其常用指标有丙氨酸转氨酶（ALT）、天冬氨酸转氨酶（AST）、γ-谷氨酰转肽酶（GGT）、直接和间接胆红素、胆碱酯酶等，AST/ALT 比值升高通常作为非酒精性脂肪性肝病患者肝纤维化进展期的替代指标；如果检测数值正常，对于 10 以上的肥胖儿童，每 2～3 年至少复查 1 次。若 ALT 持续偏高（如连续 6 个月超过正常值上限 2 倍，男孩 ALT>25U/L 及女孩 ALT>22U/L）则需进一步评估。对于肝功能损伤指标过高的个体，须排除其他的肝脏疾病，可检测 α1- 抗胰蛋白酶、血铜蓝蛋白、抗核抗体或肝炎抗体。

4. 内分泌功能检测

内分泌功能检测在肥胖儿童中至关重要，主要用于评估由肥胖引发的激素失衡或排除其他潜在内分泌问题。内分泌功能检测主要包括：①甲状腺功能检测：肥胖可能与低甲状腺功能相关，因此建议检测三碘甲状腺原氨酸、甲状腺

素和促甲状腺激素等，以评估甲状腺功能。②生长激素功能检测：对于生长速度明显较慢的儿童，应进行生长激素功能测试，以识别生长激素缺乏的可能性。③性激素检测：在出现性早熟或性发育延迟的情况下，应及时测定性激素，包括雌二醇、睾酮、促卵泡激素和黄体生成素，以了解性激素的变化。④皮质醇水平检测：通过测定皮质醇水平，可明确是否存在库欣综合征等由肾上腺皮质醇过量分泌引起的疾病。

（四）影像学检查

1. 超声心动图检查

超声心动图检查包括左心功能和肺动脉压力检查。肥胖儿童进行超声心动图检查是因为肥胖本身可能对心脏功能和结构产生负面影响。这种无创且无辐射的成像技术可以详细展示心脏的结构和功能，检查是否存在心室壁增厚等结构异常，评估心脏的泵血效率，以及其收缩和舒张功能。此外，超声心动图检查有助于筛查肥胖儿童更可能出现的高血压和心血管疾病风险，及早发现心脏瓣膜功能异常或心力衰竭的迹象。这项检查不仅可以指导医生进行针对性的治疗和管理，还有助于跟踪治疗效果和病情进展，从而预防可能的长期并发症，提升儿童的生活质量和健康预后。因此，超声心动图检查是评估和管理肥胖儿童心脏健康的重要工具。

2. 腹部影像学检查

应根据病史和体格检查结果对肥胖儿童开展影像学评估。若临床表现符合股骨头骨骺滑脱（髋部或膝部疼痛、关节活动度受限、步态异常）或 Blount 病（胫骨内翻）表现，应行双下肢 X 线检查。有胆石症表现（如腹痛、转氨酶异常）的儿童可能需同时行腹部超声检查。不推荐将腹部超声作为肥胖儿童非酒精性脂肪性肝病的常规筛查，因为此项目并不能有效预测有临床意义的非酒精性脂肪性肝病。但对于血清转氨酶持续偏高的儿童，超声或其他影像学检查可在全面评估疑似非酒精性脂肪性肝病时进行。

（五）基因检测

肥胖儿童进行基因检测的主要目的是识别与肥胖相关的遗传因素，这有助于深入理解肥胖的复杂性及其遗传背景。肥胖是一个由遗传和环境多因素共同作用的疾病，其中遗传因素扮演了关键角色，特别是在食欲调节和能量代谢方面。通过检测与肥胖密切相关的基因，如瘦素基因（LEP）、瘦素受体基因

（*LEPR*）和 *MC4R* 基因等，医生可以确定儿童是否存在遗传性肥胖的风险，并据此设计更个性化的治疗方案，包括药物治疗和生活方式的调整，同时采取预防措施以避免肥胖及其并发症的发展。此外，基因检测还可以预测某些基因变异可能增加的患心血管疾病、糖尿病等其他健康问题的风险，从而允许医生和家长及早进行干预。

此外，研究显示，大约 7％的极端肥胖儿童可能受到罕见的染色体异常和（或）高渗透突变的影响。因此，美国内分泌学会特别建议对 5 岁以前出现极早肥胖或表现出遗传性肥胖综合征特征（如极度增加的食欲）的儿童进行基因检测，尤其是那些有显著肥胖家族史的儿童。虽然这种检测的成本较高且总体检出率不高，但对于有明确遗传风险的家庭来说，基因检测可以提供关键信息，这有助于管理和预防肥胖，促进整个家庭的健康。随着新的基因检测技术不断发展，我们有望发现更多与极端肥胖相关的遗传因素，从而提高诊断的精确性和治疗的有效性。

（六）诊断

肥胖是一种慢性疾病，其伴随着脂肪组织增多，触发一系列的病理生理学改变，这些改变最终可能导致疾病的发病率和死亡率增加。儿童肥胖诊断思路可分为以下三部分。

1. 评价标准

采用经过验证的人体测量方法，以识别存在脂肪组织增加风险的高危人群。根据儿童的体重和身高计算 BMI，根据国际和地区健康机构的标准，超过同性别、同年龄人群的第 85 百分位且小于第 95 百分位，或身长（身高）别体重超过标准体重 110％为超重；BMI≥同年龄、同性别人群的第 95 百分位，或身长（身高）别体重超过标准体重 120％为肥胖。

2. 评估指标

进一步的评估包括使用腰围或 WHtR 来判断肥胖类型，这有助于识别中心性肥胖，后者与多种代谢综合征的风险增加有关。同时，通过比较身长（身高）别体重，医生可以评估肥胖的严重程度。此外，进行糖脂代谢检测、心电图、超声心动图及必要的影像学检查（如腹部超声或 MRI），可以全面评估可能的肥胖并发症，如心血管疾病、非酒精性脂肪肝病和 2 型糖尿病等。

3. 分析原因

在儿童肥胖的诊断过程中，详细的病史询问是不可或缺的。应详细了解是否有肥胖的遗传倾向；出生史，如出生时的体重和早期生长模式；喂养史，包括婴儿时期的喂养方式和早期饮食习惯；以及疾病史，排除可能的继发性肥胖原因，如内分泌与代谢性疾病或遗传性疾病。这有助于鉴别单纯性肥胖与继发性肥胖，后者可能由其他基础疾病引起。

二、鉴别诊断

儿童肥胖的鉴别诊断是一个关键的临床步骤，用以区分单纯性肥胖和继发性肥胖。大多数情况下，儿童肥胖是单纯性的，主要由不健康的饮食习惯和不足的身体活动导致能量摄入超过能量消耗引起。然而，在确诊前必须考虑并排除导致继发性肥胖的疾病，如内分泌疾病（库欣综合征、甲状腺功能减退症、生长激素缺乏等）、遗传综合征（Prader－Willi 综合征、Bardet－Biedl 综合征等），以及某些药物的不良反应。这些疾病通常伴有其他症状，如异常的脂肪分布、智力障碍、发育迟缓等。应通过详细的病史询问、全面的体检及适当的实验室检测（如甲状腺功能测试和皮质醇水平测试）来评估儿童是否受到这些疾病的影响。鉴别诊断对为肥胖儿童提供针对性的治疗方案并优化治疗效果至关重要，特别是当肥胖可能与其他疾病相关时，准确的诊断显得更为重要。

（一）遗传性疾病

1）Prader－Willi 综合征（PWS）：又称肥胖－生殖无能－肌张力低下综合征，1956 年由 Prader 等首次报道，发病率在 1/15000～1/10000。该病由 15 号染色体长臂微小缺失（15q11－13）导致。患儿生长发育迟缓，身材矮小（由于生长激素缺乏），智力低下，肌张力低下，婴儿期喂养困难，语言发育差；婴儿期后食欲旺盛，过度肥胖；双额间距狭窄，杏仁形眼裂，上唇薄，嘴角向下，小手和小脚，青春期延迟，性腺功能低下；具有糖尿病倾向。

2）Bardet－Biedl 综合征：又称性幼稚多指畸形综合征，于 1920 年由 Bardet 和 Biedl 首次报道。该病是常染色体隐性遗传性疾病，目前发现至少有 12 个致病基因位点。本病患儿表现为肥胖、智力低下、视网膜营养不良或色素性视网膜病变、性腺发育不良；肾脏结构、功能异常；手足畸形（合指/短指/多指）；部分患儿有糖尿病。

3）Alström 综合征（AS）：又称肥胖－视网膜变性－糖尿病综合征，于 1959 年由 Alstrom 等首次报道。该病是常染色体隐性遗传病，是由位于 2p13 的 *ALMS*1 基因突变所致。患儿除肥胖外，主要表现为色素性视网膜炎、视力减退甚至失明、神经性聋、糖尿病、尿崩症。患儿无多指（趾）畸形和智力低下。

4）SIM1 缺失综合征：于 2000 年由 Hold 和他的同事首次报道。该病是由于染色体 lp22.1 和 6ql6.2 的重新平衡易位所致。患者的临床表现与 PWS 有相同之处：肌张力低下，肥胖，过多摄食，发育迟缓，杏仁形眼裂，斜视，上唇薄，性腺功能低下。但是该病患儿还具有心脏和神经系统的异常，如二尖瓣及主动脉瓣狭窄、右束支传导阻滞，脑回过多，脑白质软化症，癫痫和听力丧失。

5）Albrighf 遗传性骨营养不良：此病又称Ⅰa 型假性甲状旁腺功能减退，发病率大约是 1/20000，常染色体显性或隐性遗传。患儿可有智力减退并呈特殊体态，如身材粗矮、肥胖、圆脸、颈粗短、指（趾）短小畸形。最主要的是甲状旁腺功能减退的特征表现（低血钙、高血磷，尿钙、尿磷降低，手足搐搦等），血清甲状旁腺激素（PTH）高于正常，靶组织对生物活性甲状旁腺激素无反应。

（二）内分泌与代谢性疾病

1）弗勒赫利希综合征（Fröhlich syndrom）：又称肥胖生殖无能综合征，于 1901 年由 Fröhlich 首次报道。由下丘脑—垂体功能性或器质性病变引起，亦可由下丘脑—垂体邻近病变波及，造成的儿童肥胖多开始于 10 岁以后。肥胖以乳房、下腹部、外生殖器附近尤为明显。患者性发育不全，第二性征延迟或不发育，身高不增，可有颅压增高症状。

2）多囊卵巢综合征：由于下丘脑—垂体—卵巢轴功能紊乱所致。患儿肥胖，月经量少，月经周期延长，甚至出现闭经、多毛、不孕和黑棘皮病；血睾酮增高，雌二醇减低；盆腔 B 超示卵巢增大，此病亦可是肥胖的并发症。

3）高胰岛素血症：由细胞增生和胰岛素瘤所致。患儿表现为反复发作性空腹低血糖、肥胖。发作时血糖<2.8mmol/L，血浆胰岛素及 C 肽增高。空腹血浆胰岛素>200nU/ml 可明确诊断。胰腺 B 超和 CT 检查有助于诊断。

4）皮质醇增多症：又称库欣综合征，于 1921 年由 Harvey Cushing 首先报告，是由于多种病因继发性引起肾上腺皮质增生或肾上腺肿瘤自主性长期分泌过量皮质醇所导致的一组综合征。患儿出现中心性肥胖、满月脸、水牛背、皮肤紫纹、高血压、生长停滞，血皮质醇增高，肾上腺超声和 CT 检查可发现皮质醇增生、腺瘤和癌。

（三）药物性肥胖

药物性肥胖是由特定药物引起的体重增加，可能是使用药物后导致食欲增加、新陈代谢减慢、体内脂肪储存增加或身体活动减少等所致。常见导致此类肥胖的药物包括皮质类固醇（如泼尼松）、治疗精神分裂症和双相情感障碍的抗精神病药物（如奥氮平、利培酮）、三环类抗抑郁药（如阿米替林）、选择性5-羟色胺再摄取抑制剂、抗癫痫药物（如丙戊酸钠、卡马西平）、某些胰岛素和磺脲类糖尿病药物、β-受体阻滞剂和钙通道阻滞剂等抗高血压药物，以及某些抗组胺药物如阿司咪唑。长期大剂量使用这些药物可能导致食欲亢进，进而引起肥胖和内脏脂肪堆积。停止使用这些药物后，肥胖可能逐渐减轻。因此，采集病史时应详细回顾所有用药情况，特别是已知可能增加体重的药物。

三、诊断评估与鉴别诊断流程

单纯性肥胖体重增加多与环境因素和生活习惯改变有关，包括能量摄入过度、饮食结构不均衡、运动减少等。但如果儿童生长缓慢或者存在其他生长发育问题，肥胖可能并不是主要问题。伴有肥胖的综合征病因较复杂，常会导致儿童早发性、重度肥胖，如 Prader-Willi 综合征、Bardet-Biedl 综合征等遗传性疾病，需要进一步鉴别。此外，神经内分泌系统疾病（甲状腺功能减退、多囊卵巢综合征、库欣综合征、下丘脑损伤等）、药物（激素类、抗抑郁药等）也会导致儿童短时期内体重明显增加或生长迟缓。因此，对于儿童肥胖的诊断与鉴别，医生需要进行详尽的病史收集、体格检查和适当的辅助检查加以鉴别，儿童肥胖诊断评估与鉴别诊断流程见图 3-3-1。

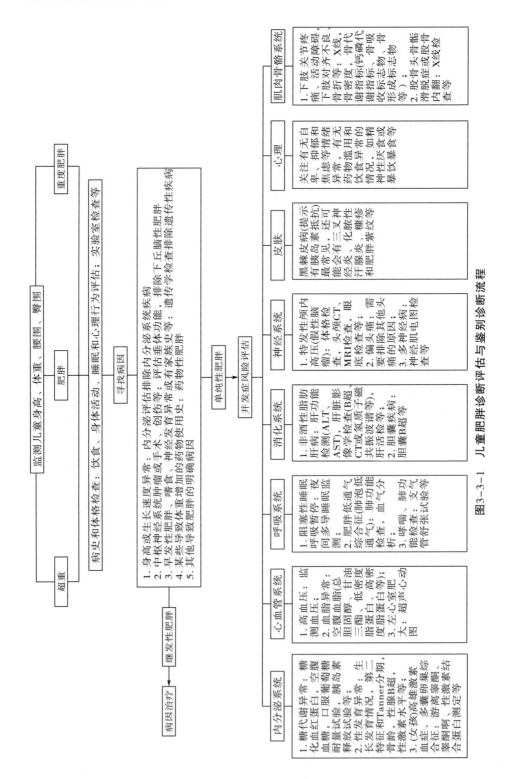

图3-3-1 儿童肥胖诊断评估与鉴别诊断流程

四、面临的问题与挑战

儿童不同于成年人，他们有很多不同特点。青春期发育期间个体差异大，男女差异大。儿童身体成分测定与超重和肥胖诊断所面临的问题与挑战很多，具体如下。

1）BMI。BMI 是迄今为止国内外应用最广泛的判定儿童超重和肥胖的指标，基于 BMI 研究产生的国内外标准，无论其采用何种研究机制和研究方法，均属于统计学标准范畴，缺乏基于健康风险评估的循证依据。且 BMI 是评估体重的指标，并不能直接反映体脂肪量。处于不同发育阶段儿童的 BMI 变化与体脂肪量变化之间的关联性尚不清楚，鉴于脂肪—骨骼—肌肉在肥胖发生与多种代谢异常机制环节中的相互作用，有必要开展进一步研究，揭示人体成分的发育规律及年龄、性别特点。同时，我国也缺乏针对一些特殊儿童人群的研究，如怎样定义 2 岁以下儿童和双胞胎的超重和肥胖，目前有待进一步研究。

2）处于生长发育进程中的儿童需要足够的体脂肪量，一定脂肪的积累也是青春期发育启动的必要条件。因此，适合儿童的体成分判定标准是建立在健康水平及健康风险评估基础上、具有循证依据的判定标准。精准地诊断出存在健康风险的肥胖个体，能有效地对肥胖人群实施医疗管理，从而提供一个可执行性的、有医学意义的肥胖诊断和管理策略。目前对肥胖的检测评估直接指向脂肪组织和脂肪细胞，因此，直接测量和评估脂肪组织的检测技术，比间接测量的 BMI 可以更准确地预测肥胖对健康的影响，更加独立地指导临床决策。目前仅有 DXA 可以在一次性测量的同时获得体脂肪总量和各部位脂肪的分布情况，包括区分皮下脂肪和内脏脂肪；同时可以检测骨矿量和骨骼肌含量，是最理想的人体成分检测工具，但该方法只适于临床应用。大规模的人群流行病学调查、门诊的快速评估，以及日益兴起的体重管理需要相对简单和快速的测量技术。BIA 用于个体监测可以很好地反映体成分的变化，但在实际应用中发现，不同厂家，甚至同一厂家不同型号的 BIA 仪器之间的检测结果差异较大，缺乏可比性，因此需进一步用 DXA 进行验证试验。

3）肥胖对机体产生的病理生理作用主要源于分布于内脏周围的脂肪组织，尽管 DXA 及其他人体成像技术（MRI、CT）可以很好地识别分布于皮下和内脏周围的脂肪组织，但是间接评估内脏脂肪分布的简易筛查工具（如腰围、WHtR）可以更好地满足流行病学大样本人群的研究，实现临床快速评估和自我管理。然而腰围对这些"腹型"肥胖人群的筛查效度如何？如何用简单的筛查工具定义存在高风险的个体？都有待于今后的研究验证，比如通过与"金标准"检测技术的对比分析来验证腰围和 WHtR 对存在高风险的肥胖个体的筛查效度。

4）研究可标记脂肪功能紊乱的分子标志物：脂肪组织不仅是体内最大的能量储存器官，而且作为内分泌器官产生多种细胞因子，这些细胞因子与其他来源的细胞因子、激素和体液因子一起调控脂肪组织的功能，参与重要的生理和病理过程，包括食欲、血压、生殖、血管发生、胰岛素敏感性、炎症等诸多环节。肥胖是脂肪分化相关的代谢性疾病，伴随脂肪含量过多、胰岛素抵抗。异常的脂肪分化会影响能量代谢平衡，甚至导致糖尿病的发生。脂肪组织功能紊乱是联系肥胖与心血管代谢异常的桥梁，因此，对存在高风险的肥胖个体的诊断应该包括检测可标记脂肪功能紊乱的分子标志物。脂肪过多堆积在腹腔内的器官周围，过多脂质沉积于肝和肌肉的细胞，可引起细胞因子的分泌失调，影响多个器官系统的病理生理过程，促进肥胖相关并发症或慢性疾病的发生。

5）个体精准研究。肥胖儿童个体精准诊断包括三个检测评估指标：体脂肪含量、脂肪分布、脂肪功能。脂肪功能评估可以检测已经确定的与促进胰岛素抵抗、糖尿病、动脉粥样硬化发生有关的细胞因子、炎性因子和体液因子。脂肪功能异常状态的持续时间越长，心血管代谢性疾病（如糖尿病、高血压、非酒精性脂肪肝病、心血管病等）的发病风险越高，提示需要立即开始严格的临床干预或治疗。研究脂肪分布与脂肪组织分泌及机体器官的病理生理改变或心血管代谢慢性疾病之间的关系，可望发现能评估脂肪功能异常、预测健康风险、预警慢性疾病发病和死亡风险的生物标志物，实现对个体肥胖的精准诊断。

6）肥胖对健康的长期影响。目前，针对肥胖筛查策略对降低体重或肥胖程度的长期持续性作用，以及对健康结局作用的评估的研究缺乏。未来的研究需要确定关于体重减少的干预项目是否将导致长期的体重减少并且改善健康结果。建立全国性的、基于肥胖的长期健康后果研究的数据库应在对肥胖相关性疾病，如空腹高血糖和脂肪异常等等心血管疾病危险因素罹患风险的评估的基础上获得。对肥胖程度及相关健康风险的综合性了解和精确诊断非常重要，它将有助于识别肥胖相关疾病，如心血管疾病或糖尿病等常见的病理生理学特点，有助于激励人们采取合适的干预手段，以降低心血管疾病和糖尿病的发生风险。

参考文献

［1］Lo K，Wong M，Khalechelvam P，et al. Waist－to－height ratio，body mass index and waist circumference for screening paediatric cardio－metabolic risk factors：a meta－analysis［J］. Obes Rev，2016，17（12）：1258－1275.

［2］九市儿童体格发育调查协作组，首都儿科研究所. 2016 年中国九城市七岁以下儿童单纯性肥胖流行病学调查［J］. 中华儿科杂志，2018，56（10）：746－748.

［3］Andreoli A，Garaci F，Cafarelli FP，et al. Body composition in clinical practice［J］. Eur J Radiol，2016，85（8）：1461－1468.

［4］Aune D，Sen A，Norat T，et al. Body mass index，abdominal fatness，and heart failure incidence and mortality：a systematic review and dose－response meta－analysis of prospective studies［J］. Circulation，2016；133（7）：639－649.

［5］中华医学会内分泌学分会，中华中医药学会糖尿病分会，中国医师协会外科医师分会肥胖和糖尿病外科医师委员会，等. 基于临床的肥胖症多学科诊疗共识（2021 年版）［J］. 中华内分泌代谢杂志，2021，37（11）：959－972.

［6］Shi J，Bao G，Hong J，et al. Deciphering CT texture features of human visceral fat to evaluate metabolic disorders and surgery－induced weight loss effects［J］. EBioMedicine，2021，69：103471

［7］Reinhardt M，Piaggi P，DeMers B，et al. Cross calibration of two dual－energy X－ray densitometers and comparison of visceral adipose tissue measurements by iDXA and MRI［J］. Obesity（Silver Spring），2017，25（2）：332－337.

［8］Van Eyck A，Eerens S，Trouet D，et al. Body composition monitoring in children and adolescents：reproducibility and reference values［J］. Eur J Pediatr 2021，180（6）：1721－1723.

［9］Gallagher D，Andres A，Fields DA，et al. Bodycomposition measurements from birth through 5 years：challenges，gaps，and existing & emerging technologies－a national institutes of health workshop［J］. Obes Rev，2020，21（8）：e13033.

［10］中国肥胖问题工作组. 中国学龄儿童青少年超重、肥胖筛查体重指数值

分类标准 [J]. 中华流行病学杂志，2004，25 (2)：97-102.

[11] 中华人民共和国国家卫生和计划生育委员会. 学龄儿童青少年超重与肥胖筛查 非书资料：WS/T 5862018 [S]. 北京：中华人民共和国国家卫生和计划生育委员会，2018.

[12] 中国营养学会. 中国肥胖预防和控制蓝皮书 [M]. 北京：北京大学医学出版社，2019.

[13] 中华医学会儿科学分会内分泌遗传代谢学组，中华医学会儿科学分会儿童保健学组，中华医学会儿科学分会临床营养学组，等. 中国儿童肥胖诊断评估与管理专家共识 [J]. 中华儿科杂志，2022，60 (6)：507-515.

[14] US Preventive Services Task Force，Grossman DC，Bibbins-domingo K，et al. Screening for overweight in children and adolescents：US Preventive Services Task Force recommendation statement [J]. JAMA，2017，317 (23)：2417-2426.

[15] 李辉，季成叶，宗心南，等. 中国 0~18 岁儿童、青少年体块指数的生长曲线 [J]. 中华儿科杂志，2009，47 (7)：493498.

[16] 《儿童肥胖预防与控制指南》修订委员会. 儿童肥胖预防与控制指南 (2021) [M]. 北京：人民卫生出版社，2021.

[17] Lin Z，Feng W，Liu Y，et al. Machine learning to identify metabolic subtypes of obesity：a multicenter study [J]. Front Endocrinol (Lausanne)，2021，12：713592.

[18] 中国肥胖问题工作组数据汇总分析协作组. 我国成人体重指数和腰围对相关疾病危险因素异常的预测价值：适宜体重指数和腰围切点的研究 [J]. 中国流行病学杂志，2002，23 (1)：5-10.

[19] Frühbeck GF，Busetto L，Dicker D，et al. The ABCD of obesity：an EASO position statement on a diagnostic term with clinical and scientific implications [J]. Obes Facts，2019，12 (2)：131-136.

[20] Garvey WT，Mechanick JI. Proposal for a scientifically correct and medically actionable disease classification system (ICD) for obesity [J]. Obesity (Silver Spring)，2020，28 (3)：484-492.

[21] Du H，Li L，Bennett D，et al. Fresh fruit consumption and major cardiovascular disease in China [J]. N Engl J Med，2016，374 (14)：1332-1343.

[22] Miranda JJ，Barrientos-Gutiérrez T，Corvalan C，et al. Understanding

the rise of cardiometabolic diseases in low － and middle － income countries [J]. Nat Med，2019，25 (11)：1667－1679.

[23] Roberts KJ，Ariza AJ，Selvaraj K，et al. Testing for rare genetic causes of obesity：findings and experiences from a pediatric weight management program [J]. Int J Obes (Lond) ，2022，46 (8)：1493－1501.

[24] Yi DY，Kim SC，Lee JH，et al. Clinical practice guideline for the diagnosis and treatment of pediatric obesity：recommendations from the committee on pediatric obesity of the korean society of pediatric gastroenterology hepatology and nutrition [J]. Pediatr Gastroenterol Hepatol Nutr，2019，22 (1)：3－10.

第四章　儿童肥胖对重要器官系统的影响与筛查防治原则

【本章导读】

儿童生长发育主要表现为骨骼生长、性发育及神经心理行为发育等过程。整个生长发育过程受遗传基因、内分泌、营养、疾病及生活环境等的影响。肥胖作为一种慢性代谢性疾病，与成人相比，对处于生长发育关键期的儿童来说危害更为深远。肥胖不仅会对儿童生长发育相关的重要器官系统产生多种负面影响，如性发育提前或快进展型青春期、生长减速及遗传身高受损、心理行为异常等，而且大大增加了罹患高血压、2型糖尿病、非酒精性脂肪肝病、血脂异常等多种慢性疾病的风险，影响远期生活质量。因此，深入了解及评估儿童肥胖对各重要器官系统的危害，对于防治儿童肥胖及相关并发症的发生发展意义重大。本章将围绕儿童肥胖对重要器官系统如心血管系统、呼吸系统、消化系统、神经系统等的危害与评估进行阐述，旨在增加大众对儿童肥胖危害特殊性及重要性的科学认识，并实现儿童肥胖的早期准确识别与评估，早期防治，促进肥胖儿童健康生长发育。

第一节　儿童肥胖对骨关节及线性生长的影响与筛查防治原则

近年来的研究显示，肥胖导致的内脏脂肪堆积和体重增加不利于骨骼发育，将导致儿童骨龄提前、骨骺过早闭合、骨密度下降、骨骼肌肉疼痛及骨折风险增加等。本节将主要围绕儿童肥胖对骨关节的相关危害和评估进行阐述。

一、对骨代谢及骨骼生长的影响

骨骼具有保护、运动、造血、储存及内分泌等功能。骨骼纵向生长发生在骨骺生长板，软骨生长后出现骨矿化，当骨骺和干骺端融合，生长发育停止。多种因素（如内分泌疾病、性早熟、肥胖、药物等）可导致骨骼提前发育，骨龄提前，最终影响成年终身高。

（一）脂肪组织对骨代谢的影响

脂肪细胞和成骨细胞均由间充质干细胞（mesenchymal stem cells，MSC）分化而来，肥胖导致脂肪细胞分化和脂肪堆积，同时减少成骨细胞分化，抑制骨骼形成。较多研究显示，脂肪因子（如瘦素、脂联素、抵抗素等）的联合作用可对骨代谢产生影响。瘦素（leptin）是一种由脂肪细胞（主要是白色脂肪组织）分泌的激素，它对能量平衡和食欲调节起着关键作用。瘦素通过与大脑中下丘脑的瘦素受体结合来发挥作用，从而影响食欲和代谢速率。它对骨骼的直接作用表现为可以通过影响成骨细胞（促进骨形成）和破骨细胞（促进骨吸收）的活动来调节骨代谢。此外，瘦素还能通过中枢神经系统间接影响骨骼的健康和代谢。研究表明，瘦素水平与骨密度呈正相关关系。然而，肥胖儿童的瘦素水平常显著升高，过量的瘦素又可抑制骨量增加，导致骨密度下降。另外，瘦素可促进下丘脑释放促性腺激素释放激素（gonadotropin－releasing hormone，GnRH），影响腺垂体功能，促进性早熟，同时诱导软骨细胞分化增殖，直接作用于骨骼生长中心，引起骨龄提前。脂联素（adiponectin）也是由脂肪细胞分泌的一种激素，它在调节能量代谢和糖脂代谢中扮演重要角色。在肥胖儿童中，脂联素的水平往往较低，而肥胖成人的脂联素水平通常较高。研究表明，脂联素可刺激成骨细胞的增殖和分化，促进骨形成，同时可抑制骨吸收。此外，脂联素还具有抗炎作用，可以减轻肥胖导致的慢性炎症，从而保护骨骼健康。总之，肥胖儿童瘦素抵抗及脂联素水平降低可使骨密度下降、骨强度降低等，对骨代谢产生不利影响。肥胖导致的内脏脂肪堆积和体重增加不利于骨骼发育，让肥胖个体更易出现骨质疏松、骨骼肌肉疼痛及有更高的骨折风险。

（二）骨龄提前

当各种原因引起儿童骨龄超过实际年龄 1 岁及以上即为骨龄提前。多项研究指出，肥胖儿童出现骨龄提前的比例为 $40\%\sim80\%$。一项大规模的队列研究发现，超重和肥胖儿童的骨龄提前风险分别为正常体重儿童的 2.2 倍和 3.6 倍。部分研究发现肥胖女童出现骨龄提前的风险高于男童，这可能与雌激素在骨骼发育中的作用有关。导致肥胖儿童骨龄提前的原因主要有：①肥胖儿童常出现性激素失衡，如雌激素相对增高，过高的雌激素可刺激骨骼成熟，加快骨骼生长速度，导致骨龄提前。②生长激素分泌异常：肥胖儿童常伴有生长激素分泌失常，如生长激素基础水平降低。生长激素是控制骨骼生长的重要激素，分泌异常会影响骨骼成熟。③胰岛素抵抗：肥胖儿童常出现胰岛素抵抗，可影响 IGF-1 的作用，可能加速骨骼成熟。④慢性低度炎症状态：肥胖儿童常存在慢性低度炎症，某些炎症因子如 IL-6 可刺激骨骼成熟。

（三）线性生长异常

肥胖儿童由于脂肪的过度堆积可出现青春期提前、肾上腺素过早分泌和线性生长加速，最终成年终身高可能受损，这与肥胖儿童脂肪组织过量而继发的异常激素分泌密切相关。肥胖儿童的生长激素分泌水平存在一定的阶段性变化。研究发现，肥胖儿童早期生长激素基础水平往往较低，这可能与负反馈机制失衡及脂肪组织分泌的一些因子抑制生长激素分泌有关。在进入青春期前，肥胖儿童的生长激素分泌变化复杂，其分泌水平可能有所增高，试图弥补先前的缺乏。在青春期，肥胖儿童的生长激素分泌水平可能由于肥胖引起的胰岛素抵抗等代谢异常而出现再次降低。成年后，肥胖成人的生长激素分泌常维持在较低水平，可能对长期骨骼健康产生不利影响。在肥胖儿童生长发育过程中，其线性生长异常往往表现为早期生长加速、青春期生长高峰提前，由于骨骼成熟加快，最终导致成年终身高受到限制，身高偏矮。部分研究还发现，肥胖儿童的四肢长骨生长可能出现异常，如相对偏短。

二、骨关节危害

儿童期是骨骼与关节生长发育的关键期。儿童肥胖常伴发的骨关节病变包括因对合不良引起的骨关节畸形（如股骨头骨骺滑脱、脊柱侧凸、膝外翻、膝内翻）、骨关节炎、扁平足等。骨关节问题在肥胖儿童中较为常见，给儿童的健康带来严重危害。肥胖儿童的骨关节健康已引起了越来越多的关注。因此，本节掌握儿童肥胖对骨关节的危害及预防和治疗方法，可以帮助家长和医生更好地关注肥胖儿童的骨关节健康问题。

（一）股骨头骨骺滑脱

股骨头骨骺滑脱（slipped capital femoral epiphysis，SCFE）是指股骨头骨骺在生长板处相对股骨颈移位，是儿童中最常见的髋部疾病之一。来自国外的流行病学数据显示，在儿童人群中，SCFE 发病率为 1/10000～1/1000。该病常发生在青春期早期。肥胖是特发性 SCFE 的重要危险因素。既往研究显示，SCFE 儿童患者中 BMI 超过同年龄、同身高 P_{95} 和 P_{90} 的比例分别是 51.5% 和 11.7% 的。此外，SCFE 的风险会随儿童肥胖的严重程度而增加。典型表现是肥胖儿童诉有髋部、腹股沟、股部或膝部非放射性钝痛，且无创伤史。疼痛程度随体力活动而增加，可呈急性、慢性或间歇性。体格检查可发现髋关节疼痛（通过触诊确定）和髋关节活动受限，尤其是内旋和屈曲。髋部 X 线片（双侧髋关节前后位片和侧位片）可以确诊，表现为股骨骨骺明显向后移位，类似冰激凌从蛋筒里滑脱（图 4-1-1）。早期 X 线片可显示生长板变宽和不规整，近端骨骺变薄。SCFE 应早期发现和早期干预，以避免严重滑脱。疑似或确诊 SCFE 的患者应立即转至骨外科接受治疗，并由肥胖专科医生制订适当的减重计划。

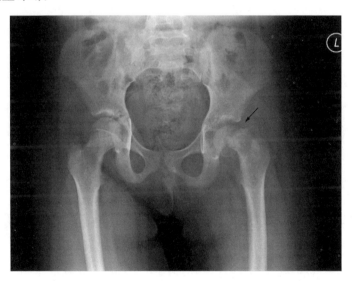

图 4-1-1 SCFE 患者髋关节 X 线特征显示左侧股骨骨骺的后移位（箭头所示）

注：图片引自 https://radiopaedia.org/images/392304

（二）膝关节成角畸形

膝关节结构复杂，辅助结构多样，且由于膝关节位于人体两个最长的骨杠杆臂之间，在行走和跑跳中承受着相当大的载荷，因此容易损伤。在行走和站立时，膝关节负重是体重的 1～2 倍。在儿童生长发育期，骨骼肌肉尚未发育完全，过度肥胖和错误的走路运动姿势都有可能对儿童的膝关节产生危害。

1. 膝外翻（X形腿）

儿童肥胖是膝外翻的重要危险因素。膝外翻是两下肢自然伸直或站立时，两膝内缘相触，而两足内踝不能靠拢的膝部畸形性疾病。一项来自 280 名超重、肥胖患者（BMI > 25kg/m²）的研究数据显示，该人群膝外翻的患病率为 10%。儿童肥胖可导致下肢肌肉失衡，使得外侧股四头肌强度减弱，内侧股四头肌过度发达，股骨内旋肌群减弱，而外展肌群过度发达，导致股骨内旋力过弱，膝关节向外翻转。当股四头肌的力量过小或不稳定时，髌骨便会向外侧滑动，从而导致膝关节外翻。此外，膝关节在运动时需要承受大量的载荷，肥胖会导致膝关节载荷增加，进而导致膝关节容易受伤和发生疼痛。除了肥胖外，不良姿势或缺乏锻炼等引起股骨外旋肌群和内收肌群之间的力量失衡，也可导致膝关节向外翻转。

膝外翻对儿童身体健康造成的影响不可小觑。首先，膝外翻会导致膝关节不稳定，从而增加受伤的风险。其次，膝外翻会导致膝关节疼痛和炎症，影响儿童的日常生活和活动。长此以往，膝外翻会对儿童的身体姿态和步态产生负面影响，影响儿童的身体健康和心理健康。

2. 膝内翻（O形腿）

膝内翻指在直立站立时，两下肢自然伸直或站立时，两足内踝相接触，而两膝内缘不能并拢的膝部畸形性疾病。膝内翻通常是由腿部肌肉力量失衡或不良姿势引起的。

膝内翻与儿童肥胖具有显著相关性。一项报告显示，在 80 例体重≥210磅（约 95.25kg）的 13～19 岁黑人男性中，膝内翻的患病率为 2.5%。膝内翻的发生机制与膝外翻相反，是指膝关节向内旋转，使膝关节内侧压力过大。这种压力会导致髌骨错位或磨损，增加膝关节炎和髌骨软化症的风险。此外，膝内翻还可能引起儿童步态不稳定，增加跌倒和骨折的风险，影响儿童的日常生活和活动。长此以往，膝内翻会对儿童的身体姿态和步态产生负面影响，影响儿童的身体健康和心理健康。

对于儿童肥胖及其引起的膝外翻、膝内翻问题，家长和医生应该高度重视，及时采取措施进行治疗和康复训练，帮助儿童恢复健康，减少膝关节损伤的风险，提高儿童的身体素质和运动能力。

（三）骨关节炎

骨关节炎是一种退行性关节疾病，主要表现为关节软骨磨损、骨质增生和关节周围软组织炎症，老年人多发，但儿童肥胖也是其发病危险因素之一。由于肥胖儿童的体重超负荷，关节经常处于受压状态，容易损伤关节软骨，引发关节炎症反应，从而导致骨关节炎。儿童肥胖引发骨关节炎是多种因素共同作用的结果。肥胖儿童的膝关节、髋关节等常常受到影响，这些关节的运动范围受到限制，难以正常运动，也容易引起骨关节炎。

儿童肥胖引发的骨关节炎会导致关节肿胀、僵硬、疼痛和运动功能障碍，影响儿童的生活质量。儿童的骨关节炎也会影响其学习和生活能力，从而影响其心理健康。长期的骨关节炎还可能引发残疾，严重时需要手术治疗，给儿童及其家庭带来沉重的负担。防治肥胖是预防骨关节炎的重要措施之一。

（四）扁平足

扁平足是一种足部畸形，其特点是足弓塌陷或完全消失，足底接触地面面积增大。扁平足的病因复杂，可能与遗传、先天性发育异常、儿童肥胖、不良的生活习惯等因素有关。在正常情况下，足部的骨骼和软组织具有一定的支撑和弹性，能够保持足弓的形态。扁平足的发生机制主要与足部骨骼、软组织和神经肌肉系统的异常有关。肥胖儿童由于体重过重，足部承受的负担加重，容易导致足弓变形或塌陷，出现扁平足。此外，肥胖儿童的运动量不足，足底肌肉因缺乏锻炼而发育不良，也会影响足弓的形成和维持，出现扁平足。

扁平足亦可危害儿童健康。首先，扁平足会影响儿童足部的支撑能力和平衡能力，影响儿童的行走和站立。其次，扁平足容易导致足部肌肉疲劳和韧带拉伤，引起儿童足部疼痛和疲劳。再次，扁平足可能导致儿童形成身体前倾、膝关节弯曲等不良姿势，影响运动发展和运动能力。此外，扁平还可引起足底筋膜炎、腰痛等。因此，肥胖儿童如出现扁平足，应及时就诊，转至专科治疗，并在专科医生的指导下积极配合减重，减轻下肢及足部骨关节承重。

三、骨骼肌改变

骨骼肌是人体主要的运动器官，其重量约占体重的 40%，是人体重要的能量和物质代谢场所，承担着机体安静状态下约 80% 的葡萄糖代谢和约 90% 的脂肪酸代谢。骨骼肌不仅是运动系统的动力器官，还被认为是重要的内分泌器官。肥胖儿童持续处于营养过剩状态，会引起骨骼肌发生功能和结构的改变，包括糖、脂肪和蛋白质代谢，线粒体数量和功能，肌纤维类型，肌毛细血管密度和血管的募集，以及肌肉收缩力量等发生适应性变化，即骨骼肌重塑。研究发现，肥胖引起的全身性慢性低度炎症状态、内质网应激、细胞自噬及骨骼肌内分泌功能紊乱等是导致骨骼肌重塑的潜在机制。

肥胖儿童骨骼肌重塑后，不仅骨骼肌肌纤维大小和数量减少，骨骼肌质量降低、骨骼肌力量下降、骨骼肌收缩功能降低，还可促进胰岛素抵抗的发生，加之炎症通路的激活，可促进代谢综合征的发生发展，对全身代谢稳态产生巨大影响。肥胖儿童还常因体重过重而存在长期的运动障碍，影响到自身的运动协调性。例如，膝外翻和扁平足会影响步态的平衡和稳定性，从而影响到肌肉的协调性。

综上所述，肥胖儿童骨骼肌重塑会影响骨骼肌自身和全身系统性功能的稳态。因此，肥胖儿童宜选择科学膳食，配合减脂运动，以避免骨骼肌重塑及减少其带来的全身性不良影响。

第二节　儿童肥胖对内分泌系统的影响与筛查防治原则

一、糖代谢异常

（一）概述

儿童肥胖的糖代谢异常包括胰岛素抵抗（insulin resistance，IR）、葡萄糖调节受损（impaired glucose regulation，IGR）和 2 型糖尿病。IR 是胰岛素生物活性低于正常的一种状态。由于 IR 的存在，胰腺分泌的胰岛素不能发挥其应有的生物学效应，机体为了维持正常的血糖水平而代偿性分泌过多的胰岛素，导致高胰岛素血症的发生。高胰岛素血症是 IR 的一个重要标志，两者紧密相连。IGR 包括糖耐量受损（impaired glucose－tolerance，IGT）和空腹血糖受损（impaired fasting glucose，IFG），两者可单独或合并出现，被统称为糖尿病前期。IGR 是儿童肥胖，尤其是中心性肥胖的常见并发症。2 型糖尿病

(type 2 diabetes mellitus，T2DM）指 IR 为主伴胰岛素分泌不足，或胰岛素分泌不足为主伴有或不伴 IR 所致的糖尿病，与成人糖尿病患者相比，患有 T2DM 的儿童胰岛 β 细胞的功能衰退速度是成人的 4 倍，糖尿病相关并发症也更早发生，且进展更快。目前较主流的观点认为，IR 是胰岛素分泌功能尚未受损之前最早期出现的异常，当到达一定临界点时，胰岛 β 细胞功能衰竭而引起胰岛素分泌不足，IR 过渡到糖尿病前期及临床糖尿病。肥胖儿童出现 IR，是成年期发生 T2DM 的重要预测因素，但 IR 进展至 T2DM 的概率尚不明确。

（二）肥胖儿童糖代谢异常发生风险

1. 流行病学

糖尿病前期和 T2DM 的患病率在肥胖儿童中差异很大，原因可能包括抽样群体的肥胖程度、种族和族群变化、年龄范围不同、检测方法不同等。但众多国家及地区对儿童糖尿病前期及 T2DM 流行的相关因素的研究均发现，儿童糖代谢异常患病率的增长与肥胖率升高趋势一致。2013 年一项在北京市 3 个区县 17 所中小学 1896 名 6~18 岁肥胖的学生中进行的健康评估体检显示，肥胖学生高血糖的检出率为 66.6%，而该检出率在 2007 年为 57.6%，在 2004 年为 13.4%，可见这期间肥胖儿童高血糖检出率呈明显增加趋势。另有一项人群研究发现了糖尿病前期与肥胖程度的关联，受试者为美国 12~19 岁青少年，对于Ⅰ级肥胖者（BMI $\geqslant P_{95}$）、Ⅱ级肥胖者（P_{95} 的 120% $\leqslant$ BMI < P_{95} 的 140%）和Ⅲ级肥胖者（BMI $\geqslant P_{95}$ 的 140%），糖尿病前期的患病率分别为 3%、6% 和 13%。此外，一些研究还发现童年到成年期持续肥胖者，患 T2DM 的风险会大大增加。

2. 发病机制研究进展

肥胖，尤其是与腹部和腹腔内脂肪分布增加、肝内和肌内甘油三酯含量增加相关的肥胖，是糖尿病前期和 T2DM 的主要危险因素，其机制与 IR 和 β 细胞功能障碍有关。现在多认为 IR 是多数 T2DM 发病的始发因素，胰岛 β 细胞功能是肥胖患者是否发展为 T2DM 的关键决定因素。肥胖患者往往最先出现 IR，为了维持血糖水平稳定，通过胰岛素分泌率和血浆胰岛素浓度的增加以克服 IR，当胰岛 β 细胞分泌能力不足以完全代偿 IR 时，就出现血糖升高（即糖尿病前期），当 IR 进一步加重，胰岛 β 细胞功能因长期代偿过度而出现功能障碍，血糖进一步升高，最终导致糖尿病的发生；高血糖又可使葡萄糖介导的胰岛 β 细胞分泌胰岛素反应受抑制并增强 IR，即"葡萄糖毒性"，从而形成恶性循环。另外,肥胖患者体内脂肪组织自身适应性扩张减弱、肝脏脂质代谢紊乱导致糖异生增加、胰岛素受体数量和功能下调导致肌糖原氧化功能受损、胰岛 α 细胞功能异常和肠促胰岛素分泌缺陷、肠道微生物改变等也是引起肥胖患者患糖尿病的重要机制。

IR 的发生机制至今尚未阐明,目前主要有脂质超载和炎症两种论点:脂肪细胞增大致血液循环中游离脂肪酸及其代谢产物水平增高,以及在非脂肪细胞(主要是肌细胞、肝细胞、胰岛 β 细胞)内沉积,从而抑制胰岛素信号传导;增大的脂肪细胞吸引巨噬细胞分泌炎症因子(如 TNF-α、1L-6 等),通过 JNK 阻断骨骼肌内的胰岛素信号传导。两者相互交叉,互有补充。

胰岛 β 细胞对 IR 的失代偿是导致 T2DM 发病的最后共同机制,从糖耐量正常到 IGT 到 T2DM 的进程中,胰岛 β 细胞功能呈进行性减退。胰岛 β 细胞功能缺陷主要表现为胰岛素分泌量下降、胰岛素分泌模式异常及胰岛素原和胰岛素的比例增加。导致胰岛 β 细胞损害的启动因素和加重机制仍不明确,可能涉及多种因素,包括线粒体功能异常、甘油三酯/游离脂肪酸循环、胰岛 β 细胞合成和分泌胰岛素的生物学过程障碍、糖脂毒性、氧化应激、内质网应激、胰岛炎症、糖基化终末产物在胰岛堆积等。

(三)临床表现

1. 肥胖儿童 IR 相关临床表现

肥胖儿童 IR 相关的临床表现包括:①高血压。②脂代谢紊乱,主要表现为游离脂肪酸、甘油三酯、极低密度脂蛋白、低密度脂蛋白升高而高密度脂蛋白降低。③非酒精性脂肪性肝病。④黑棘皮病,表现为皮肤天鹅绒样增厚、色素沉着、角化过度,常发于面、颈、腋下、腹股沟、膝肘屈侧、外生殖器和其他皮肤褶皱处。在肥胖儿童中,黑棘皮病是 IR 的一个可靠的皮肤表现及发生 T2DM 一个重要危险因素,也是早期发现 IR 和 T2DM 的特征性临床表现。⑤多囊卵巢综合征(PCOS),主要表现为慢性无排卵(排卵功能紊乱或丧失)和高雄激素血症(女性体内雄激素产生过剩),临床常见多毛、不孕、痤疮和月经不调。

2. 肥胖儿童 T2DM 相关临床表现

肥胖儿童发生 T2DM 多见于围青春期阶段,即 10～14 岁,但随着患者人数增多,出现发病年龄越来越小的趋势。较多患者可见阳性家族史,即有家族成员患 T2DM 且家族中有多人患病。儿童 T2DM 起病隐匿,患者初期血糖、血脂水平处在正常范围，一般 2~7 年后血糖升高，早期无症状或症状轻，重症及有并发症者则症状明显且较典型，病程漫长。

1）无症状期：食欲好，体型肥胖，精神体力如正常 BMI 者，不伴糖尿病相关表现，往往于体检中发现血糖增高，高血糖是从何时开始的难以确定。有些患者可先出现伴随症或并发症，如高血压、高脂血症、尿路感染等，就诊被发现糖尿病。患者空腹尿糖时常阴性，空腹血糖正常或稍高，但餐后 2 小时血糖高峰超过正常水平。

2）症状期：症状轻重不等，典型表现为疲乏、倦怠、尿量增多、易渴而饮水量增多，易饥而饮食量增加，但体重反而减轻等，即"三多一少"现象。有些患者糖尿病症状被较严重的伴随症状或并发症状所掩盖，如继发感染及出现心血管、神经、肾、眼、肌肉关节等部位病变。

（四）筛查与诊断思路

1. 建议筛查人群及方法

肥胖儿童糖代谢异常的建议筛查人群及方法在不同共识指南中略有不同。2007 年美国儿科协会儿童肥胖问题专家委员会建议从 10 岁开始对肥胖儿童进行糖尿病前期的实验室评估，至少每 2 年检测 1 次空腹血糖，而对于超重儿童，除非存在其他危险因素（如肥胖相关疾病家族史、血压升高、血脂水平升高、胰岛素抵抗表现如黑棘皮病等），不常规进行糖代谢异常的评估；对于 10 岁以下的超重、肥胖儿童，由于出现糖尿病的风险较低（特别是在没有严重肥胖的情况下），因此不推荐对该人群进行糖代谢异常的检查。国内有专家认为具有 T2DM 患病危险因素的儿童均应进行糖代谢异常筛查，包括：①BMI 在 P_{85}~P_{95}（即超重），同时有 T2DM、早期发生心血管疾病的家族史，或有胰岛素抵抗的临床表现（黑棘皮病、血脂异常、高血压、PCOS 等）；②对于亚洲儿童来说，无论 BMI 是多少，有异常的出生体重，或有糖尿病家族史；③BMI>P_{95}（即肥胖），无论有无家族史或相关特征表现。对于筛查方法，美国糖尿病协会采用空腹血糖作为先行筛查方式，而国际糖尿病联盟将口服糖耐量试验（OGTT，葡萄糖粉 1.75g/kg，最大量不超过 75g）作为诊断性筛查手段。我国资料显示，仅筛查空腹血糖则糖尿病的漏诊率较高，理想的筛查是同时检查空腹血糖及 OGTT 2 小时血糖值。

结合 2022 年国际儿童和青少年糖尿病学会和 2023 年美国糖尿病协会关于儿童青少年 2 型糖尿病的共识指南，建议对无症状儿童基于以下要点进行糖尿病前期或 T2DM 筛查：①对于伴有糖尿病前期或 T2DM 危险因素（见表 4－

2-1，具有至少 1 项）的超重或肥胖的儿童，考虑在青春期开始后或 10 岁以后进行糖尿病前期及 T2DM 筛查（以较早发生者为准）；②空腹血糖、OGTT 2 小时血糖或糖化血红蛋白（HbA1c）可作为筛查指标；③血糖如果正常，之后建议至少每 3 年复查 1 次，如果体重出现明显升高，心脏代谢指标恶化，有很强的 T2DM 家族史，或有糖尿病前期的证据（HbA1c≥5.7%、IGT 或 IFG），建议每年筛查 1 次或更频繁地重复筛查；④筛查过程中，应对其他肥胖相关的并发症/共患疾病，如高血压、血脂异常、非酒精性脂肪性肝病、PCOS、阻塞性睡眠呼吸暂停等进行临床评估（筛查方法见表 4-2-2）。

表 4-2-1　超重或肥胖的儿童伴有糖尿病前期或 T2DM 的危险因素

类别	危险因素
家族史	一级或二级亲属的 T2DM 病史 母亲糖尿病或妊娠期合并糖尿病
种族	亚洲人、非洲人、拉丁美洲人、美国原住民、太平洋岛民
IR 相关表现	黑棘皮病、高血压、血脂异常、PCOS
个人史	出生时为小于胎龄儿
服药史	使用导致肥胖的精神药物

表 4-2-2　儿童 T2DM 患者糖尿病并发症/共患疾病的筛查

并发症/共患疾病	何时开始	随访频率	筛查指标
血脂紊乱	糖尿病明确诊断后不久，优选在血糖改善后	每年	至少包括空腹胆固醇、甘油三酯、高密度脂蛋白胆固醇、低密度脂蛋白胆固醇
高血压	糖尿病明确诊断时	每次就诊都要进行检测（每年至少 2 次）	血压监测
非酒精性脂肪肝病	糖尿病明确诊断时	每年 1 次	至少包括谷丙转氨酶、谷草转氨酶检测
肾脏病变	糖尿病明确诊断时	如果正常，每年 1 次；若出现异常，需重复进行检测	晨尿（首选）或随机尿白蛋白/肌酐比（ACR）；肾小球滤过率；必要时检查血钾

续表

并发症/共患疾病	何时开始	随访频率	筛查指标
神经病变	糖尿病明确诊断时	如果正常，每年1次	足部检查，包括足部脉搏、针刺、10g 单丝感觉测试、振动和脚踝反射
PCOS（青春期女性）	糖尿病明确诊断时	每次就诊	症状筛查，如症状阳性［月经稀发/闭经、痤疮和（或）多毛等］，进行实验室评估
视网膜病变	糖尿病明确诊断时或诊断后不久	如果正常，每年1次	扩瞳，眼底镜检
阻塞性睡眠呼吸暂停	糖尿病明确诊断时	每次就诊	症状筛查

对于出现"三多一少"症状的肥胖儿童，需高度警惕糖尿病前期和 T2DM，应及时进行空腹血糖、OGTT 和 HbA1c 筛查。其他对于糖尿病评估有帮助的辅助检查如下。

1）糖代谢异常严重程度或控制程度的检查：①尿糖测定，尿糖阳性是诊断糖尿病的重要线索，但尿糖阳性只是提示血糖值超过肾糖阈，而尿糖阴性不能排除糖尿病可能；②糖化血红蛋白测定，反映患者近 2~3 周内平均血糖水平，为糖尿病患者近期病情监测的指标。

2）胰岛 β 细胞功能检查：①胰岛素释放试验及 C 肽释放试验，试验方法同 OGTT，均反映基础和葡萄糖介导的胰岛素释放功能，有助于糖尿病的诊断分型，其中胰岛素释放试验受血清中胰岛素抗体和外源性胰岛素干扰，而 C 肽释放试验不受此影响；②其他检测，如静脉注射葡萄糖－胰岛素释放试验和高葡萄糖钳夹试验可了解胰岛素释放第一时相，胰高血糖素－C 肽刺激试验和精氨酸刺激试验可了解非糖介导的胰岛素分泌功能等。

3）有关病因和发病机制的检查：如针对胰岛细胞蛋白的自身抗体检测、基因检测等。

4）并发症监测：急性严重代谢紊乱时行酮体、电解质、酸碱平衡相关检测；慢性并发症评估通过心、肝、肾、脑、眼、口腔及神经系统相关辅助检查（其中神经、肾脏、视网膜并发症/共患疾病的筛查方法见表 4-2-2）进行。

需注意的是，2017 年中国内分泌学会临床实践指南指出，因存在胰岛素抵抗和胰岛素敏感的儿童之间空腹胰岛素范围有很大重叠，且目前尚没有被广泛接受的有临床应用价值的切值用于诊断胰岛素抵抗，故指南不推荐在评估儿童肥胖时常规测量胰岛素浓度。2023 年美国儿科协会关于儿童肥胖的临床实践指南也指出，胰岛素水平变异大，且与胰岛素抵抗没有可靠的关联性，故不建议将空腹胰岛素用于糖尿病前期或 T2DM 的诊断评估。

2. 诊断标准

1）糖代谢异常的评估。糖尿病的诊断分为两步，即先确定符合糖尿病的诊断标准，再进行临床分型。肥胖儿童糖代谢异常的分类和诊断标准见表 4-2-3。

表 4-2-3　肥胖儿童糖代谢异常的分类和诊断标准

分类	检验及说明
IFG	5.6 mmol/L≤空腹血糖<7.0 mmol/L
IGT	进行 OGTT，7.8 mmol/L≤餐后或 OGTT 2 小时血糖<11.1 mmol/L
糖尿病	符合下述 4 条之一：①空腹血糖≥7.0 mmol/L，②OGTT 2 小时血糖≥11.1 mmol/L，③HbA1c≥6.5%（测定方法需美国糖化血红蛋白标准化计划认证）；④随机血糖≥11.1 mmol/L，且伴有糖尿病症状体征。符合上述标准但无症状者建议次日重复检测

值得注意的是：①在急性感染、外伤或其他应激情况下测定出的严重高血糖可能是暂时性的，不能因此而立即诊断为糖尿病。②无症状者不能依据 1 次血糖结果诊断，必须还有另一日的血糖值达到诊断标准。③有糖尿病症状者无论是空腹或任何时候的血糖或 OGTT 为阳性结果即可诊断，若一时不能明确诊断，应定期复查，直到明确诊断。

2）糖尿病的分型。WHO 新共识将糖尿病分为 6 个亚型，与儿童关系密切的主要为 1 型糖尿病、T2DM、混合型糖尿病和其他特殊类型糖尿病（包括单基因糖尿病），儿童 1 型糖尿病、T2DM 和单基因糖尿病的临床特点见表 4-2-4，但临床指标尚缺乏可靠性，糖尿病类型之间可能存在界限模糊，建议在 1 年和（或）5 年后重新评估以确定分型。

超重或肥胖儿童 T2DM 的临床分型线索（符合以下≥2 项）：①起病年龄>10 岁；②无明显体重减轻；③无高血糖急性症状（多饮、多食、多尿、体重减轻等）；④有 T2DM 家族史；⑤合并胰岛素抵抗的相关临床表现（如黑棘皮病、PCOS 等）。仅有超重或肥胖而未满足上述中的 2 项以上者临床难以明确分型。

表4-2-4　儿童1型糖尿病、T2DM和单基因糖尿病的临床特点

临床特点	1型糖尿病	T2DM	单基因糖尿病
遗传学	多基因	多基因	单基因
发病年龄	6个月至青年	通常在青春期（或更迟）	通常在青春期之后（但<25岁），除新生儿糖尿病
临床表现	通常起病急、进展快	差异较大，从缓慢隐匿到严重不等	差异较大
BMI	大多正常	肥胖或超重	大多正常
黑棘皮病	一般无	多数有	一般无
自身免疫性	是	否	否
糖尿病酮症酸中毒	常见	少见，儿童起病时约6%合并	新生儿糖尿病常见，其余类型中少见
血糖	高	差异大	差异大
C肽	极低至不可测得	正常或升高	可测得
频率（在所有儿童糖尿病中占的比例）	通常90%以上	大部分国家<10%（日本60%~80%）	1%~4%
家族史（在所有儿童糖尿病中占的比例）	2%~4%	80%	90%

3）代谢综合征。肥胖伴糖代谢异常是代谢综合征的重要组成部分之一。代谢综合征与T2DM的发生发展相互促进、相互影响，是心脑血管疾病等许多重大非传染性疾病的共同病理基础和早期阶段。由于缺乏10岁以内儿童血糖、血脂和血压的临床数据，专家共识对≥10岁儿童代谢综合征设定了诊断标准：中心性肥胖（腰围≥同年龄、同性别儿童腰围P_{90}）为儿童代谢综合征诊断的基础和必备条件，以及同时具备至少表4-2-5中的2项。

表4-2-5　≥10岁儿童代谢综合征的诊断建议

	标准
糖代谢	IFG≥5.6 mmol/L，或7.8 mmol/L≤IGT（或OGTT后2小时血糖）<11 mmol/L）或已确诊T2DM
甘油三酯	≥1.47mmol/L
高密度脂蛋白	<1.03 mmol/L或非高密度脂蛋白≥3.76mmol/L
血压	血压（收缩压或舒张压）≥P_{95}（同年龄、同性别）

3. 鉴别诊断

糖尿病的诊断需排除以下两种情况：

1）非糖尿病性葡萄糖尿：①饮食后糖尿，在摄入大量糖类食物后，血糖浓度升高超过肾糖阈而出现糖尿，但空腹血糖及糖耐量正常；②肾性糖尿，肾炎或肾病致肾小管功能损伤、先天性肾小管细胞缺陷等导致肾小管重吸收糖的能力减弱，有尿糖出现，而血糖正常。③神经性糖尿，颅骨骨折、窒息、手术麻醉、脑出血时可有暂时性血糖升高并有尿糖出现。

2）继发性糖尿病：胰腺炎、胰腺癌、胰腺手术后，胰腺广泛受到损伤可致糖尿病。肢端肥大症、皮质醇增多症、嗜铬细胞瘤及甲状腺功能亢进等都可引起血糖增高。

（五）防治原则

1. 治疗

肥胖儿童糖代谢异常的治疗方式取决于症状、高血糖严重程度、是否有酮症或酮症酸中毒，是基于健康生活方式的个体化综合管理，其中健康饮食和适当运动是治疗的基础，强调以家庭为中心的生活方式干预，控制体重，定期监测血糖，若饮食和运动控制不佳，则考虑启用药物治疗。因为个体差异大、变异大，目前国内外没有公认或统一的治疗方法（图4-2-1和图4-2-2）。对于IR、IGR及无症状的糖尿病患儿，有学者建议先实施饮食和运动治疗，根据随访过程中的临床表现、空腹血糖及HbA1c调整治疗方案。也有共识建议诊断为T2DM时，除饮食和运动治疗外，应同时启动药物治疗。而对有症状且合并有酮症或酮症酸中毒，随机血糖＞13.9 mmol/L和（或）HbA1c＞8.5％时，需要饮食、运动结合胰岛素及二甲双胍（若有酸中毒，待纠正后加用）联合治疗。

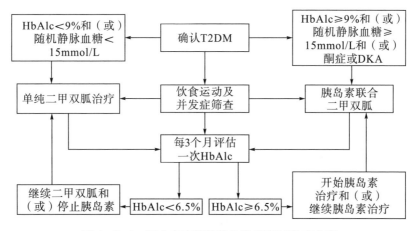

图 4-2-1 **国内专家推荐的儿童 T2DM 治疗方案**

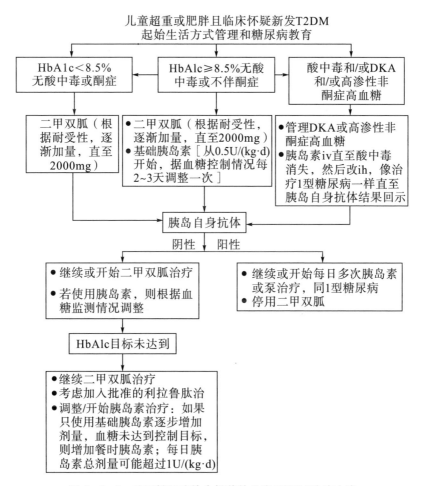

图 4-2-2 **美国糖尿病协会推荐的儿童 T2DM 治疗方案**

总体治疗目标：对于有明显糖尿病症状和代谢不稳定情况的患者，短期目标是控制高血糖和相关代谢紊乱以消除糖尿病症状及防治急性严重代谢紊乱；所有患者的长期目标是通过饮食控制和运动取得和维持标准体重、减轻胰岛 β 细胞负荷，使血糖处于正常水平，预防和（或）延缓相关病变（如高血压、高脂血症、肾病、非酒精性脂肪肝等）的发生发展。

血糖控制目标：推荐遵循个体化原则，每 3 个月评估一次血糖状态，大多数采用 HbA1c，T2DM 儿童的合理目标为<7%；部分患者可达到更严格的HbA1c 目标（如<6.5%）且无明显低血糖症或治疗的其他不良影响，包括糖尿病病程短、β 细胞功能障碍程度较轻者，以及仅接受生活方式或二甲双胍治疗而体重显著改善者；若患者低血糖风险增加，则 HbA1c 目标可适当放宽（如<7.5%）。

肥胖儿童糖代谢异常的综合管理依然可遵循"五驾马车"原则：健康教育、饮食治疗、运动治疗、药物治疗和血糖监测。其他治疗还包括代谢手术治疗和并发症/共患疾病的处理等。

1）健康教育：不仅针对肥胖儿童进行健康教育，同时更要对其家庭成员进行肥胖和糖尿病相关知识的普及，合理的生活方式对病情的控制尤为重要。应重视儿童及其家庭成员的心理问题，及时的心理医生介入有助于改善肥胖儿童预后。

2）饮食治疗（医学营养治疗）：儿童正处于生长发育的关键时期，饮食既要满足生长发育的需要，兼顾膳食平衡、营养全面，又要限制能量摄入，防止体重过度增加，纠正已发生的代谢紊乱及减轻胰岛 β 细胞的负担。在制订膳食计划能量水平时，除考虑不同年龄外，还需考虑生长速度、能量消耗及血糖情况，灵活调整，以确保最佳生长，维持理想体重。对于存在 IR 及 T2DM 的患儿，总的饮食原则：合理控制总能量，合理餐次分配；每日碳水化合物供能占比为50%～60%，建议碳水化合物来自低血糖生成指数、富含膳食纤维的食物；脂肪的供能占比以 20%～30%为宜，应增加植物脂肪占总脂肪摄入的比例，限制饱和脂肪酸与反式脂肪酸的摄入量，饱和脂肪酸供能不应超过总体脂肪供能的 10%；蛋白质供能占比为 15%～25%，应保证肉、鱼、奶、蛋等优质蛋白质的摄入，同时兼顾植物来源蛋白质的摄入；强调食用高营养、高质量的食物，减少食用高热量、低营养的食物（如含糖饮料）。

3）运动治疗：合理运动能增强体质、促进生长发育、增强免疫力，并且可以消耗能量、控制体重过度增长、强化器官功能、提高外周组织对葡萄糖的利用率，还可降低血糖、提高机体对胰岛素的敏感性。运动方式和运动量的选择应该个体化，根据性别、年龄、体型、体力、运动习惯和爱好制订适当的运动方案。运动方式可以是有氧运动、阻抗训练或柔韧性训练，包括快走、慢跑、跳绳、游泳、举杠铃、仰卧起坐等。每天进行至少 60 分钟的中高强度运动，每周至少有 3 天进行高强度有氧运动，每周 2~3 次阻抗训练和骨骼负重训练，并减少久坐行为，才可达到控制体重、有效减重的目的。

4）药物治疗：是饮食和运动治疗基础上的晋级治疗。与成人不同的是，治疗儿童 T2DM，目前被国内认可的药物只有胰岛素和二甲双胍，且二甲双胍只被批准用于特定条件的 10 岁以上患儿，包括：非酒精性脂肪肝病伴糖尿病前期表现者，经 3 个月生活方式干预仍不能改善时；伴有 T2DM 或糖尿病前期合并任一危险因素如高血压、高甘油三酯、低高密度脂蛋白、HbA1c＞6％或一级亲属有糖尿病的患儿。研究证实，二甲双胍联合生活方式干预可明显改善肥胖儿童的胰岛素抵抗和改善糖代谢异常。美国食品药品监督管理局（FDA）还批准利拉鲁肽用于治疗≥10 岁以上 T2DM 儿童，但该药在我国尚未获得批准。目前尚没有足够的研究证明其余成人降糖药物可用于儿童 T2DM，需研发儿童可用的降糖药或将成人用药扩展到儿童来进行药物试验。

（1）二甲双胍：代谢稳定（HbA1c＜8.5％）且无症状、肾功能正常的 10 岁以上患儿可首选二甲双胍治疗，而代谢不稳定者则需要胰岛素治疗。二甲双胍应从低剂量开始，并与食物一起服用，以预防胃肠道不良反应，通常起始剂量为 500 mg/d，逐渐增量至推荐最大日剂量（2000 mg/d），每天分 2 或 3 次口服。若单用二甲双胍 3~4 个月，HbA1c 不能达到控制目标，应该启动基础胰岛素（如甘精胰岛素、地特胰岛素等）或利拉鲁肽治疗。如果患儿使用二甲双胍和基础胰岛素［剂量达到 0.5 U/（kg·d）］双重治疗未能达到血糖控制目标，可加用餐时胰岛素。

（2）胰岛素：如果患儿存在糖尿病症状、明显高血糖（血糖≥13.9 mmol/L，HbA1c≥8.5％）、酮症或 DKA，则需要进行胰岛素治疗；通常每天 1 次中效胰岛素或基础胰岛素 0.1~0.2 U/（kg·d）即有效；没有酸中毒的 10 岁以上患儿，可以同时联用二甲双胍，待代谢稳定后，可以在 2~6 周安全过渡到单一的二甲双胍治疗。

（3）利拉鲁肽：是胰高血糖素样肽－1（GLP－1）受体激动剂，可增强葡萄糖依赖性胰岛素分泌并减缓胃排空。若患儿不能耐受二甲双胍，或二甲双胍（联合或不联合基础胰岛素）治疗不能达到血糖控制目标，没有甲状腺髓样癌或多发性内分泌肿瘤 2 型的既往病史或家族史，则可考虑使用利拉鲁肽或加用利拉鲁肽。利拉鲁肽可代替或与胰岛素联合使用，作为 T2DM 强化治疗的一部分。

5）血糖监测：监测频率应根据血糖控制情况个体化，主要测量空腹和餐后血糖。一旦血糖达标，可根据治疗方案、强化程度及代谢控制水平调整监测次数。每年至少监测 2 次 HbA1c，如果使用胰岛素治疗或血糖控制未达标，则每 3 个月测定 1 次。

6）代谢手术治疗：对于患有严重肥胖（BMI＞35 kg/m²）的 T2DM 儿童，尽管进行了生活方式和药物干预，但仍有 HbA1c 升高和（或）存在严重并发症，可考虑进行代谢手术治疗。

7）并发症/共患疾病的处理：强调预防为主，控制高危因素，降低发生风险或避免发生，定期筛查，及早识别（表 4-2-2），积极干预延缓疾病进展。

2. 预防

1）一级预防目标：控制 T2DM 的危险因素，预防 T2DM 的发生。

2）二级预防目标：早发现、早诊断和早治疗 T2DM，在已诊断的患者中预防糖尿病并发症的发生。

3）三级预防目标：延缓已发生的糖尿病并发症的进展，降低致残率和死亡率，并改善患者的生活质量。

二、脂代谢异常

（一）概述

脂代谢异常，也称血脂异常，指血液及其他器官中脂质及其代谢产物质和量的异常。随着儿童肥胖的流行，其脂代谢异常的总体发生率呈上升趋势，中心性肥胖儿童更易出现脂代谢异常，且发生风险随肥胖程度增加而升高。儿童期肥胖导致的脂代谢异常，通常无明显症状及体征，大多在生化检验时被发现，表现为血浆中甘油三酯（triglyceride, TG）及低密度脂蛋白胆固醇（LDL-C）升高，高密度脂蛋白胆固醇（HDL-C）降低。目前认为，LDL-C 具有致动脉粥样硬化的风险，而 HDL-C 具有心血管保护作用。经研究发现，非高密度脂蛋白胆固醇（non-HDL-C），即 HDL-C 以外的各种脂蛋白胆固醇总和，与 TG 升高关系最为密切，与肥胖程度相关，并与 HDL-C 降低存在微弱联系，与儿童代谢综合征的发病率密切相关，是预测心血管疾病风险及干预治疗的关键指标。

（二）肥胖儿童脂代谢异常发生风险

1. 流行病学

研究表明，肥胖已成为儿童继发性脂代谢异常的首位原因。由于缺乏统一的诊断标准，肥胖儿童脂代谢异常的发病率报道差异较大，随国家、地区、种族、年龄、性别、基础疾病和经济状态等有所不同。国外一项针对超重或肥胖儿童心血管危险因素的 Meta 分析显示，高 TG 血症的发病率为 12.3%（西班牙）～52.7%（德国），低 HDL 血症的发病率则为 8.8%（德国）～57%（美国乡村）。在部分发展中国家，随着经济的迅速发展、城市化进程的加速、饮食结构和生活方式的改变，儿童超重和肥胖发病率显著升高，脂代谢异常发病率也随之升高。2012 年随机抽取我国 6 座大型城市（包括哈尔滨、北京、上海、济南、重庆和广州）的 8764 名 7～11 岁儿童进行体格检查和血生化检验也发现，肥胖儿童高 TG 血症和低 HDL 血症的发病率分别为 16.5% 和 14.3%，明显高于超重儿童（6.1% 和 10%）及正常体重儿童（3.3% 和 4%）。

2. 发病机制研究进展

肥胖患者长期能量处于正平衡状态，导致体内脂质（主要是 TG）增加，过多的脂质大部分储存于皮下脂肪组织，小部分异位储存于肝、肌肉、脾、胰腺和其他器官，大量皮下脂肪和异位储存的脂肪在脂肪细胞因子和内分泌激素的作用下，脂解增加，血 TG 升高，释放的游离脂肪酸增多，但机体组织对游离脂肪酸的摄取利用减少，导致血液中游离脂肪酸积聚，血脂含量增高，肝合成载脂蛋白（Apo）如 $ApoB_{100}$ 增多，使富含胆固醇（TC）的脂蛋白（即 LDL-C）产生增加，可引起肝内胆固醇池扩大，进而抑制 LDL 受体的合成，使胆固醇在肝外组织的摄取和利用受损而在血浆中积聚。另外，肥胖引起胰岛素绝对或相对缺乏，导致脂蛋白脂肪酶（LPL）活性受抑制，从而减慢乳糜微粒（CM）和极低密度脂蛋白（VLDL）中 TG 的水解，引起高 TG 血症。肥胖患者膳食中过多的胆固醇和饱和脂肪酸可使血浆 TC 和 TG 水平上升，大量碳水化合物的摄入引起血糖升高，进而导致胰岛素分泌增多，后者促进肝合成 TG 和 VLDL，引起血浆 TG 浓度升高，糖类在体内转化为单糖还可改变 VLDL 结构，使其清除速度减慢。此外，高糖膳食可诱导 LPL 抑制因子 ApoCⅢ基因表达增加，血浆 ApoCⅢ浓度升高又可抑制 LPL 活性，从而导致高甘油三酯血症。肥胖患者常有 HDL-C 水平降低，其影响因素很多，发病机制尚未完全阐明。可能的机制之一与高 TG 血症破坏胆固醇酯转运蛋白和卵磷脂胆固醇酰基转移酶之间活性的平衡有关。

（三）临床表现

肥胖儿童脂代谢异常进展缓慢，儿童期常无明显症状与体征，多数在进行血生化检验时被发现。临床表现主要集中在两方面：脂质在真皮/肌腱内沉积形成黄色瘤和脂质在血管内膜沉积形成动脉粥样硬化后引起一系列症状。

1）黄色瘤：多见于 LDL 重度升高的高胆固醇血症患者，分为皮肤黄瘤和腱黄瘤，前者多位于上眼睑内眦、足跟、手部掌指关节背侧、膝和肘关节伸侧、臀部等部位；后者多呈块状，可影响关节功能。

2）动脉粥样硬化：发生在冠状动脉，是早发性冠心病及死亡的重要原因，患者可出现心绞痛表现，亦可发生急性心肌梗死、猝死等心血管事件；发生在脑血管可引起脑卒中；发生在外周血管可能引起间歇性跛行（肢体运动后疼痛）或者下肢缺血性坏死等。

3）其他表现：急性胰腺炎为血脂异常的严重并发症之一，当 TG>11.3 mmol/L（1000 mg/dL）时发生风险显著升高，甚至可引发暴发性胰腺炎，威胁生命。某些合并遗传性高脂血症患者可出现游走性多关节炎。少数高脂血症患者还可出现角膜环和脂血症眼底改变。

（四）筛查与诊断思路

1. 建议筛查人群及方法

早期识别和控制肥胖儿童血脂异常，有利于降低成年期发生心血管疾病的风险和严重程度。由于黄色瘤多见于严重的遗传性高脂血症，而动脉粥样硬化的发生发展需要一定时间，绝大多数儿童肥胖患者没有明显症状体征，故需定期进行血脂异常的筛查。不同国家制定的共识指南中，建议的筛查人群及方法略有不同。2007 年美国儿科协会儿童肥胖问题专家委员会建议从 10 岁开始对肥胖及超重儿童进行血脂异常的实验室评估，至少每 2 年检测一次空腹血脂，而对于 2~9 岁的肥胖儿童，也考虑评估血脂情况。我国《儿童脂质异常血症诊治专家共识（2022）》提出，2~8 岁儿童 BMI≥P_{95} 或 12~16 岁儿童 BMI≥P_{85}，伴或不伴其他高危因素，均建议进行空腹血脂筛查，每 6~12 个月复查 1 次。由于儿童在 9~11 岁时血脂水平相对稳定，因此建议该年龄段儿童进行非空腹血脂筛查，若异常则需检测空腹血脂；若无异常，则每年复查 1 次。

儿童确诊为高脂血症后，需定期行心血管病变评估，首选无创检查，包括心电图或心电图平板运动试验，超声评估颈动脉内膜中层厚度、冠状动脉、外周动脉是否发生动脉粥样硬化。对已发生血管病变的患儿需完善冠状动脉造影、MRI 或 MRA 明确动脉粥样硬化严重程度。其中，行心电图平板运动试验和冠状动脉造影前需要评估安全性。颈动脉内膜中层厚度是检测动脉粥样硬化早期表现的一种安全、准确的方法，多数专家建议大于 10 岁的高胆固醇血症患儿进行该项检测，其病变进展或新病变的出现都是采取干预措施的指征。近年来一些研究提出颈动脉僵硬度的检测对儿童心血管危险因素的预测作用更好。另外，观察眼底血管形态学变化也有助于了解动脉硬化状况，为血脂异常的诊治提供依据，并可作为治疗随访评估依据。

2. 诊断标准

由于大多缺乏临床症状及特征，儿童血脂异常的诊断主要依靠实验室检查，但目前诊断标准尚未统一，美国国家胆固醇教育计划（NCEP）专家委员会发布的血脂异常诊断参考值见表 4-2-6。血脂浓度受多因素影响，如年龄、性别、生长发育、人种、种族、饮食、运动、药物、社会经济、烟酒暴露史等。因此，在诊断高脂血症前，建议进行至少 2 次空腹血脂检测，2 次检测间隔 2 周～3 个月（也有共识建议间隔时间小于 4 周）。连续 2 次空腹所测血脂各成分高于或低于临界值即定义为血脂异常。确诊后根据相应诊断标准，可简单分类为高胆固醇血症、高甘油三酯血症、混合型高脂血症及低高密度脂蛋白血症，血脂异常的临床分类见表 4-2-7，儿童肥胖的血脂异常通常为混合型高脂血症。

表 4-2-6　血脂异常诊断参考值

分类		正常	临界值	异常
TC		<4.39 mmol/L (<170 mg/dL)	4.29～5.17 mmol/L (170～199 mg/dL)	≥5.17 mmol/L (≥200 mg/dL)
LDL-C		<2.84 mmol/L (<110 mg/dL)	2.84～3.36mmol/L (110～129 mg/dL)	≥3.36 mmol/L (≥130 mg/dL)
TG	0～9 岁*	<0.84 mmol/L (<75 mg/dL)	0.84～1.12 mmol/L (75～99 mg/dL)	≥1.12 mmol/L (≥100 mg/dL)
	10～19 岁	<1.01 mmol/L (<90 mg/dL)	1.01～1.46 mmol/L (90～129 mg/dL)	≥1.46 mmol/L (≥130 mg/dL)
HDL-C		>1.16 mmol/L (>45 mg/dL)	1.03～1.16 mmol/L (40～45 mg/dL)	<1.03 mmol/L (<40 mg/dL)

分类	正常	临界值	异常
谷固醇	<0.024 mmol/L (<1 mg/dL)		≥0.024 mmol/L (≥1 mg/dL)

注：* 国内专家认为将 0～9 岁儿童的 TG 异常界值统一界定在≥1.12 mmol/L 可能并不合理，因为该年龄段涵盖了婴儿、幼儿、学龄前及学龄期儿童，饮食变化很大。根据对北京地区和 6 个医学中心学生的流行病学调查研究发现，TG 水平在 6 岁以上儿童中变化较小，以 1.47 mmol/L 作为异常界值可能更符合我国儿童情况。

表 4-2-7　血脂异常的临床分类

类型	TC	TG	HDL-C
高胆固醇血症	↑↑	→	→
高甘油三酯血症	→	↑↑	→
混合型高脂血症	↑↑	↑↑	→
低高密度脂蛋白血症	→	→	↓

注：↑代表浓度升高；→代表浓度正常；↓代表浓度降低。

值得注意的是，青春期血脂水平变异较大，男性 HDL-C 水平在整个青春期都下降，而 TC 和 LDL-C 在青春早期下降，接近成年期又上升；相反，女性 TC 和 LDL-C 在整个青春期可能升高，而 HDL-C 保持稳定。

脂代谢异常作为代谢综合征的重要组成部分（包括空腹 TG、HDL-C 和 non-HDL-C），2012 年我国制定的《中国儿童和青少年代谢综合征定义和防治建议》中，对年龄≥10 岁的儿童青少年肥胖患者代谢综合征诊断标准（表4-2-5）中血脂异常的界值分别为：TG≥1.47 mmol/L、HDL-C<1.03 mmol/L、non-HDL-C≥3.76 mmol/L。在排除继发性病因的前提下，若儿童的 LDL-C 持续≥4.91 mmol/L（190 mg/dL）或 TG≥5.65 mmol/L（500 mg/dL）应高度怀疑遗传性高脂血症，检测到相关基因致病性变异是诊断的重要依据，但基因检测阴性也并不能完全排除遗传性高脂血症。

3. 鉴别诊断

诊断为高脂血症后，应进一步检查（如甲状腺功能、肾上腺功能、尿常规、肾功能、血糖、抗核抗体滴度等），排除其他常见的继发性高脂血症，如甲状腺功能减退、库欣综合征、肾病综合征、糖尿病、系统性红斑狼疮等导致的血脂紊乱。对部分临床疑为遗传性高脂血症的患者，需行基因检测辅助诊断与鉴别。

（五）防治原则

1. 治疗

强调以生活方式改变为主，包括合理饮食、适当运动、纠正不良生活习惯等，通常从首次检查到异常时开始。若上述生活方式干预仍无法降低血脂，对 8 岁以上儿童可加用药物治疗，部分合并严重遗传性高脂血症的儿童可在更低年龄启动药物治疗。有 Meta 分析显示，只有小部分血脂异常儿童（0.8%～1.3%）经饮食和运动干预无效，需要药物治疗。

1）生活方式干预。以饮食治疗为首要干预措施。推荐的饮食干预方案：①饮食结构：根据血脂水平不同有两套膳食方案，第一套膳食方案为每日摄入脂肪量供能占总能量的 25%～30%，饱和脂肪酸的摄入量不应超过脂肪供能占比的 10%，胆固醇摄入量<300 mg/d；第二套膳食方案更加严格，要求饱和脂肪酸摄入量<总能量的 7%，胆固醇摄入量<200 mg/d；若伴发胰腺炎，每日摄入脂肪供能占总能量的 10%～15%，以甘油三酯<5.65 mmol/L（500 mg/dL）为目标。②增加水果、蔬菜及高纤维谷物的摄入；③应避免含糖饮料等高能量、低营养密度的食物摄入。④保证足够能量以满足正常生长发育需求，并维持理想体重。⑤食物多样化，以满足充足营养。⑥少食多餐：需要注意的是，由于脂类对大脑发育起重要作用，对于婴儿通常不建议实施低脂饮食。其他生活方式干预还包括加强运动（每日至少锻炼 1 小时，以中高强度有氧运动为主，建议每周至少 3 次阻抗训练，根据儿童体力进行调整）、减少静坐时间（建议每日<2 小时）、远离烟酒、控制体重或减轻体重等，通过认知疗法（包括设定目标、自我监测等）和基于家庭的行为治疗（强调家长参与）增强生活方式干预的依从性。

2）药物治疗。

（1）治疗指征。建议对于≥8 岁的儿童，在实施以饮食治疗为主的生活方式干预 6 个月后，具备以下条件之一即可启动药物治疗（表 4-2-8）：①LDL-C≥4.91 mmol/L（190 mg/dL）；②LDL-C≥4.14 mmol/L（160 mg/dL）伴早发心血管疾病家族史；③LDL-C≥3.36 mmol/L（130 mg/dL）伴心血管疾病或致病基因检测阳性。对于 6 岁以上家族性高胆固醇血症纯合子（HoFH），在遗传学确诊后即可给予药物干预，且需终身服药，必要时需进行脂蛋白分离术以降低血 LDL 浓度。需要注意的是，TG 水平严重升高，即单次 TG>

11.3 mmol/L（1000 mg/dL）或持续＞5.65 mmol/L（500 mg/dL），可引起急性胰腺炎。这种情况下也需要药物治疗以预防并发症。其他的治疗指征还包括：原发性高甘油三酯血症儿童，平均 TG 水平＞4.5 mmol/L（400 mg/dL）的儿童；或经生活方式干预无效，TG 水平为 1.7～4.5 mmol/L（150～399 mg/dL）且 non－HDL－C≥3.7 mmol/L（145 mg/dL）的儿童。

（2）治疗目标。LDL－C 的目标值取决于存在的心血管相关危险因素，通常治疗目标为 LDL－C＜3.4 mmol/L（130 mg/dL），若患者存在心血管疾病高风险因素（如 HoFH、1 型和 2 型糖尿病、终末期肾病、器官移植相关血管病变、川崎病伴有持续冠状动脉瘤、儿童肿瘤干细胞移植后等），则治疗目标是 LDL－C＜2.6 mmol/L（100 mg/dL）。而对于家族性高胆固醇血症患者，治疗目标以降低 LDL－C 为主，建议药物干预至 LDL－C＜135 mg/dL（3.49 mmol/L）。对于≥14 岁合并糖尿病或早发冠状动脉硬化性心脏病家族史的儿童，以 LDL－C＜96 mg/dL（2.48 mmol/L）为治疗目标。

表 4－2－8　国内儿童可选降脂药物及获批年龄（适应证）

药物类别	药品名称	中国	美国 FDA
他汀类	阿托伐他汀	＞10 岁 HeFH	＞10 岁 FH
	瑞舒伐他汀	＞8 岁 HoFH	＞7 岁 HoFH ＞8 岁 HeFH
	辛伐他汀	＞10 岁 HeFH	＞10 岁 HeFH
	氟伐他汀	＞9 岁 HeFH	＞10 岁 HeFH
PCSK9 抑制剂	依洛尤单抗	＞12 岁 HoFH	＞10 岁 HoFH 及 HeFH
胆固醇吸收抑制剂	依折麦布	＞10 岁	＞10 岁
胆汁酸螯合剂	考来烯胺	儿童	6～12 岁

注：FH，家族性高胆固醇血症；HeFH，家族性高胆固醇血症杂合子；HoFH，家族性高胆固醇血症纯合子；FDA，食品药品监督管理局。

3）其他治疗。经生活方式、饮食干预联合药物治疗后 LDL－C 仍不达标的遗传性高脂血症儿童，可考虑脂蛋白分离术、肝移植、基因治疗等治疗。另外，除肥胖外，少数患儿还存在其他导致血脂异常的原发疾病，应针对原发疾病积极治疗。

2. 预防

预防主要涉及超重和肥胖的预防、脂代谢异常的预防，以及动脉粥样硬化性心血管疾病的预防。血脂异常是心血管疾病的可干预危险因素，早期诊断和治疗对于降低发病率、病死率尤为重要。儿童血脂异常（特别是 LDL－C 升高）可促发动脉粥样硬化和早发性心血管疾病。因此，控制高脂血症已经成为动脉粥样硬化性心血管疾病一级预防和二级预防中的重要措施。

三、高尿酸血症

（一）概述

高尿酸血症（hyperuricemia，HUA）是嘌呤代谢异常所致的代谢性疾病，部分高尿酸血症患者可逐步发展为痛风，严重者可出现关节畸形及功能障碍。据报道，血尿酸的升高与 BMI 呈正相关关系，超过半数痛风患者超重或肥胖，且常伴糖尿病、高血压、高脂血症等。

（二）肥胖儿童高尿酸血症发生风险

1. 流行病学

国内外研究均发现，肥胖儿童高尿酸血症的患病率高于非肥胖儿童。Ogura 等对日本 17155 名学生进行调查发现，正常体重学生高尿酸血症检出率为 2.5％，而肥胖学生高尿酸血症的检出率为 12％，经 10 年随访发现，血尿酸水平与 BMI 增加平行。美国 Bogalusa 心脏研究机构发现，正常体重男童、女童高尿酸血症的发病率分别为 8.1％和 8.5％，而肥胖儿童则达到 24.6％和 23.9％，且随访 21 年发现，肥胖儿童成年后比正常体重者发生高尿酸血症的概率增加 3.25 倍（男）和 3.55 倍（女）。

高尿酸血症被认作是高血压和心血管疾病的独立危险因素和预测因子。研究发现，尿酸水平的增高预示了高血压的发展，患有高血压的儿童 90％被发现有高尿酸血症，且血尿酸与血压变化呈正相关关系，而通过使用黄嘌呤氧化酶抑制剂降低血尿酸浓度可以使高血压患儿血压降低。此外，研究表明，高尿酸血症与代谢综合征的患病率密切相关，尿酸是代谢综合征的危险因素之一。

2. 发病机制研究进展

肥胖可通过以下途径导致尿酸生成过多或排泄减少，以致高尿酸血症的发生。

1) 胰岛素抵抗。

（1）在肾中，钠离子（Na^+）和尿酸为一个转运共同体，胰岛素抵抗时，Na^+-H^+ 泵的活性亢进，Na^+ 重吸收增多以降低对胰岛素的抵抗，与此同时尿酸的重吸收也增多。

（2）胰岛素抵抗导致肾泌铵（NH_4^+）功能下降，导致尿液酸化，影响尿酸排泄。

（3）胰岛素能激活肾素-血管紧张素系统，使肾髓质血流下降，局部缺血缺氧而致乳酸增加，竞争性抑制尿酸排泄，同时可加快核酸的分解代谢，促进黄嘌呤氧化酶的生成，使尿酸合成增加。

2) 游离脂肪酸升高。有研究发现肥胖患者白色脂肪细胞被巨噬细胞激活后，释放 $TNF-\alpha$、$IL-6$ 等细胞因子，导致脂肪细胞广泛溶解，释放出大量游离脂肪酸。过多的游离脂肪酸成为肾的能量来源，以乙酰辅酶 A 的方式进入三羧酸循环，但其过程中不产生 NH_4^+，使得尿液酸碱度（pH 值）下降，影响尿酸的排泄。另外，游离脂肪酸升高还会引起酮酸相应增加，可竞争性抑制尿酸排泄。在中心性肥胖患者中，游离脂肪酸可直接进入肝，促进尿酸再生成，还可引起葡萄糖-6-磷酸酶的活性增加，使嘌呤合成相应增加，最终导致尿酸生成增多。

3) 饮食因素。超重和肥胖儿童常伴有饮食过量，高嘌呤食物如动物内脏、虾、蟹、荤汤等的过量摄入，导致尿酸合成增加。

4) 高血压。部分肥胖患者伴有高血压，高血压对肾的损害以细小动脉，尤其入球小动脉最明显，而局部组织缺血缺氧，可增加乳酸的生成，竞争性抑制尿酸的排泄，同时缺氧时 ATP 将代谢生成腺嘌呤和黄嘌呤，促进黄嘌呤氧化酶的生成，导致尿酸生成增多。

（三）临床表现

大部分患儿无明显症状，体检发现尿酸增高，为无症状高尿酸血症。部分患儿可出现痛风表现，是尿酸盐结晶沉积在关节所致的晶体相关性关节病，可分为急性发作期、发作间歇期、慢性痛风石病变期。

1) 急性发作期。首次发作多为单关节受累，好发于下肢，50％以上发生于第一跖趾关节，另可见于足背、足跟、踝关节、膝关节，指、肘、腕关节也可受累。常于夜间发作，起病急骤，症状进行性加剧，12 小时左右发展至高峰。疼痛呈撕裂样、刀割样或咬噬样，难以忍受。受累关节及周围软组织红肿，皮温升高，触痛明显。症状多于数天或 2 周内自行缓解。随着病程进展，反复发作的患者受累关节逐渐增多，少数可影响骶髂关节、肩关节或脊柱关节，也可累及关节周围滑囊、肌腱、腱鞘等，且发作的症状和体征渐趋不典型。部分严重的患者发作时可伴有全身症状，如发热、寒战、乏力、心悸等。发作前多有诱发因素，如高嘌呤饮食、受冷和剧烈运动、饮酒等。多数患者发作前无前驱症状，部分患者发作前有疲乏、周身不适及关节局部刺痛等先兆。

2）发作间歇期。急性发作期缓解后一般无明显后遗症状，偶有炎症区皮肤色素沉着。两次发作的间隔时间不定，通常初次发作后1~2年内复发，随着病情的进展，发作频率逐渐增加，发作持续时间延长，无症状的间隙期缩短，甚至部分患者发作后关节肿痛持续存在。

3）慢性痛风石病变期。未经治疗或未接受规则治疗的患儿，到成年期，更容易出现皮下痛风石和慢性痛风石关节炎。皮下痛风石常见于耳廓、反复发作的关节周围及鹰嘴、跟腱、髌骨滑囊等部位，外观为皮下隆起的大小不一的黄白色赘生物，破溃后见白色粉状或糊状物，不易愈合。慢性痛风石关节炎为关节内沉积大量尿酸盐晶体导致痛风石形成，表现为持续关节肿痛、压痛、畸形和功能障碍，可造成关节骨质的破坏、关节周围组织纤维化、继发退行性变等。

痛风的发病过程中，尿酸盐也可沉积在泌尿系统，导致慢性尿酸盐肾病、尿酸性尿路结石。

（四）筛查与诊断思路

1. 建议筛查人群及方法

由于超重和肥胖可通过各种途径影响尿酸代谢而导致高尿酸血症的形成，且大部分高尿酸血症儿童并无临床表现，故对于超重和肥胖儿童建议定期检查血尿酸浓度。

其他筛查可包括：①尿酸测定，可用于筛查24小时尿酸的排泄总量；②血常规、尿常规、肝肾功能、血糖、血脂、泌尿系彩超等，可用作并发症和伴发疾病的筛查；③对于有痛风症状和体征的个体，可行关节穿刺液镜检；若无法进行关节穿刺或痛风诊断仍不确定时，可考虑采用关节X线、超声或双能CT检查。

2. 诊断标准

儿童高尿酸血症是指儿童体内尿酸合成增加和（或）尿酸排泄减少致血液尿酸浓度超过正常值。由于儿童肾功能是在生长发育过程中逐渐趋向成熟，不同年龄儿童肾对尿酸排泄和重吸收存在差异，因此儿童高尿酸血症的诊断标准和成人不一样，需要结合年龄和性别判断。但迄今国内外尚未达成一致，相关研究少，文献多采用梅奥诊所提供的血尿酸参考值。浙江的一项研究纳入了5439名5～14岁儿童，归纳了我国不同年龄及不同性别儿童的血尿酸范围，定义了我国不同年龄段儿童的诊断标准（表4-2-9）。但两版参考标准有较大差异，需要更多的临床研究提供精准的诊断界值。此外，强调两次血尿酸检测均高于同年龄、同性别的参考标准后，再形成高尿酸血症的诊断。

表4-2-9　儿童高尿酸血症的诊断标准（μmol/L）

年龄	性别	我国浙江标准	美国梅奥诊所标准
0～1岁	男	—	—
	女	—	291
2岁	男	—	—
	女	—	298
3岁	男	—	—
	女	—	303
4岁	男	—	—
	女	—	309
5岁	男	—	321
	女	—	315
6岁	男	404	—
	女	404	521
7岁	男	—	—
	女	—	327
8岁	男	—	—
	女	—	327
9岁	男	356	—
	女	393	339
10岁	男	462	354
	女	414	348

年龄	性别	我国浙江标准	美国梅奥诊所标准
11 岁	男	492	384
	女	420	354
12 岁	男	522	414
	女	420	—
13 岁	男	534	444
	女	444	—
14 岁	男	—	468
	女	—	366
15 岁	男	—	—
	女	—	—
16～18 岁	男	—	—
	女	—	—

注：—，表示无数据资料。

3. 鉴别诊断

1）其他继发性高尿酸血症。除肥胖导致的高尿酸血症外，还存在：①高嘌呤饮食或过量饮酒；②服用药物，如呋塞米、阿司匹林、吡嗪酰胺等，通过抑制尿酸排泄导致高尿酸血症；③血液系统疾病，如白血病、淋巴瘤及恶性肿瘤化疗或放疗后，尿酸生成过多导致血尿酸增高；④慢性肾病，肾小管分泌尿酸减少导致高尿酸血症；⑤其他遗传性疾病，如 1 型糖原累积病等。

2）原发性高尿酸血症。由先天性嘌呤代谢异常引起，如磷酸核糖焦磷酸合成酶活性增强、腺嘌呤磷酸核糖转移酶缺陷、黄嘌呤鸟嘌呤磷酸核糖转移酶缺陷、黄嘌呤氧化酶活性增加。

3）痛风。应与化脓性关节炎、创伤性关节炎、反应性关节炎、类风湿关节炎等相鉴别。

4）尿酸性尿路结石。可被 X 线透过而不显影，易与 X 线阳性的尿路结石相鉴别。

（五）防治原则

肥胖儿童伴有高尿酸血症，往往涉及环境、生理、文化、社会心理等多方面因素，故需采取合理饮食、适量运动、心理行为矫正及药物治疗等综合措施，其中以合理饮食为主。但需注意的是，由于儿童处于快速生长发育阶段，不可过分限制饮食，单纯追求减重，减重切忌过快，过度饥饿和过量运动会产生大量的酮体和乳酸，反而不利于尿酸的排出。

1. 治疗

1）非药物治疗。总体原则是生活方式的管理，即合理膳食结构、避免高嘌呤食物、多饮水、禁酒、适当运动等。儿童的自我约束能力往往较弱，因此强调家庭、社区、学校的共同参与。

（1）合理膳食结构：要求膳食保证适当能量，适量蛋白质、碳水化合物、低脂肪、低盐，以及补充维生素与微量元素。蛋白质应选择牛奶、鸡蛋等优质蛋白及植物蛋白。酸奶中含乳酸较多，后者可与尿酸竞争从肾排出，应谨慎食用。适量的碳水化合物作为主要能量来源可防止过多的组织分解及酮体产生；但果糖能增加尿酸的生成，应减少摄入。脂肪供能占总能量的 30% 以下，可减少脂肪分解产生的酮体对尿酸排泄的抑制作用。由于长期低嘌呤饮食，限制了肉类、内脏及豆制品的摄入，因此应适量地补充维生素和微量元素，尤其是 B 族维生素和维生素 C，可促进组织中尿酸盐的溶解。另外，增加碱性食物的摄入可增加尿液的 pH 值，有利于尿酸盐的溶解，防止尿酸在泌尿道中形成结晶或结石，碱性食物是指含有较多的钾、钠、钙、镁等，可在体内氧化成碱性离子的食物，常见的有蔬菜、水果、紫菜、海带、奶类等，但菠菜、蘑菇、芦笋等含嘌呤较多，应减少食用。此外，一些调味品如辣椒、胡椒、芥末及生姜等可通过自主神经诱导痛风急性发作，在烹饪时也尽量避免。

（2）避免高嘌呤食物：在选择食物时，应多食用低嘌呤食物（每 100 g 食物中嘌呤含量<50 mg），适量选择嘌呤含量中等的食物（每 100 g 食物中嘌呤含量 50～150 mg），避免高嘌呤食物（每 100 g 食物中嘌呤含量 150～1000 mg），具体食物及其嘌呤含量可参考《中国食物成分表标准版（第 6 版）》。通常推荐高尿酸血症成人患者嘌呤摄入量每日不超过 400 mg，痛风急性发作期限制在每日 150 mg 以下；儿童患者可据此根据实际体重酌减。另外，50% 的嘌呤可溶于汤类，故肉类煮后弃汤而食可减少嘌呤摄入量。

（3）多饮水：摄入充足的水分有利于尿酸排出，睡前或夜间也应补充水分以防止尿液浓缩。对于成人患者，通常推荐饮水量在每日 2000 ml 以上，儿童患者可据此根据实际体重酌减。

（4）适当运动：适当运动可减少内脏脂肪、减轻胰岛素抵抗，运动以慢跑、跳绳、游泳等有氧运动为主，但需注意的是，运动过量会导致血尿酸升高，因此应避免激烈的无氧运动产生大量乳酸蓄积。

2）药物治疗。

儿童各器官发育尚未成熟，药物治疗需慎用，否则可能引起不良后果。对于经过严格的营养干预后血尿酸仍然超过 540～600 $\mu mol/L$ 的患儿，可考虑加用药物治疗。上海交通大学医学院附属仁济医院胡耀敏教授结合现有的成人指南和药物说明书，对儿童高尿酸血症在饮食和运动无法控制而需要进行药物治疗时提出建议（具体见表 4-2-10）：可考虑别嘌醇（作用机制为抑制尿酸生成），但用药前建议进行 $HLA-B*5801$ 基因检测，如基因阳性，则不推荐使用；对于痛风急性发作，可谨慎选用非甾体抗炎药（NSAIDs）或糖皮质激素类药物，其中对于 NSAIDs 有禁忌的患者，建议单独使用低剂量秋水仙碱，而短期单用糖皮质激素的疗效和安全性与 NSAIDs 类似；不推荐儿童患者使用丙磺舒（作用机制为促尿酸排泄）；碱化尿液应注意避免过度碱化而增加结石的风险，推荐高尿酸血症和痛风患者的最佳晨尿 pH 值范围为 6.2～6.9。

表 4-2-10　血尿酸治疗药物及儿童用药注意事项

药品种类	作用机制	药品名	儿童用药注意事项
降尿酸药物	抑制尿酸生成	别嘌醇	6 岁以内每次 50 mg，每天 1～3 次；6～10 岁每次 100 mg，每天 1～3 次；剂量可酌情调整；肝肾功能不全者慎用并减量
		非布司他	通常用于对别嘌醇治疗无应答或不耐受者，但美国 FDA 黑框警告其有增加心血管死亡的风险，且尚未确定本品治疗 18 岁以下患者的安全性及有效性
	促进尿酸排泄的药物	苯溴马隆	非一线用药，禁用于 CKD≥3 期以上患者或肾结石高风险患者，且本品治疗儿童患者的安全性和有效性尚未研究，目前不推荐儿童使用
	新型（尿酸酶）	拉布立酶	2002 年美国 FDA 批准用于儿童：小于 2 岁的儿童用药效果不及 2～17 岁儿童
		普瑞凯希	本品在 18 岁以下儿童中用药的安全性及有效性尚未确定
	选择性尿酸重吸收抑制剂	RDEA594（Lesinurad）	本品在 18 岁以下儿童中用药的安全性及有效性尚未确定

药品种类	作用机制	药品名	儿童用药注意事项
碱化尿液药物	碳酸氢钠		适用于慢性肾功能不全合并代谢性酸中毒者；对 6 岁以下儿童一般不推荐使用，因其易将本品所致腹胀腹痛与其他腹部疾病混淆
	枸橼酸氢钾钠		尚不确定
	枸橼酸钾		儿童应用本品后注意电解质和酸碱平衡
痛风急性发作药物	第一类（秋水仙碱）		尚不明确
	第二类（NSAIDs）		
	非选择性 COX 抑制剂	双氯芬酸	因本品剂量较大，儿童不宜使用
		吲哚美辛	1.5～2.5 mg/（kg·d），分 3～4 次服用，待有效后减至最低剂量
		布洛芬	6 个月以下儿童遵医嘱用药
		萘普生	10 mg/（kg·d），分 2 次服用
	选择性 COX－2 抑制剂	依托考昔	本品尚未确立在儿童中的安全性和有效性，故不推荐儿童使用
		罗非昔布	未进行儿童使用本品的安全性及效果评价，故不推荐儿童使用
	第三类（糖皮质激素）		
	短效	氢化可的松	儿童若长期使用，须慎重
	中效	泼尼松	儿童若长期使用，须慎重
		泼尼松龙	儿童若长期使用，须慎重
		甲泼尼龙	长期每天分次给予会抑制儿童生长，故该治疗只推荐用于非常严重的病情，隔日疗法通常可避免这一不良反应
		曲安西农	本品不推荐用于儿童，必要时只可用于短期治疗
	长效	地塞米松	儿童若长期使用，须慎重；可抑制患儿的生长和发育，如确有必要长期使用糖皮质激素，应选择短效或中效制剂，并观察颅内压变化
		倍他米松	儿童若长期使用，须慎重；注射液制剂禁用于儿童肌内注射

2. 预防

1）控制体重，避免肥胖。

2）血尿酸水平超过正常范围的肥胖儿童，应积极采取健康的生活方式，包括合理膳食结构、限制高嘌呤食物、多喝水、禁酒、适当运动等。

3）如果生活方式干预无效或者出现痛风性关节炎等并发症，应及时就医，酌情使用药物治疗。

4）监测尿酸水平，将其控制在正常范围，以逆转和预防肥胖儿童伴发高尿酸血症的短期及远期并发症。

四、其他异常

（一）甲状腺功能改变

甲状腺激素不仅能调节机体基础代谢和产热，而且在脂代谢、糖代谢和脂肪氧化中也发挥着重要作用。肥胖患者常伴有甲状腺功能异常。大多数对肥胖成人的研究显示，超重和肥胖患者血清促甲状腺激素（TSH）水平升高，血清游离甲状腺素（FT_4）水平降低。且 TSH 和 BMI 呈正相关关系，FT_4 与 BMI 呈负相关关系。而在超重和肥胖儿童中也观察到同样的结果，且甲状腺功能会随着体重的减轻而发生变化。肥胖儿童血清 TSH 水平升高，同时伴有游离三碘甲状腺原氨酸（FT_3）水平升高，随着体重的控制，一部分儿童在成功减重后血清 TSH 和 FT_3 水平较前下降。在成人肥胖群体中也发现相同的结果。肥胖影响甲状腺功能异常的机制尚不清楚，目前比较公认的是瘦素的作用。研究表明，肥胖合并甲状腺功能减退患者瘦素水平高，给予甲状腺素治疗后瘦素水平会相应地降低。瘦素作为脂肪细胞分泌的脂肪因子，可通过与下丘脑弓形核、室旁核和背内侧核和外侧核的瘦素受体作用，调节促甲状腺素释放激素（TRH）的表达，从而调控下丘脑—垂体—甲状腺（HPT）轴，从而抑制食欲，增加能量消耗，控制体重。肥胖患者长期的低度炎症状态可能也是影响甲状腺功能的另一个因素。

（二）性腺功能及青春期发育异常

营养和青春期发育之间有很强的关系。事实上，充足的营养是青春期开始的必要条件，是青春期保持正常时间和节奏的关键因素。长期营养不良会推迟青春期的到来。脂肪组织可能是中枢青春期开始的代谢触发器。儿童期肥胖会影响生长和青春期的过程：肥胖儿童经常表现出与年龄相比较高的身材，这与骨骺生长板加速成熟和青春期提前有关。

身体的转变被称为青春期，在青春期，10～19 岁的儿童将经历身体、认知和心理社会的成熟。青春期是一个发育过程，其特征是性腺激素的分泌和第二性征的发育，伴随性成熟和具有生殖能力。女孩青春期最明显的变化是身高的增长、乳房的发育和阴毛的生长、身体成分的变化和初潮。遗传是青春期启动时间的主要决定因素之一。其他影响青春期发育的因素有种族、总体健康、营养和环境。临界体重或体脂肪含量是第二性征发育的主要决定因素。有人提出，体脂增加会导致青春期身高突增，年龄和初潮年龄提前。身体脂肪的持续增加取决于个人的营养状况。青春期始于下丘脑 GnRH 分泌的增加和 GnRH 分泌抑制信号的解除。瘦素似乎是影响 GnRH 脉冲分泌活动的几个因素之一。瘦素以脉冲形式分泌，与促性腺激素、雌二醇和促甲状腺激素呈正相关关系。女孩体内较高的血清瘦素浓度与体脂增加和青春期提前有关。然而，瘦素水平随着青春期谭纳（Tanner）阶段的增加而降低，并且对瘦素的敏感性增加。肥胖常伴有雄激素合成的增加，7～9 岁肥胖女孩的总睾酮水平是青春期前的 4 倍，而 10～12 岁肥胖女孩的总睾酮水平是青春期前的 1.75 倍。肥胖还与硫酸脱氢表雄酮水平升高有关。BMI 与游离睾酮指数呈正相关关系。与正常体重对照组相比，Tanner 阶段匹配的肥胖女孩的平均游离睾酮水平升高了 2～9 倍，这取决于青春期。早熟的女孩超重的可能性大约是正常青春期发育的女孩的 2 倍。此外，与初潮较晚相比，初潮较早（12 岁之前）与成年期较高的 BMI 相关。综上所述，超重及肥胖女孩的青春期早期发育可能涉及许多因素。除了遗传因素，BMI 升高也起着重要作用，肥胖与高 IGF-1 浓度、胰岛素抵抗、肾上腺雄激素水平升高、肾上腺素过量、瘦素升高和低性激素结合球蛋白水平有关。所有这些因素促进了 GnRH 脉冲发生器的早期激活，从而使青春期提前。

（三）肾上腺皮质功能异常

肥胖伴随腹部皮下脂肪堆积、多毛症，可能伴随月经不调，经常需要与库欣综合征相鉴别。与外周性肥胖相反，库欣综合征通常表现为线性生长衰竭、骨骼成熟延迟。肥胖人群表现为瘦素水平异常升高，瘦素剂量依赖性地刺激肾上腺 17α—羟化酶和 17，20—裂解酶，较高的肾上腺雄激素水平参与了肥胖女孩的加速生长。因此，超重及肥胖可能导致肾上腺素过早产生。雄激素水平的升高促进性早熟，促进青春期 GnRH 分泌的增加，在男性则可能表现为乳房发育。

（四）青春期 PCOS

女孩青春期提前是一个值得关注的问题，因为它会导致重大的健康风险，而且它与肥胖、心血管疾病、月经不调、功能障碍性子宫出血、PCOS 和代谢综合征的高发病率有关。肥胖会增加无排卵的风险，并与生育能力下降有关。PCOS 是成年女性最常见的内分泌问题。这一点在儿童时期往往没有被意识到。虽然大多数患有 PCOS 的儿童和成人都是超重或肥胖的，但只有 20% 的超重或肥胖女性患有 PCOS。PCOS 可表现为肥胖、月经异常、多毛症、黑棘皮病、痤疮、脱发。PCOS 与胰岛素抵抗和代谢综合征相关。青春期 PCOS 的确诊意味着不孕、功能障碍性子宫出血、子宫内膜癌、肥胖、2 型糖尿病、血脂异常、高血压和可能的心血管疾病的风险增加。因此，诊断的准确性很重要。在诊断青春期 PCOS 时使用成人诊断标准可能不合适，因为年轻女性的平均卵巢体积更大，多毛不常见，与 PCOS 无关，痤疮同样与 PCOS 无关。最后，青春期的个体经常有月经不调，因此很难做出明确的诊断。2018 年发表的《多囊卵巢综合征中国诊疗指南》已经认可了成人 PCOS 的鹿特丹诊断标准。有专家据此建议了诊断青春期 PCOS 的标准（表 4-2-11），其标准为符合下列 5 条中的 4 条即可诊断 PCOS，并强调在青春期，必须同时存在少排卵和高雄激素血症。

表 4-2-11　青春期 PCOS 诊断标准

符合下列 5 条中的 4 条	① 初潮 2 年后仍有月经稀发或闭经（月经稀发：月经间隔 42~180 天；闭经：停经>180 天）
	② 临床高雄激素血症：严重多毛，持续痤疮
	③ 生化高雄激素血症：血清睾酮>1.7 nmol/L，LH/FSH>2.0
	④ 胰岛素抵抗和（或）高胰岛素血症：黑棘皮病、中心性肥胖、糖耐量受损、代谢综合征
	⑤ 超声见多囊卵巢：卵巢增大，多囊卵巢，间质增加

注：LH，黄体生成素；FSH，卵泡刺激素。

第三节　儿童肥胖对心血管系统的影响
与筛查防治原则

一、儿童肥胖与高血压

（一）概述

儿童高血压的发病率目前呈上升趋势。儿童血压与体重、身高、年龄和遗传因素有关，其中体重对血压的影响最大，体重增加和血压升高密切相关。肥胖儿童因血容量扩张导致内环境平衡失调，心血管系统压力和容量负荷增加。国内外相关研究表明，肥胖儿童血压较正常儿童增高，肥胖儿童合并高血压的发病率约为14%，为正常儿童的9~10倍。大量流行病学研究已经证实，成人原发性高血压可能来源于儿童时期，因此，探讨儿童肥胖与高血压的关系及机制，对儿童高血压的早期预防与治疗具有重要意义。

（二）肥胖儿童高血压发生风险

1. 流行病学

2016年中国农村、城市心血管疾病死亡率分别为309.33/10万和265.11/10万，分别占疾病死亡构成的45.50%和43.16%，每5例死亡中就有2例死于心血管疾病。国内外相关儿童心血管随访队列研究（如 Bogalusa Heart Study、Cardiovascular Risk in Young Finns Study 和北京儿童血压队列等）均表明，成年期心血管疾病起源于儿童时期。心血管疾病危险因素在儿童中呈现蔓延状态，表现为肥胖和血压偏高检出率呈现逐年增加的趋势。儿童期肥胖和血压偏高等容易导致近期各种靶器官损害，表现为颈动脉内中膜厚度（cIMT）增加、左心室肥厚、微量白蛋白尿等，并存在"轨迹现象"，即儿童期肥胖和血压偏高会延续到成年期，将来会增加成年期 cIMT 增加、左心室肥厚和心血管疾病的风险。另外，儿童期不健康的生活方式（如体力活动少、屏幕时间长、吸烟、饮酒、不健康饮食等）也日益突出。对于心血管疾病危险因素聚集的高危儿童，必须重视超重及肥胖、血压偏高及不健康生活方式的预防和控制。

2. 发病机制研究进展

目前，肥胖性高血压的发病机制尚不清楚，其可能机制：①肥胖相关的高胰岛素血症和 IR 导致交感神经系统（sympathetic nervous system，SNS）过度激活，血管收缩，肾血流量减少，进而激活肾素—血管紧张素—醛固酮系统，导致水、钠潴留，血压升高；②肥胖时大量增多的腹部脂肪组织，尤其是肾脂肪组织使肾实质受压，激活 SNS 而使血压升高；③脂肪组织分泌的瘦素增多，激活 SNS 导致血压升高；④肥胖产生的促炎细胞因子和氧化应激引起血管内皮功能障碍，导致血管顺应性降低，血压升高。体重对儿童血压水平起决定性作用，而肥胖则是导致儿童原发性高血压的首要危险因素。调查表明，不论男童女童，超重肥胖儿童的血压均明显高于正常体重儿童。此外，肥胖导致的血脂代谢紊乱、血液黏稠度增加、交感神经兴奋等均可导致血压的升高；脂肪组织分泌的细胞因子亦可破坏血压调节平衡，进而引发外周血管收缩压的升高。

（三）临床表现

高血压多隐匿起病，无症状，在体检或者因其他疾病就诊时发现。持续的高血压可引起头晕、头痛、乏力、颜面潮红、恶心、呕吐、后颈部疼痛、后枕部或者颞部搏动感等。严重高血压或者长期存在的高血压在导致心、脑、肾等靶器官损害或者合并症时，可有相应临床表现。

1）心脏：最初表现为左心室肥厚，舒张功能障碍，以后可能导致心力衰竭等，个体可表现为活动后心悸、气促、胸痛、胸闷等。

2）脑：短暂性脑缺血发作、脑出血形成、脑血栓、高血压脑病等，可表现为惊厥、偏瘫、失语、昏迷等。

3）肾：尿中少量蛋白和红细胞，肾小球滤过率下降，严重时可能发生肾功能衰竭。

4）眼：视力进行性减退，发生视网膜血管病变。

5）血管：血管顺应性降低，动脉中层内膜厚度增加。

（四）筛查与诊断思路

1. 建议筛查人群及方法

在临床实践中，我们建议对超重（BMI 介于同年龄、同性别人群的 P_{85} ～

P_{95}）、肥胖（BMI≥同年龄、同性别人群的 P_{95}）及重度肥胖（重度Ⅱ级或更高级别肥胖定义为 BMI≥同年龄、同性别人群 P_{95} 的 120%，或者 BMI≥35kg/m²，符合两者中较低者即可）儿童进行筛查。

筛查方法遵循 2017 年版美国儿科协会（AAP）儿童和青少年高血压指南的推荐意见，该指南已获得美国心脏协会（American Heart Association，AHA）的认可，并且与美国国家心肺血液研究所（National Heart，Lung，and Blood Institute，NHLBI）和欧洲高血压学会（European Society of Hypertension，ESH）的指南一致：

1）对于无高血压危险因素和相关疾病的儿童，从 3 岁起在年度儿童保健时测血压。

2）对于 3 岁及以上有高血压危险因素的儿童，推荐在每次就医时测血压。

3）对于 3 岁以下有高血压危险因素的儿童，应在每次儿童保健时测血压。

若儿童的收缩压或舒张压超过同年龄、同性别人群的筛查阈值，则需进一步评估，首先是复测血压，后期需要进行血压跟踪（指随时间推移复测血压值的模式）。对于 3 岁以上每年进行 1 次血压测量的儿童，血压跟踪的临床重要性与其预测患者在儿童期后期和成人期血压状态的能力有关。高血压儿童（特别是青少年）更可能在整个儿童期和成人期保持高血压，尤其是有高血压家族史、体重增加或左心室质量增加者。

2. 诊断标准

当前，国内外用于评价儿童高血压的评价标准主要有 4 种：①《中国高血压防治指南 2018 年修订版》；②《7 岁～18 岁儿童青少年血压偏高筛查界值》（WS/T 610—2018）；③《循环》杂志上发表的"6～17 岁儿童国际血压参考值"；④2017 年美国儿科协会制定的"3～17 岁美国儿童血压参考值"。4 个标准都基于儿童血压值的统计学分布，以收缩压/舒张压大于等于性别、年龄别和身高别的 P_{95} 界值来判定"高血压"。本书参考 2017 年美国儿科协会制定的儿童高血压标准。

1）1～13 岁儿童。

血压正常：收缩压和舒张压均<P_{90}。

血压升高（既往称为高血压前期）：P_{90}≤收缩压和（或）舒张压<P_{95}，或者≥120/80mmHg 但<P_{95}，以更低者为准。血压升高预示高血压。

1 级高血压：收缩压和（或）舒张压≥P_{95} 但<P_{95} 加 12mmHg，或者介于 130/80～139/89mmHg，以更低者为准。

2 级高血压：收缩压（或）舒张压 $\geqslant P_{95}$ 加 12mmHg，或者 $\geqslant$ 140/90mmHg，以更低者为准。

2）$\geqslant$13 岁儿童。

血压正常：血压<120/80mmHg。

血压升高（既往称为高血压前期）：收缩压介于 120～129mmHg，舒张压<80mmHg。

1 级高血压：血压介于 130/80～139/89mmHg。

2 级高血压：血压$\geqslant$140/90mmHg。

3）排除继发高血压：继发高血压常见的原因包括肾疾病，如各种肾小球肾炎、肾功能衰竭，内分泌系统疾病，如甲状腺功能疾病中的甲状腺功能亢进，还有肾上腺腺瘤导致的原发性醛固酮增多症、嗜铬细胞瘤等，风湿免疫系统疾病中的血管炎，先天性心脏病，如主动脉缩窄、主动脉弓离断、主动脉瓣狭窄等，这些都是常见的引发继发高血压的原发疾病。

（五）防治原则

1. 治疗

对于血压升高的儿童（<13 岁），进行非药物干预（如饮食管理和锻炼），将血压降至 P_{90} 以下，青少年（$\geqslant$13 岁）则降至<120/80mmHg。虽然 2017 年美国儿科协会指南建议的目标血压是<130/80mmHg，但我们倾向于采用更低的目标值（<120/80mmHg），这与儿童青少年正常血压的上限一致。对于无终末器官损害和心血管疾病（CVD）危险因素的 1 级原发性高血压患儿，初始治疗为非药物治疗。如果开始初始治疗 4～6 个月后血压仍未达标（即<P_{90}），则开始药物治疗。1 级高血压患儿若有症状或有终末器官损害（如 LVH、视网膜改变）或 CVD 危险因素，应开始非药物和药物治疗。2 级高血压患儿应开始非药物和药物治疗。2 级高血压患儿若有神经系统症状，包括头痛、意识改变和神经系统异常征象，则应立即评估并处理。

降压药治疗的原则基于以下阶梯式方法：选择一线药物治疗时，不仅要考虑疗效，不良反应也应最小。初始剂量应选择已知有效剂量的低限。如果初始用药剂量已达最大推荐剂量，或患者开始出现初始用药的相关不良反应，而血压仍未达标，则可加用另一种不同类型的药物。通常选择加用噻嗪类利尿剂。为了提高患者依从性，应尽量选用长效药物。对于每日使用 1 次的药物，让患者自己决定是早晨还是晚上使用，只要坚持在固定时间使用即可。即使开始药物治疗，也要继续接受非药物治疗。BPM 可以评估治疗效果，尤其是诊室或家庭血压监测不足以确定疗效时。关于药物选择，在儿童中比较降压药的研究资料很少，2017 年美国儿科协会指南建议初始药物治疗选择以下类型药物：噻嗪类利尿剂、血管紧张素转化酶抑制剂（ACEI）、血管紧张素受体阻滞剂（ARB）或钙通道阻滞剂（calcium channel blocker，CCB）。我们通常首先使用肾素—血管紧张素系统阻滞剂（即 ACEI 或 ARB），对于有性生活但不太可能遵医嘱合理避孕的青春期女孩则首先选择 CCB 类。接受 ACEI 或 ARB 治疗者需要持续监测血清肌酐和钾的变化，尤其是在开始用药后或剂量显著增加后。

2. 预防

不健康的生活方式，如运动不足、屏幕时间过长、吸烟、酗酒、睡眠不足、不健康饮食等，是心血管疾病负担的根源和危险因素，而健康的生活方式能显著降低心血管疾病的发生风险。

1）运动不足、屏幕时间过长是超重及肥胖和心血管疾病发生的重要危险因素之一，教育部和国内儿童运动指南均建议，中小学生每天运动时间至少为 1 h。美国儿科协会建议，6~17 岁儿童每天屏幕时间不宜超过 2 h。目前我国儿童运动时间不足和屏幕时间过长问题突出。2014 年全国学生体质与健康调研数据表明，9~22 岁男女学生运动不足（<1 h/d）的比例分别为 71.5% 和 76.6%；学生每天看电视时间和每天屏幕时间超过 1 h 的比例分别为 20.0% 和 38.7%。耐力素质作为运动能力的一项重要评价指标，与心血管健康密切相关。一项对 413 名研究对象进行跨度 25 年的随访研究表明，青少年时期进行 2000m 耐力跑测试结果为速度慢的研究对象，在成年期发生高血压的风险显著增加（$OR=2.9$，$95\%CI$：1.0~8.3）。另一项青少年随访队列研究表明，青少年时期的心肺耐力越好，成年期出现心血管病危险因素（如肥胖、血脂偏高等）的风险越低。

2）吸烟和饮酒对儿童健康的危害极大。吸烟会对儿童的心肺功能产生危害，同时还会增加成年期早死的风险；饮酒不仅是导致儿童旷课、打架、人际交往等问题的影响因素，也是导致儿童伤残调整寿命年损失的前三位危险因素之一。

3）高盐摄入等不健康饮食习惯是心血管疾病发生的重要危险因素。2011—2012 年一项针对全国 7 个城市 3~12 岁儿童膳食频率的问卷调查表明，城市儿童平均盐摄入量在 6.5~9.0 g，农村儿童平均在 10.0~13.0 g。2015 年 1 项以学校为基础的干预研究表明，3.5 个月后儿童每天盐的摄入量下降 2 g，收缩压下降约 1 mmHg。由此可见，我国儿童盐摄入量远超 WHO 推荐上限（<5 g/d），通过减少每天盐的摄入量，可以有效降低血压水平。

二、儿童肥胖与血管内皮损伤（动脉粥样硬化）

（一）概述

动脉硬化性心血管病已成为现代社会成人死亡的首要原因，虽然该类疾病通常在中年以后发病，但冠状动脉病理改变从儿童时期已经开始。美国Bogalusa 心脏研究中心经过大量尸检和临床跟踪发现：冠心病（CHD）、动脉粥样硬化（AS）和原发性高血压起始于儿童时期，并在此期已出现靶器官病理改变。Stary 等发现，10～14 岁肥胖儿童出现特征性巨噬泡沫细胞及细胞外脂质聚集性改变，并发现血浆 LDL－C 和冠状动脉脂肪条纹、纤维斑块的扩展均明显相关。

（二）肥胖儿童血管内皮损伤（动脉粥样硬化）的发生风险

1. 流行病学

心血管疾病是发达国家成年人死亡的主要原因。在美国，有 40％的成年人最终死于心血管疾病，而占第一位的病因就是动脉粥样硬化。在我国，随着人民生活水平的提高和膳食结构的改变，动脉粥样硬化的患病率越来越高，成为威胁人们健康的严重问题。已经有研究证实，许多成年期疾病是儿童时期隐患的暴露或疾病的继续。因此，儿童时期开始预防这种疾病变得十分重要。肥胖儿童动脉粥样硬化已经被证实与儿童脂类代谢紊乱有着密切关系。

2. 发病机制研究进展

肥胖致心血管系统损伤表现在多个层面：脂类代谢紊乱、心血管收缩舒张功能受损、血管内皮形态及功能变化、脂肪细胞因子的分泌异常等。

1）脂类代谢紊乱：脂肪组织的主要成分是甘油三酯，甘油三酯通过血液进行转运，在大量脂肪组织形成和稳定的过程中，高脂血症是不可避免的；另外，肥胖儿童常存在胰岛素抵抗，肥大的脂肪组织细胞膜上胰岛素受体对胰岛素不敏感，而且单位面积上的胰岛素受体数量减少，导致肥胖个体对胰岛素的敏感性可比正常时降低 5 倍，而受体数可减少至 1/10。胰岛素抵抗导致脂蛋白酯酶活性降低，使甘油三酯和极低密度脂蛋白清除发生障碍；同时，胰岛素抵抗还可造成低密度脂蛋白受体数量减少，使低密度脂蛋白清除减少。

2）心血管收缩舒张功能直接受损：肥胖儿童常伴有神经内分泌调节紊乱，

表现为体内舒血管物质分泌减少，血管平滑肌对舒血管物质反应性降低；另外，肥胖儿童心血管细胞膜转运功能存在缺陷，Na^+-K^+-ATP 酶活性降低，细胞内外钠-钾交换减少，钠-钙交换增加，钙离子进入细胞内增加引起血管收缩，使血压升高。

3）血管内皮形态及功能变化：如上所述，随着缩血管物质的增加，舒血管物质相对减少，促进内皮细胞黏附因子大量表达，影响内皮细胞间连接间隙，导致血管内皮通透性发生改变，使得单核细胞、巨噬细胞和脂蛋白在动脉壁累积，便于血小板和平滑肌细胞的迁移繁殖；随着内皮细胞的损伤，在一氧化氮、内皮素、前列环素等介导下，内皮细胞开始表达多种黏附因子如 VCAM-1、ICAM-1、P-选择素等，调节血液中单核细胞、淋巴细胞及血小板的黏附；其后诱导化学趋化因子的表达，促进单核细胞和淋巴细胞向内皮下迁移。例如，黏附于内皮的单核细胞在单核细胞集落刺激因子和巨噬细胞集落刺激因子的作用下迁移至动脉内皮下间隙，并转化为巨噬细胞，通过清道夫受体摄入 ox-LDL 转化为泡沫细胞，引起血管壁泡沫细胞的堆积和脂纹的形成。中性粒细胞及内皮细胞在病理条件下还可以释放肿瘤坏死因子（TNF-α）和白细胞介素-1（IL-1）等炎症因子，在各种炎症因子的作用下，大量中膜平滑肌细胞及肌源性泡沫细胞穿过内弹力板进入内膜下，促进动脉粥样硬化的发展，损伤因素若持续存在，炎症反应不能中和其损伤并过度作用，最终将形成不可逆的改变。

4）脂肪细胞因子的分泌异常：脂肪细胞因子包括脂联素、瘦素、纤溶酶原激活物抑制因子、白细胞介素-6 等，其直接或间接地参与心血管内皮损伤，促进脂纹和纤维内膜斑块的形成，即动脉粥样硬化的早期表现。

（三）临床表现

动脉粥样硬化的临床表现主要取决于血管病变及受累器官的缺血程度。主动脉粥样硬化常无特异性症状；冠状动脉粥样硬化者，若管径狭窄达 75% 以上，则可发生心绞痛、心肌梗死、心律失常，甚至猝死；脑动脉粥样硬化可引起脑缺血、脑萎缩，或造成脑血管破裂出血；肾动脉粥样硬化常引起夜尿、顽固性高血压，严重者可有肾功能不全；肠系膜动脉粥样硬化可表现为饱餐后腹痛、消化不良、便秘等，严重时肠壁坏死可引起便血、麻痹性肠梗阻等；下肢动脉粥样硬化引起血管腔严重狭窄者可出现间歇性跛行、足背动脉搏动消失，严重者甚至可发生坏疽。

（四）筛查与诊断思路

1. 建议筛查人群及方法

血脂异常通常始于儿童期和青春期，并持续到成人期。儿童血脂异常可引起早发动脉粥样硬化，导致早发心血管疾病。对于具有家族性高胆固醇血症（familiar hyper cholesterolemia，FH）所致严重血脂异常的高风险儿童，进行治疗可降低心血管事件风险。儿童期进行血脂异常筛查的理论基础：早期识别和控制儿童血脂异常会降低其成人期心血管疾病的风险及严重程度。

1) 筛查方法：对于儿童血脂异常的筛查，我们采用基于年龄的普遍性筛查结合选择性筛查策略。①有危险因素的儿童。对于有一种或多种早发心血管疾病危险因素的儿童，我们建议定期筛查血脂。筛查通常从首次识别出心血管疾病危险因素的年龄开始（一般不早于 2 岁）。检查的间隔时间根据个体的风险状况而定（通常间隔 1～3 年），且只要危险因素持续存在则继续进行。②无危险因素的儿童。对于无早发心血管疾病危险因素的儿童，我们建议在儿童期和青春期后期常规筛查 2 次血脂。第一次筛查应在 9～11 岁进行，第二次为17～21 岁。③对于无心血管疾病危险因素的儿童，不应在 12～16 岁进行筛查，因为青春期血脂水平存在正常的变化，这会降低筛查的灵敏度和特异度。

2) 筛查方法的选择：血脂筛查可采用全套空腹血脂测定（FLP）或非空腹血脂水平测定，采用后者是根据 TC 和 HDL-C 水平来计算 non-HDL-C。异常结果需要进行确诊性检测。

2. 诊断标准

血脂异常指脂蛋白代谢紊乱，可导致以下一种或多种指标异常：总胆固醇（TC）大于 200mg/dL（5.2mmol/L）；低密度脂蛋白胆固醇（LDL-C）大于130mg/dL（3.4mmol/L）；10 岁以下儿童甘油三酯（TG）大于 100mg/dL（1.1mmol/L）和 10 岁以上儿童大于 130mg/dL（1.5mmol/L）；高密度脂蛋白胆固醇（HDL-C）小于 40mg/dL（1.0mmol/L）；非高密度脂蛋白胆固醇（non-HDL-C）大于 145mg/dL（3.8mmol/L）。

3. 鉴别诊断

除肥胖因素以外的其他因素导致脂质代谢异常所引起的动脉粥样硬化。

（五）防治原则

1. 治疗

治疗方法包括非药物和药物治疗：①向超重和肥胖患者提供减重咨询，包括调整膳食结构和增加身体活动。鼓励患者摄入蔬菜、水果和全谷物，饱和脂肪酸含量低、不含反式脂肪的健康膳食。②提供增强身体活动的咨询，最终目标是每周大多数时间进行每日不少于 60 分钟的中等到较高强度身体活动，并将屏幕（如电脑和电视）时间限制在每日少于 2 小时。③对引起心血管疾病风险增加的基础疾病进行治疗。治疗可改变的危险因素，如血脂异常、高血压和糖尿病等，治疗强度取决于患者病情及有无其他合并症出现。

2. 预防

1）个体预防：主要对象是那些血清胆固醇水平高或有阳性家族史的儿童。对所有具有高危家族史的儿童均应进行筛查，以早期发现和诊断高胆固醇血症、高脂血症及肥胖。根据血 LDL-C 水平决定治疗方案。饮食治疗包括：饱和脂肪酸供能减少到占总能量的 10％ 或更少；总脂肪产热不超过总能量的 30％；每日摄入胆固醇不超过 300mg；每日能量要能满足儿童生长发育的需求。但如果饮食控制无效，应减少饱和脂肪酸的摄入，直至达到其占总能量的 7％；每日胆固醇摄入应少于 200mg。

2）群体预防：群体预防可产生事半功倍的效果。个体饮食治疗的措施也可以用于群体教育。强调饮食多样化可以获得必需的营养成分。对可以直接影响儿童饮食结构的群体，如学校、新闻媒体、食品生产厂家、政府机构及健康工作者进行专门的培训教育，促使他们理解早期正确开展营养教育的重要性。

第四节　儿童肥胖对呼吸系统的影响与筛查防治原则

肥胖儿童的常见呼吸系统并发症包括哮喘、阻塞性睡眠呼吸暂停（obstructive sleep apnea，OSAS）及肥胖低通气综合征（obesity hypoventilation syndrome，OHS）。肥胖可能增加机体炎症反应和气道高反应性（airway hyperresponsiveness，AHR），从而增加哮喘患病率及病情严重程度；随着 BMI 的升高，哮喘儿童的肺功能明显下降，可影响生活质量。OSAS

导致低氧血症、肥胖，尤其是严重肥胖儿童，其睡眠平均时间及最低血氧饱和度更低，如果同时存在腺样体增生，可能发生 OHS、睡眠时呼吸暂停，严重者可能突然死亡。由于长期的睡眠障碍，OSAS、OHS 儿童可有噩梦、遗尿、晨起头痛、白天嗜睡、行为及学习障碍，甚至引起发育异常（如生长发育迟缓）。严重且持续的 OSAS、OHS 可进一步引起慢性阻塞性肺疾病、肺动脉高压、肺心病等威胁生命的慢性疾病。本节将详细阐述肥胖儿童常见呼吸系统并发症的流行病学、发病机制、临床表现、筛查与诊断思路以及防治策略，旨在提高肥胖相关呼吸系统并发症的早期筛查、发现、治疗及预防，减少肥胖相关呼吸系统并发症的近远期危害，改善这部分儿童的生活质量。

一、儿童肥胖与哮喘

（一）概述

近年来，越来越多的研究关注儿童肥胖与哮喘之间的关联。最新的研究表明，肥胖不仅是哮喘的一个重要危险因素，还可能加重哮喘症状的严重程度。肥胖儿童的气道炎症和过敏反应比非肥胖儿童更为显著，这可能是由脂肪组织分泌的促炎细胞因子，如瘦素和 TNF－α 造成的，这些因子会引发和加剧气道炎症。此外，肥胖还会影响肺的机械功能，增加气道阻力和减少肺活量，进一步恶化哮喘症状。最新的纵向研究还表明，减重对肥胖哮喘儿童的症状管理有显著的积极影响，BMI 的降低与哮喘控制水平的提高显著相关。此外，研究人员也在探索基因和环境因素的交互作用，如何在儿童早期影响肥胖和哮喘的共同发展。总之，儿童肥胖与哮喘之间的关系复杂且受多因素影响，综合干预策略，包括饮食、运动和药物治疗，对于这类儿童的健康管理至关重要。

（二）肥胖儿童哮喘发生风险

1. 流行病学

肥胖与哮喘均被认为是当下严重危害儿童健康的慢性疾病，是重要的公共卫生问题。国内外儿童肥胖与哮喘的发病率均呈上升趋势：截至 2020 年，美国 2~19 岁的儿童中，肥胖患病率为 19.7%，影响了约 1470 万人。2021 年美国 0~18 岁儿童中，大约 467 万，即 6.5% 的儿童患有哮喘。根据《中国居民营养与慢性病状况报告》和相关研究，我国儿童超率重和肥胖率在过去几十年中显著增加。1985—2019 年，7~18 岁儿童的超重率和肥胖率分别从约 1.1%

和 0.1% 上升至约 14.5% 和 10.2%。我国儿童哮喘的患病率在近二十多年也显著增加，1990 年我国城市 14 岁以下儿童哮喘累计患病率为 1.09%，2000 年为 1.97%，2010 年为 3.02%。

研究认为，肥胖增加儿童患哮喘风险，导致更差的症状控制，更频繁的病情恶化及更低的生活质量。肥胖还与哮喘儿童对吸入皮质类固醇（inhaled corticosteroids，ICS）和使用全身皮质类固醇的反应降低有关。一项利用 PEDSnet 临床数据研究网络进行的回顾性队列研究对 507496 名儿童进行了平均 4 年的观察，发现经过调整后，超重和肥胖儿童发生哮喘的风险增加，初步估计 23%~27% 的儿童新发哮喘病例可直接归因于肥胖；如果没有超重和肥胖，10% 的哮喘是可以避免的。但是，在另一部分儿童中，哮喘却先于肥胖发生，儿童哮喘似乎导致学龄儿童肥胖发病率的增加，可能的原因考虑为体力活动减少和频繁使用全身皮质类固醇。而肥胖的发病并不一定意味着未来哮喘的发病：一项多队列研究报告称，患有哮喘的儿童发生肥胖的风险比没有哮喘的儿童高出 23%，但在更频繁使用哮喘药物的儿童中，肥胖的发生风险较低，这代表着更好的哮喘控制或更有规律的身体活动可能会降低肥胖的风险。故肥胖和哮喘之间的关系是复杂的，两者之间的生物学因果关系尚未被完全阐明。

2. 发病机制研究进展

肥胖与哮喘两者之间的生物学因果关系尚未被完全阐明。在这里，我们重点讨论"肥胖相关哮喘"。肥胖相关哮喘是一种复杂的多因子表型，可能受几种潜在的机制共同作用，包括环境与饮食、遗传学、气道力学和肺功能的变化，免疫反应的改变，全身和气道炎症，代谢失调和微生物组的改变。

1）环境暴露。肥胖可能会增加空气污染、二手烟对肺功能、哮喘症状及发病率的影响。涉及的机制包括氧化应激、炎症或肥胖导致的气道力学改变对环境污染物的过度反应。

2）饮食和肠道微生物。高糖、高饱和脂肪酸含量及低抗氧化物含量、低纤维含量的饮食通过增加全身及气道炎症、氧化应激，促使肥胖发生，并与呼吸道症状增加有关；其也可能通过肠道微生物菌群的变化介导的免疫刺激和免疫调节来发挥作用，涉及的因子包括 IL-17、辅助型 T 细胞 2（Th2 细胞）及调节性 T 细胞（Treg 细胞）。另外，低维生素 D 水平也与肥胖儿童的肺功能下降及哮喘发生风险增加有关。

3）气道解剖、力学和肺功能。肥胖可能导致肺解剖、生理学和力学的改变。过大的胸壁重量和过多的腹部脂肪可减少胸廓的扩张和膈肌移动，降低呼吸顺应性和功能残气量（functional residual capacity，FRC），进而降低气道周围肺实质附着物的径向牵引力，增加气道的易坍塌性和气道阻力，并可改变气道平滑肌功能。脂肪组织释放促炎症介质，如 IL-6、TNF-α 和瘦素；肥胖儿童同时存在的胰岛素抵抗、代谢综合征，均可引起肺功能的下降。

患有哮喘的肥胖儿童的功能残气量、呼气储备容量（expiratory reserve volume，ERV）和残气量（residual volume，RV）可能降低。肥胖儿童肺容积的增加相对于气道直径的增加是不匹配的，这种现象被称为气道发育不全，将导致肥胖儿童气流受限，肺功能检查表现为第一秒用力呼气量与最大肺活量的比值（FEV_1/FVC）和用力呼气 25%～75% 流量（forced expiratory flow，FEF_{25-75}）均有下降。

4）免疫学研究。

1）全身免疫反应。全身的单核细胞活化可能在肥胖-哮喘表型中起作用。单核细胞是肥胖患者低水平全身性炎症的关键细胞，由脂肪组织相对缺氧的环境引发，并由瘦素维持。血清中 C-C 趋化因子受体 2 型（C-C chemokine receptor type 2，CCR2）水平随着单核细胞分化而降低，并与肺容积有关，进一步支持单核细胞激活与儿童肥胖相关哮喘特有的肺功能缺陷之间的关联。巨噬细胞激活的标志物 sCD163 在肥胖相关哮喘女童中水平较高，并与肺功能降低和生活质量下降相关。

固有淋巴细胞（innate lymphoid cells，ILCs）也在肥胖相关哮喘发病中发挥了作用。产生 IL-17a 的 ILC3 在有 AHR 的肥胖小鼠的肺部增加。在对尘螨敏感的肥胖小鼠中，ILC2 也与 AHR 相关。瘦素可以增强 ILC2 的存活和增殖，特别放大了特应性哮喘的过敏反应。与瘦的小鼠相比，ILCs 的损耗能够更大程度地消除肥胖小鼠的 AHR。

有研究表明，在单核细胞活化的下游，肥胖相关哮喘儿童的辅助型 T 细胞 1（Th1 细胞）极化与瘦素和 IL-6 相关。Th1 细胞极化、干扰素-γ（IFN-γ）和干扰素-γ诱导蛋白（IP-10）的循环标志物与 FEV_1/FVC 呈负相关。

严重哮喘患者中 Th1 细胞极化与中性粒细胞炎症有关。肥胖-哮喘的儿童血液中的中性粒细胞计数升高。中性粒细胞与肥胖哮喘之间的生物学机制尚不清楚。虽然肥胖女童更倾向于发生非嗜酸性粒细胞性哮喘，但肥胖也与童年哮喘中嗜酸性粒细胞活化及趋化，以及严重成人哮喘黏膜下嗜酸性粒细胞增多有关。这些发现表明，肥胖儿童中会有 Th1 细胞介导的全身性炎症，而在患有哮喘的肥胖儿童中这种炎症反应会更加强烈。

2）气道免疫反应。目前，关于局部气道的免疫反应在肥胖相关哮喘中的作用还所知甚少。动物研究证实，肥胖小鼠气道促炎巨噬细胞的比例和激活均有增加，当其耗尽时，可以观察到 AHR 降低。同样，目前没有关于肥胖相关哮喘儿童气道 Th 细胞和嗜酸性粒细胞的研究。在患有哮喘的肥胖儿童中，关于呼出气一氧化氮分数（fractional exhaled nitric oxide，FeNO）的模式有相互矛盾的报道。这些存在争议的结果支持肥胖相关哮喘存在多种亚表型的可能。

3）促炎介质。IL-6 与哮喘和肥胖均存有关系。在严重哮喘研究计划 3（Severe Asthma Research Program-3，SARP3）的儿童队列中，高 IL-6 与较高的 BMI，以及更容易发生的肺功能损害有关。APIC（Asthma Phenotypes in the Inner City）研究中也报道了类似的发现。一项使用来自无偏倚生物标志物预测呼吸系统疾病（Unbiased Biomarkers in Prediction of Respiratory Disease，U-BIOPRED）气道上皮样本的研究发现，上皮样本中高 IL-6 的亚类人群哮喘恶化频率较高，并且血液嗜酸性粒细胞增多，气道黏膜下可以发现 T 细胞和巨噬细胞浸润。这些发现，结合现有和新兴的抗 IL-6 疗法，可以确定 IL-6 是与肥胖相关的非过敏性哮喘的重要生物标志物。

未来的研究领域包括血液中的粒细胞在儿童肥胖相关哮喘中及在气道固有免疫和适应性免疫反应中的作用。同时全身和气道特异性的定量研究将有助于理解机体特异性免疫模式在肥胖相关哮喘中的作用。此外，与 IL-6 相关的哮喘加重和肺功能缺陷相关的特定途径的机制研究也非常重要。

5）遗传学。肥胖和哮喘是高度可遗传的特征，两者患病率的平行增加表明两者可能存在共同的遗传危险因素。一些与哮喘和 BMI 增加有关的基因如 *PRKCA*、*LEP* 和 *ADRB3* 已被确定。有研究发现，肥胖相关哮喘儿童外周血单核细胞中参与 Th1 细胞极化的趋化因子配体 5 型（CCL5）、白细胞介素-2 受体拮抗剂（IL-2RA）水平和 T-box 转录因子 21（TBX21）基因的启动子甲基化降低。在小鼠和人类受试者中，*CHI3L1* 基因的表达可由高血脂饮食诱导，并与哮喘疾病的发生有关，在内脏脂肪增加的患者和持续性哮喘患者的血清中也发现较高水平的 CHI3L1。

在一项针对英国生物银行 457822 人的大规模全基因组关联研究中，研究人员在他们对晚发型哮喘、非特应性哮喘和 BMI 的分析中发现了三个共享基因位点（*ERBB3*、*COL16A1* 和 *UNC13D*），在他们对腰臀围比的分析中发现了另外三个共享基因位点（*SMAD3*、*FOXA3* 和 *LAYN*）。染色体 12q13.2 上的 SNP rs4759229 是最强的信号，它与 *ERBB3*、*MYL6* 或 *SUOX* 在不同组织中的表达相关。此外，该研究报告了 BMI 对哮喘表型（晚发性哮喘、非特应性哮喘和特应性哮喘）的正因果影响。接下来一项对 30 多万受试者的哮喘和

BMI 的全基因组关联分析（GWAS）发现同样位于 12q13.2 的 rs705708 存在显著的交叉表型关联。对这些基因位点的进一步功能研究可能有助于确定预防或治疗哮喘和肥胖的干预目标。

6）代谢失调。代谢失调、胰岛素抵抗和血脂异常与肥胖介导的炎症相关，并可能导致肥胖儿童的哮喘。较高的胰岛素抵抗和较低的 HDL 水平与较低的 FEV_1/FVC 相关。胰岛素抵抗与 Th1/Th2 比值相关，并介导与肺功能的关联，而血清 HDL 与 Th1/Th2 比值和单核细胞数量呈负相关关系，后者在肥胖儿童中升高。这些发现支持代谢异常在肥胖相关哮喘患者肺功能改变中独立于 BMI 或躯体肥胖的作用。

代谢异常影响肺生理的病理生理机制已得到一定程度的研究。气道平滑肌表达胰岛素受体，当暴露于胰岛素时，气道平滑肌会产生一种促收缩表型，这种效应可能在肥胖患者中更为明显。此外，动物实验报告了氧化应激增强后胰岛素下游胰岛素受体底物（insulin receptor substrate，IRS-1）和 AKT 等分子活化的改变，因此改变胰岛素和葡萄糖代谢的药物在治疗肥胖相关哮喘中显示出一定的潜力。

（三）临床表现

1. 临床症状和体征

肥胖的哮喘儿童与非肥胖的哮喘儿童的哮喘症状相同，此外，肥胖可能会加剧或改变这些症状表现。主要的临床症状和体征包括以下几方面。

（1）呼吸困难：肥胖儿童的肺功能可能受到限制，他们的胸廓和腹部脂肪可能限制了肺部的扩张，导致其在进行日常活动时感到呼吸困难。

（2）喘息：经常出现呼吸急促并伴有喘鸣音，特别是在进行身体活动时或在夜间。

（3）咳嗽：持续的咳嗽。咳嗽通常表现为夜间咳嗽、季节性反复咳嗽及暴露于特定环境（如冷空气、运动、大笑、大哭或变应原）下的咳嗽或持续 3 周以上的咳嗽，尤其是在急性呼吸道感染后、夜间或早晨。

（4）运动耐受性降低：相对于非肥胖的哮喘儿童，肥胖的哮喘儿童在进行体育活动时可能更快感到疲劳和呼吸困难。

2. 体格检查

哮喘儿童在哮喘静止期体格检查可能显示正常，可能存在特应性的特征，如变应性鼻炎、特应性皮炎等；急性发作时可见呼吸频率增快，吸气性三凹征，呼气相延长，同时出现颈静脉怒张；叩诊两肺呈鼓音，并有膈肌下移，心脏浊音界缩小；双肺呼吸音减弱，并可闻及哮鸣音和干性啰音。特别严重的病例可以看到烦躁不安、面色苍白、呼吸困难、冷汗淋漓、鼻翼扇动、不能平卧、端坐样呼吸、口唇及甲床发绀等。由于肺部通气量减少，双肺几乎听不到呼吸音，哮鸣音反而消失，被称为"沉默肺"，是支气管哮喘最危险的体征。发作间歇期多数患儿症状全部消失，肺部听不到哮鸣音。

3. 辅助检查

1）肺功能检查。肺功能检查为诊断气流受限的首选方法。美国国家哮喘教育和预防项目的专家小组推荐，如果怀疑哮喘，可对5岁及以上儿童进行肺功能检查，包括肺通气功能、支气管舒张试验、支气管激发试验。

2）气道炎症指标检测。①FeNO：不确定哮喘诊断时，测定FeNO可作为其他评估的辅助手段。②诱导痰嗜酸性粒细胞分类计数：通常学龄期儿童都能配合完成诱导痰检查，在一定程度上，诱导痰嗜酸性粒细胞水平增高的程度与气道阻塞程度及其可逆程度、哮喘的严重程度和过敏状态有关。

3）特异性变应原检测。①体内试验：常用的是皮肤点刺试验，将常见变应原浸出液点于前臂皮肤，用点刺针刺破皮肤，并用组胺及抗原溶媒或生理盐水作为阳性、阴性对照。皮肤点刺试验前3天停用抗组胺类药物。②体外试验：定量测定血清中变应原特异性IgE。

4）胸部影像学检查。诊断困难、治疗后症状控制不佳的患儿可根据情况选择胸部X线摄影、CT检查排除包括先天性心血管畸形、肺实质病变、异物征象，或者发现哮喘相关的肺气肿、支气管周围间质浸润及肺不张。

（四）筛查与诊断思路

肥胖相关哮喘儿童评估同一般哮喘儿童：患儿是否有反复喘息、慢性咳嗽等病史，有无出现典型的症状，典型症状的发作模式，诱发因素或疾病，已知的哮喘危险因素，以及肥胖和哮喘各自的发病时间，对治疗的反应，家族及个人过敏史。同时证实存在可逆的呼气气流受限，并运用其他检查来排除可能引起喘息的疾病。

1. 诊断标准

符合第1）～4）条或第4）、5）条者，可诊断为哮喘。

1）反复喘息、咳嗽、气促、胸闷，多与接触变应原、冷空气、物理或化学性刺激、呼吸道感染、运动及过度通气（如大笑和哭闹）等有关，常在夜间和（或）凌晨发作或加剧。

2）发作时可闻及双肺散在或弥漫性的、以呼气相为主的哮鸣音，并伴有呼气相延长。

3）经抗哮喘治疗后上述症状和体征能有效或自行缓解。

4）除外其他疾病引起的喘息、咳嗽、气促和胸闷。

5）临床表现不典型者，如患儿无明显喘息或哮鸣音，应至少具备以下1项：

（1）确认存在可逆性气流受限：①支气管舒张试验阳性，吸入速效 β_2 受体激动剂（如沙丁胺醇压力定量气雾剂 200～400 g）后 15 min 第一秒用力呼气量（FEV_1）增加≥12%。②肺通气功能在抗炎治疗后改善，给予吸入糖皮质激素和（或）抗白三烯药物治疗后 4～8 周，FEV_1 增加≥12%。

（2）支气管激发试验阳性。

（3）日间最大呼气峰流量（PEF）变异率（连续监测 2 周）≥13%。

肥胖儿童和非肥胖儿童的哮喘诊断方法相同，诊断肥胖患儿哮喘的关键在于排除其他诊断（参见"鉴别诊断"）。

2. 鉴别诊断

在做出儿童哮喘的诊断之前，须排除其他可引起儿童反复咳嗽和（或）喘息的疾病（表 4-3-1）。

表 4-3-1　常见引起儿童反复咳嗽和（或）喘息的疾病

疾病	临床特征
反复呼吸道病毒性感染	反复咳嗽；流鼻涕（通常＜10 天）；感染时伴轻微喘息；两次感染之间无呼吸道感染症状
胃食管反流病	进食时或餐后咳嗽；反复肺部感染；特别是在大量进食后容易呕吐
异物吸入	运动或进食期间出现剧烈咳嗽和（或）喘鸣；反复发生肺部感染和咳嗽；存在局部肺部体征
迁延性细菌性支气管炎	持续的湿性咳嗽，抗菌药物治疗有效，抗哮喘药物治疗无效
气管软化	可伴有双相喘鸣，单音调哮鸣音可出现在哭吵、进食时或上呼吸道感染期间；咳嗽剧烈且频繁；自出生后经常出现症状
闭塞性细支气管炎	慢性咳嗽、喘息和呼吸困难，运动不耐受，通常在急性感染或肺损伤后出现

疾病	临床特征
肺结核	咳嗽伴低热，食欲不振，消瘦，盗汗，对常用的抗菌药物治疗无反应，淋巴结肿大，有肺结核接触史
先天性心脏病	心脏杂音；哭闹、运动和进食时可有发绀；生长发育异常；声音嘶哑；心动过速；呼吸急促或肝大；可有吸气性喘鸣
囊性纤维化	出生后不久就开始咳嗽；反复肺部感染；生长发育异常（吸收不良）；可见杵状指（趾）及大量松散油腻的粪便
原发性纤毛运动障碍	咳嗽；反复肺部轻度感染；耳部慢性感染和脓性鼻涕；对哮喘治疗药物反应差；50%的儿童有器官转位
血管环	往往存在持续性呼吸音异常及单音调哮鸣音，或吸气性喘鸣；症状严重者可以出现喂养困难和呼吸困难
支气管肺发育不良	主要发生在早产儿中；出生体重低；出生时呼吸困难；需要长时间机械通气或吸氧
免疫缺陷病	反复发热和感染（包括非呼吸系统疾病）；生长发育异常

全球哮喘防治倡议（Global Initiative on Asthma，GINA）指出应将真正的哮喘与肥胖相关的阻塞性睡眠呼吸暂停（obstructive sleep apnea，OSA）、胃食管反流病（gastroesophageal reflux disease，GERD）、代谢综合征、抑郁症区分开来。其他类似哮喘症状的疾病还包括甲状腺肿伴甲状腺功能减退、胸壁压迫、射血分数保留型心力衰竭（heart failure with preserved ejection fraction，HFpEF）、心血管失健及肺高压，但在成人肥胖哮喘患者中更加常见。

1）OSA。应询问患儿睡眠质量、有无打鼾、夜间觉醒和白天嗜睡的情况；使用 Epworth 嗜睡量表正式记录可能有帮助；可行多导睡眠图监测进行鉴别。

2）GERD。典型表现包括胃灼热、胃内容物反流、反酸和胸痛。

3）代谢综合征。包括中心性肥胖、胰岛素抵抗、高甘油三酯血症和高血压，可通过体格检查、糖化血红蛋白及血脂检测进行鉴别。

4）抑郁症。可通过抑郁症相关量表进行评估。

5）甲状腺肿伴甲状腺功能减退。甲状腺肿导致气管压迫，患者通常诉有劳力性呼吸困难。体格检查可识别胸外甲状腺肿，胸内甲状腺肿则需行胸部影像学检查以明确诊断。

6）胸壁压迫 3 级（BMI≥40 kg/m²）或更严重肥胖可致劳力性呼吸困难

和夜间呼吸困难。卧位可能会加重症状。肺功能测定通常显示不可逆性气流受限，但也可见限制性或混合性缺陷。诊断气管压迫需行影像学检查。

7）HFpEF。相关症状包括劳力性呼吸困难、夜间阵发性呼吸困难和端坐呼吸，这些症状与哮喘有重叠。可行超声心动图检查以鉴别。

8）心血管失健。心血管失健可能伴随肥胖，是劳力性呼吸困难的原因之一。心肺运动试验有助于评估心血管系统和呼吸系统的功能。

9）肺高压。在肥胖患者中，夜间低氧血症和 HFpEF 可能导致肺高压。此外，使用食欲抑制剂也与肺高压相关。诊断需行超声心动图检查。

（五）防治原则

根据我国《儿童支气管哮喘规范化诊治建议（2020 年版）》，针对难治性哮喘，需要判断是否存在未控制的并存疾病，其中便包括肥胖。GINA 将肥胖纳入评估和管理哮喘时需要考虑的合并症。肥胖患者哮喘治疗的可能差异包括：标准控制药物治疗的效果减弱、确定哮喘表型以指导生物疗法的阈值、合并症的重要性及减重的作用。

1. 哮喘的治疗

哮喘的治疗包括长期治疗、急性发作期治疗、临床缓解期的处理和其他干预，以药物治疗为主。药物治疗主要分为三大类。①缓解药物：用于支气管痉挛的快速解除和症状的改善，常用的有短效 β_2 受体激动剂（short acting beta-agonist，SABA）、吸入短效抗胆碱药物等，代表药物沙丁胺醇。②控制药物：需每日用药并长期使用，主要包括吸入性糖皮质激素（inhaled corticosteroids，ICS）、白三烯受体拮抗剂（leukotriene receptor antagonist，LTRA）、长效 β_2 受体激动剂（long acting β_2 cagonists，LABA）复合制剂等。ICS 是哮喘控制治疗的优选药物，长期使用常见不良反应为对儿童的生长抑制作用。LTRA 是儿童哮喘控制治疗的备选一线药物，适用于轻度儿童哮喘的控制治疗，2023 年 GINA 建议包括肥胖患者的所有哮喘患者，使用 ICS-LABA 联合治疗的主要方法，但肥胖患者接受这种治疗控制哮喘的效果不如其他患者。③附加药物主要为以抗 IgE 单克隆抗体为代表的生物制剂、长效抗胆碱能药物（long acting muscarine anticholinergic，LAMA），如噻托溴铵等，主要应用于难治和重症哮喘。许多肥胖合并哮喘的患儿属于中、重度哮喘，可在 ICS 基础上加 LAMA 或 LTRA。肥胖患儿使用生物制剂仍存在效果欠佳的可能；此外，基于体重给药的治疗方案可能会限制药物的使用。另外，对于肥胖患儿，应避免长期全身性糖皮质激素治疗，因为体重增加和代谢障碍可能会使病情加重。

1）长期治疗方案。分为≥6 岁和<6 岁儿童的长期治疗方案。对以往未规范治疗的初诊哮喘患儿，参照哮喘控制水平（≥6 岁参考表 4-3-2，<6 岁参考表 4-3-3），选择第 2 级、第 3 级或第 4 级治疗方案。在各个级别的治疗过程中，每 1～3 个月审核 1 次治疗方案，根据病情控制情况适当调整治疗方案。如果病情得到控制，并维持至少 3 个月，治疗方案可考虑降级，直至确定维持哮喘控制的最低剂量。如病情仅部分控制，可考虑升级或强化升级（越级）治疗，直至病情得到控制。升级治疗之前需检查患儿药物吸入技术、用药方案的依从情况，回避变应原和其他触发因素等情况，还应该考虑是否哮喘诊断有误，是否存在鼻窦炎、变应性鼻炎，肥胖哮喘患儿还应注意有无 OSAS、GERD 等共存疾病。

表 4-3-2　≥6 岁儿童哮喘控制水平和治疗建议

治疗级别	哮喘控制水平	治疗建议
第 2 级	轻度持续： 评估近 4 周症状控制不佳； 需使用 SABA 控制症状≥2 次/月； 夜间憋醒≥1 次/月； 急性发作风险（如过去 1 年至少 1 次需要 OCS，急诊或住院的急性发作）	强化治疗 2～4 周后重新评估： 疗效良好，维持 2 级治疗 2～3 个月； 未达预期疗效，升级治疗
第 3 级	中度持续： 前述治疗后症状控制不佳≥4 周； 需使用 SABA 控制症状≥2 次/周（但不是每天使用）； 过去 1 年中需使用 OCS 治疗的急性发作≥2 次	4～6 周重新评估： 良好控制 3 个月以上可考虑降级治疗； 未达预期疗效，及时转诊至儿童哮喘专科门诊； 升级治疗
第 4 级	重度持续（Ⅰ）： 前述治疗后症状控制不佳 4～6 周； 使用 3 级治疗时发生严重急性发作，需使用 OCS，急诊或住院	4～6 周重新评估： 根据疾病情况确定治疗方案和治疗时间； 良好控制 3 个月以上可考虑降级治疗； 未达预期疗效，转诊至儿童哮喘专科门诊
第 5 级	重度持续（Ⅱ）： 前述治疗后症状控制不佳 4～6 周； 使用 4 级治疗时发生严重急性发作，需使用 OCS，急诊或住院	建议多学科团队参与治疗方案的制订； 定期评估，良好控制 3 个月以上可考虑调整治疗方案

表 4-3-3　<6 岁儿童哮喘控制水平和治疗建议

治疗级别	哮喘控制水平	治疗建议
第 2 级	轻度持续： 评估近 4 周症状控制不佳； 喘息（伴有或不伴有咳嗽）>1 次/周； 夜间憋醒≥1 次/月； TRACK 评分<80 分； 急性发作风险（如过去 1 年至少 1 次需要 OCS，急诊或住院的急性发作）	强化治疗 2～4 周后重新评估： 疗效良好，维持 2 级治疗 8～12 周； 未达预期疗效，升级治疗
第 3 级	中度持续： 喘息（伴有或不伴有咳嗽）>2 次/周； 夜间憋醒≥1 次/月； 经 4～6 周低剂量 ICS 治疗后，TRACK 评分降低≥10 分； 过去 1 年中因急性发作需使用 OCS，急诊或住院≥2 次	4～6 周重新评估： 良好控制 3 个月以上，可以考虑降级治疗； 未达预期疗效，及时转诊至儿童哮喘专科门诊；
第 4 级	重度持续： 喘息（伴有或不伴有咳嗽）； 夜间憋醒≥1 次/周； 经 4～6 周双倍低剂量 ICS 治疗后，TRACK 评分降低≥10 分； 因哮喘而活动受限；在过去 1 年中因急性发作需使用 OCS，急诊或住院≥3 次	建议多学科团队参与治疗方案的制订； 定期评估，良好控制 3 个月以上可考虑调整治疗方案

（1）≥6 岁儿童哮喘的长期治疗方案（图 4-3-1）：药物干预包括以 β_2 受体激动剂为代表的缓解药物和以 ICS 及 LTRA 为代表的抗炎药物。缓解药物依据症状按需使用，抗炎药物作为控制治疗需持续使用，并适时调整剂量。ICS 和 LABA 联合治疗是该年龄儿童哮喘控制不佳时的优选升级方案。初始治疗 1～3 个月后，根据症状重新评估是否需转诊至专科门诊。

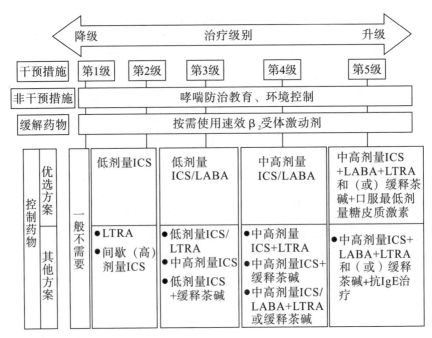

图 4-3-1 ≥6 岁儿童哮喘的长期治疗方案

（2）＜6 岁儿童哮喘的长期治疗方案（图 4-3-2）：对大多数患儿推荐使用低剂量 ICS（第 2 级）作为初始控制治疗。如果低剂量 ICS 不能控制症状，优先考虑增加 ICS 剂量，可增加至双倍低剂量 ICS。无法应用或不愿使用 ICS，或伴变应性鼻炎的患儿可选用 LTRA。5 岁及以下儿童使用吸入型 LABA 或联合制剂的有效性与安全性尚无充分的研究证实。对于＜6 岁儿童哮喘的长期治疗，除了长期使用 ICS 和（或）LTRA，结合依从性和安全性因素，部分间歇发作或轻度持续哮喘患儿可按需间歇使用高剂量 ICS/SABA。对于＜6 岁儿童哮喘的长期治疗方案，在考虑升级治疗前需仔细评估儿童喘息病情及急性发作次数。

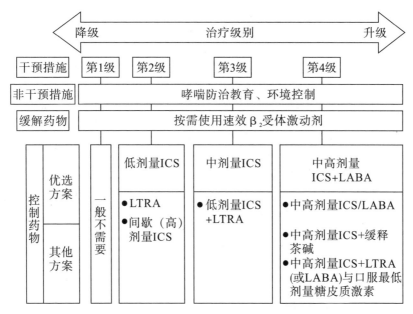

图 4-3-2 ＜6 岁儿童哮喘的长期治疗方案

2）急性发作期的治疗：吸入型 SABA 是所有年龄儿童哮喘急性发作的首选治疗药物。在中重度哮喘，或吸入型 SABA 单药治疗效果不佳时，亦可以选择联合吸入抗胆碱能药物作为缓解药物，以增强疗效。应注意，茶碱会使肥胖患者哮喘发作增加，故应尽量避免使用。具体处理措施参考表 4-3-4。

表 4-3-4 儿童哮喘急性发作的治疗

干预措施	药物名称	使用方法	备注
氧疗	氧气	鼻导管或面罩吸氧； 无创通气支持	①有低氧血症者； ②维持血氧饱和度在 0.94～0.98
吸入 SABA	沙丁胺醇或左沙丁胺醇或特布他林	氧驱动（氧流量 6～8 L/min）或空气压缩泵雾化吸入； 沙丁胺醇或特布他林：体重≤20 kg，每次 2.5 mg；体重＞20 kg，每次 5 mg；或左沙丁胺醇分别为每次 0.31 mg 和 0.63 mg； 第 1 小时可每 20～30 min 1 次，连用 3 次，根据病情每 1～4 小时重复 1 次，后根据治疗反应和病情逐渐延长给药时间或使用 pMDI 经储雾罐吸药，每次单剂喷药，连用 4～10 喷（＜6 岁 3～6 喷），用药间隔与雾化吸入方法相同	治疗任何年龄儿童哮喘急性发作的首选一线药物

干预措施	药物名称	使用方法	备注
吸入短效抗胆碱能药物	异丙托溴铵	体重≤20 kg，每次 250 μg；体重>20 kg，每次 500 μg，加入 β₂ 受体激动剂溶液做雾化吸入，间隔时间同吸入 β₂ 受体激动剂；或使用 pMDI 经储雾罐吸药	是急性发作联合治疗药物，单用疗效不及 SABA，与 SABA 联用可增加支气管舒张效应；对中重度患儿应尽早联合使用，尤其是对 β₂ 受体激动剂治疗反应不佳者
全身应用糖皮质激素	泼尼松或泼尼松龙、甲泼尼龙、琥珀氢化可的松	泼尼松或泼尼松龙：口服，1～2 mg/（kg·d），疗程 3～5 d；甲泼尼龙：静脉注射，每次 1～2mg/kg，必要时可间隔 4～8 h 重复使用；琥珀氢化可的松：静脉注射，每次 5～10 mg/kg，用法同上	①是哮喘重度发作一线治疗药物，早期给药后 3～4 h 即可显示疗效；②可根据病情选择口服或静脉途径给药；③如疗程<7 天，可直接停药
雾化 ICS	布地奈德悬液、丙酸倍氯米松混悬液、丙酸氟替卡松混悬液	布地奈德悬液：每次 1 mg，每 6～8 小时 1 次；丙酸倍氯米松混悬液：每次 0.8 mg，每 6～8 小时 1 次；丙酸氟替卡松混悬液：每次 0.5 mg，每 6～8 小时 1 次	早期应用大剂量 ICS，可能有助于急性发作的控制，可短期使用。但病情严重时不能替代全身糖皮质激素治疗
其他治疗药物	硫酸镁、氨茶碱	硫酸镁：25～40 mg/（kg·d）（总量≤2 g/d），分 1～2 次，加入 10% 葡萄糖溶液 20 ml 缓慢静脉滴注（20 min 以上），酌情使用 1～3 天；氨茶碱：负荷量 4～6 mg/kg（总量≤250 mg），缓慢静脉滴注 20～30 min，继之根据年龄持续滴注，维持剂量 0.7～1.0 mg/（kg·h）；如已用口服氨茶碱者，可直接使用维持剂量持续静注。亦可采用间歇给药方法，每 6～8 小时缓慢静脉滴注 4～6 mg/kg	硫酸镁：①有助于危重哮喘症状的缓解，安全性良好；②如过量可静注等量 10% 葡萄糖酸钙拮抗；氨茶碱：①以 GINA 为代表的国外指南已不再推荐作为哮喘急性发作的缓解药物；②不常规使用，如哮喘发作经上述药物治疗仍不能有效控制，可酌情使用，但需密切观察、并监测心电图和血药浓度
机械通气	空气和氧气	经合理联合治疗，症状仍持续加重，并出现呼吸衰竭征象时，应及时应用	在应用辅助机械通气治疗前禁用镇静剂

注：SABA，短效 β₂ 受体激动剂；ICS，吸入性糖皮质激素；pMDI，压力定量气雾吸入器；GINA，全球哮喘防治倡议。

3）其他干预：包括变应原特异性免疫治疗，做好患者、家庭、学校、社区的教育以提高用药依从性，如何优化医疗资源的使用等。

2. 合并症的治疗

1）GERD：常用的药物为质子泵抑制剂。几项大型随机对照临床试验已经评估了质子泵抑制剂改善哮喘症状的能力，但大多数发现只有一定的效果或没有治疗效果，但这些研究并非针对肥胖哮喘儿童开展。

2）OSAS：可参考后文相关内容。

3）抑郁/焦虑：焦虑和抑郁的治疗主要为抗抑郁药物，如选择性血清素再摄取抑制剂。

（六）展望

在当前肥胖流行的背景下，儿科医生可能会遇到更多同时患有肥胖及其合并症的哮喘儿童，目前缺乏专门针对这一人群的循证管理指南，但研究和优化这一人群的治疗方案的工作正在进行中。儿科医生应该遵循哮喘指南进行治疗，但在检查和管理这些患者时应注意：①基于指南的 ICS 或 ICS 和 LABA 联合治疗仍然是肥胖患者哮喘治疗的主流，但它并不能总是提供最佳控制；②通过治疗任何现有的肥胖合并症可以改善哮喘控制和哮喘相关的生活质量；③通过改变饮食习惯、增加体力活动和获得医疗服务来改变生活方式，有利于哮喘控制和整体健康；④减重手术在儿童中可能会变得更加普遍；⑤用于治疗代谢性疾病的药物可能会在肥胖患者的哮喘治疗中发现其他适应证；⑥对于大多数潜在的管理策略，缺乏专门为肥胖患者哮喘设计的大型前瞻性随机临床试验。

肥胖相关哮喘未来的治疗需要从多个方面来研究：需要对肥胖的测量、定义和监测进行研究，因为脂肪组织分布和代谢形式可能与哮喘病理学有关；探索治疗方案的工作应该从实验室转化为成人人群，然后转化为儿童人群；当前哮喘指南的研究应侧重于优化治疗方法；需要完成治疗合并症的干预措施的临床试验；需要调查代谢性疾病中可能使用的药物，以及它们是否可能在儿童哮喘人群中发挥作用；需要开展更大规模的关于运动和饮食带来改变的临床研究，以帮助患有肥胖症和哮喘的儿童实现健康管理。

二、儿童肥胖与阻塞性睡眠呼吸暂停综合征

（一）概述

阻塞性睡眠呼吸暂停综合征（OSAS）是指睡眠时部分或全部上呼吸道阻塞，扰乱睡眠过程中的正常通气和睡眠结构而引起的一系列病理生理变化。OSAS 的特征为间歇性呼吸暂停、低通气和呼吸用力相关觉醒，或者相对更为

持续的通气不足，且这些情况仅由发生于睡眠期间的上呼吸道梗阻导致，患者通常伴有持续性打鼾，但也有例外。

（二）肥胖儿童阻塞性睡眠呼吸暂停综合征发生风险

1. 流行病学

OSAS 发生于 1%～5% 的儿童，可见于任何年龄。在所有年龄段中，肥胖儿童的 OSAS 患病率高于非肥胖儿童，尤其是在青春期儿童中。青春期儿童发生 OSAS 的最强危险因素是肥胖、男性和腺样体扁桃体切除术史，但随着目前儿童肥胖的发病率增高及严重程度提升，肥胖极有可能是未来儿童睡眠相关呼吸障碍的主要病因。一项基于人口统计的研究表明，$BMI > 28 \text{ kg/m}^2$ 的肥胖儿童发生 OSAS 的风险增加 4～5 倍，且当 BMI 超出平均水平后，每增加 1kg/m^2，OSAS 的风险增加 12%。另一项纳入 37 例中度至重度肥胖儿童（$BMI > P_{97}$）的研究显示，多导睡眠图（polysomnography，PSG）监测发现 45% 的个体存在 OSAS［睡眠呼吸暂停低通气指数（AHI）> 1.5］。

2. 发病机制研究进展

肥胖与 OSAS 之间可能存在双向的因果关系，肥胖主要通过多种机制参与 OSAS 的发病，但同时 OSAS 可通过身体活动减少、胰岛素抵抗、胃饥饿素水平升高等多种因素引起肥胖，两种疾病的共存可能相互对疾病的严重程度产生负面影响，形成交错的恶性循环。全身性炎症、氧化应激、代谢影响、肠道微生物群及肥胖所产生的机械外力因素在这两种疾病的发病机制中具有协同作用。肥胖和 OSAS 均为炎症状况，对炎症病变介导的合并症具有促进作用，这些合并症包括动脉粥样硬化/心血管疾病和相关脂质异常、胰岛素抵抗和脂肪性肝病等。这些合并症似乎与瘦素、IL-6 及 TNF-α 的分泌增加有关，而肥胖和 OSAS 均可独立诱导这些因子分泌增加。瘦素是一种主要由脂肪组织产生的肽激素，它可以影响能量稳态、代谢、炎症和交感神经活动，瘦素会作用于中枢化学感受器，触发通气次数增加，但肥胖患者由于对瘦素的作用产生抵抗，导致该机制失效。肥胖导致脂肪细胞肥大、缺氧和脂肪组织内炎症过程的激活，与 OSAS 相关的间歇性缺氧也可导致脂肪组织中炎症细胞因子的产生。肥胖和 OSAS 都以氧化应激为特征，氧化应激也影响着这两种疾病的发生与发展，特别是 OSAS 患者的间歇性缺氧再氧化会导致 ATP 消耗和黄嘌呤氧化酶活化，从而产生氧源性自由基，导致炎症状态。氧化应激和炎症均会促进 OSAS 的发生。在哮喘患儿中，有肥胖的患儿发生 OSAS 的风险升高 3 倍，用孟鲁司特和鼻用糖皮质激素治疗上呼吸道炎症可改善 OSAS。这些证据均提示上气道炎症与 OSAS 之间可能存在因果关系。肥胖还可以通过气道周围区域及舌部脂肪浸润或气道外侧脂肪垫引起气道狭窄，尤其是在睡眠时。此外，腹部脂肪组织导致膈移位和胸内容积减少，尤其是在仰卧位时，增加睡眠时的呼吸功，因此易导致 OSAS。在大部分儿童中，主要是肥胖和腺样体、扁桃体肥大共同导致 OSAS，并且肥胖患儿比非肥胖患儿更可能在腺样体、扁桃体切除术后残余 OSAS 症状。此外，在阐述 OSAS 的发病机制上还有一些新的观点。研究发现，血小板活化在 OSAS 哮喘患者中的作用似乎是相当重要的，一项研究纳入了平均 BMI 在 28.4～33.2kg/m² 的患者，研究了平均血小板体积（mean platelet volume，MPV）和血小板分布宽度（platelet distribution width，PDW）等血液参数与 OSAS 严重程度的相关性，发现重度 OSAS 患者的 PDW 升高，提示血小板活化是 OSAS 严重程度的标志。近期的一项荟萃分析显示，患有睡眠呼吸障碍的儿童患者的 MPV 值高于健康儿童，表明血小板活性增加，而在腺样体切除术和扁桃体切除术后复测这些指标，发现 MPV 降低，提示 MPV 与 OSAS 严重程度相关。但关于血小板活化与 OSAS 严重程度之间的关系还需要更多的研究。近年来，人类肠道菌群已成为肥胖和 OSAS 发展的关键因素。许多研究也证实了肺和肠道作为黏膜免疫系统的一部分之间的密切关系，即其中一个器官的炎症状态会影响彼此的内稳态。高脂肪饮食可能会导致肠道菌群的生态失调，这可能在低度炎症状态的发展中起着至关重要的作用。反过来，在 OSAS 中，间歇性缺氧和睡眠剥夺会进一步影响肠道菌群，导致系统性炎症过程，从而导致心血管和代谢性疾病。因此，人们认为呼吸系统、脂肪组织和肠道之间所谓的相互"器官串扰"也可以解释 OSAS 与肥胖之间的复杂关系。肥胖与 OSAS 之间的关系见表 4-3-5。

表 4-3-5　肥胖与 OSAS 之间的关系

相关因素	表现
机械性因素	上气道塌陷 膈肌下移 减少的胸腔内容积 睡眠时呼吸做功增加
炎症因子和激素相关	瘦素抵抗 促炎信号通路的激活 产生大量的氧自由基 血小板活化 肺—肠轴

（三）临床表现

1. 夜间症状

大多数 OSAS 患儿都有习惯性打鼾（≥3 晚/周）或大声打鼾现象。在一般儿科人群中，3%～12%的儿童会在没有 OSAS 的情况下发生习惯性打鼾。部分 OSAS 患儿还存在其他夜间症状，包括经口呼吸、呼吸暂停、睡眠时咳嗽或窒息、睡眠异态、遗尿或盗汗。

2. 日间症状

与成人相比，OSAS 患儿的日间嗜睡可能不明显，但可表现为与年龄不相符的日间小睡、困倦，或者在校期间、短程乘车时或乘坐校车时睡着。另外需要注意的是，注意力不集中、学习和行为问题（如多动、冲动、叛逆和攻击性）也可能与 OSAS 相关。

3. 潜在的远期表现

1）生长发育迟缓。重度 OSAS 可引起儿童生长发育迟缓。部分原因是在睡眠过程中为了满足更多的呼吸做功而增加更多的能量消耗。另外，睡眠期间气道阻力增大的患儿，其夜间生长激素的分泌也会减少。

2）心肺病变。未经治疗的重度 OSAS 可引起心血管问题，包括右心室和左心室功能不全、体循环高压及内皮功能紊乱。目前仅有的有限的数据提示，儿童中 OSAS 与肺高压具有相关性。

（四）筛查与诊断思路

1. 建议筛查人群及方法

根据美国儿科协会的推荐意见，儿童在每次常规保健或就诊评估气道时（如上呼吸道疾病或因生病就诊），首诊医生均应向照护者询问儿童打鼾情况。所有习惯性打鼾（≥3 晚/周）、大声打鼾、睡眠呼吸暂停或存在可能与 OSAS 有关表现（如嗜睡、多动、行为问题或学习和其他认知问题）的儿童均应接受 OSAS 的诊断学评估。

如果儿童有 OSAS 治疗史，也应定期随访以监测 OSAS 复发或症状残留情况。这是因为 OSAS 可能在治疗（如腺样体扁桃体切除术）后复发，并可能随年龄或体重的增长而恶化。

2. 筛查流程

OSAS 的筛查流程见图 4-3-3。

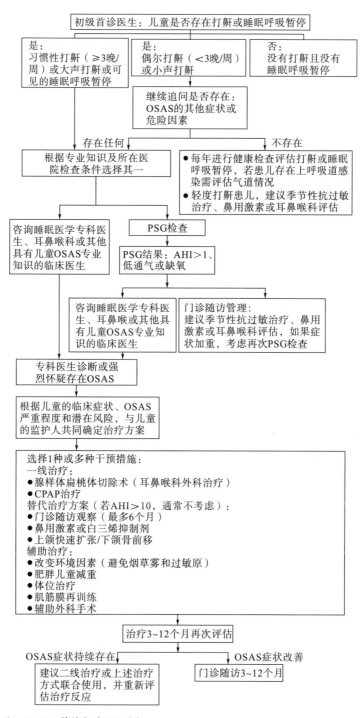

注：CPAP，持续气道正压通气。

图 4-3-3 OSAS 的筛查流程

3. 完整的 OSAS 诊断性评估步骤

完整的 OSAS 诊断性评估步骤：① 病史采集，重点询问睡眠史；② 体格检查，包括详细的口咽检查；③进行 PSG 和（或）将患者转诊至睡眠医学科或耳鼻喉科以接受进一步评估和可能的治疗。

1）病史采集。采集患者的病史时，临床医生应仔细询问患儿是否有任何 OSAS 的危险因素及夜间与日间症状，并特别留意以下情况：①打鼾，尤其是频繁发生或声音较大的打鼾。②睡眠期间出现呼吸困难或明显的呼吸暂停。③夜间遗尿。④日间注意力不集中、学习困难和行为问题（如注意缺陷多动障碍或在校期间的表现问题）。⑤嗜睡。

2）体格检查。尽管大多数 OSAS 患儿的体格检查都正常，但临床医生也可能观察到一些异常情况。这些异常情况可能直接或间接地提示上气道阻力增加。

（1）生长发育迟缓。应绘制儿童的标准生长曲线表，并计算出 BMI。在婴儿和幼儿中，生长发育迟缓可能是慢性重度 OSAS 的征象之一。肥胖或生长发育迟缓的儿童如果出现 OSAS 表现，都需要进行全面的评估。

（2）心肺系统表现。应测量 OSAS 患儿的血压，每次体格检查时都应细致地进行心脏和肺部听诊。

（3）头部和鼻部表现。颅面畸形可提示上气道解剖学异常，如面中部发育不全、颌后缩、小颌畸形。另外，口呼吸、长脸（腺样体面容）、鼻腔气流减少或闭塞性鼻音符合腺样体肥大的表现，而腺样体肥大可促使儿童 OSAS 的发生。鼻黏膜、鼻甲肿大是慢性鼻黏膜充血的表现，慢性鼻黏膜充血如果合并黑眼圈、眼部肿胀或鼻横褶等其他变应性表现时，提示可能存在变应性疾病。同时，还应评估患者是否存在阻塞性的鼻中隔畸形或鼻内肿块。

（4）口部表现。硬腭高拱而狭窄、反咬合、切牙重叠或明显的覆咬合均提示小颌，这可能是上下颌发育异常的结果。巨舌也可能会减少通过上气道的气流。咽肌或喉肌张力不足提示有神经运动性疾病的可能性，如脑性瘫痪、肌营养不良。临床医生描述口咽拥挤情况可通过患儿的扁桃体大小及 Mallampati 分类或 Friedman 评分，同时还应记录下患儿颌结构的相关信息，包括覆咬合和交叉咬合等情况。

3）评估量表。睡眠相关呼吸障碍量表（sleep−related breathing disorder scale，SRBD）来源于儿科睡眠问卷（pediatric sleep questionnaire），它是经过最佳验证的问卷之一。SRBD 量表可预测 PSG 检查结果，但无法替代 PSG 诊断儿童 OSAS，其在某些临床情况下可能有实用性，尤其是在没有条件开展

PSG 检查的情况下。

4）PSG。夜间 PSG 检查是诊断 OSAS 的"金标准"。PSG 是唯一可明确识别阻塞性事件和量化 OSAS 严重程度的诊断工具。对于医生是否对怀疑 OSAS 患儿进行 PSG 检查，建议如下：

（1）高风险：患儿存在肥胖、唐氏综合征、颅面畸形、神经肌肉疾病、镰状细胞病、黏多糖病或其他影响气道的基础疾病，可建议先进行 PSG 来确诊 OSAS 并评估其严重程度，以便后续制订治疗决策和手术计划。

（2）标准风险：如果患儿没有上述高风险特征，可选择以下任一处理方式：可转诊给在儿童睡眠呼吸障碍评估和治疗方面经验丰富的睡眠医学科医生或耳鼻喉科医生，确定是否需要行 PSG 检查；或可直接进行 PSG 检查。

PSG 监测期间会使用多种传感器以监测是否有睡眠呼吸障碍，包括鼻腔和口腔气流传感器、鼾声麦克风传感器、呼吸阻抗容积描记传感器、脉搏血氧测定传感器、心电图传感器、二氧化碳监测传感器、脑电图传感器和体位监测传感器。临床医生通过这些指标来发现事件（包括呼吸暂停、低通气、觉醒）的发生及计算总结性指标，这些结果有助于 OSAS 的诊断和严重程度的评估。下面简述一般用于诊断 OSAS 和评估疾病严重程度指标：①睡眠呼吸暂停低通气指数（AHI）：指每小时睡眠期间呼吸暂停的次数加上低通气的次数；②睡眠呼吸紊乱指数（respiratory disturbance index，RDI）：指每小时睡眠期间呼吸暂停、低通气及觉醒的次数；③ 通气不足：即呼气末或经皮 CO_2 分压高于 50mmHg 的时间超过总睡眠时间的 25%。

5）其他检查。大多数 OSAS 儿童无须接受胸部影像学检查或心脏评估。对于确诊重度 OSAS 的儿童，可考虑行胸部 X 线检查、胸部 CT 检查、心电图和超声心动图等检查。心脏检查可评估心脏功能和 OSAS 的潜在后果，尤其是左心室或右心室肥大。此外，还需要警惕在 PSG 监测中发现的心电图异常，因为这些异常可能反映了患儿存在严重的心脏病变。

若患儿有发生气道异常的风险，如患有唐氏综合征或颅面畸形，则可采用气道 X 线摄影、头颈部侧位 X 线摄影和（或）上气道 CT 检查进行评估。这些检查可量化阻塞的程度和部位，并有助于制订外科手术计划。需要注意的是，任何需要镇静或麻醉的检查都应谨慎进行，因为在 OSAS 患儿中，镇静和麻醉对上气道肌张力和通气反应的影响可诱发呼吸失代偿。

另外，对于疑似 OSAS 合并行为或学习困难的患儿，神经认知功能检查可能有助于制订治疗方案和进行恰当的学习调整。

3. 诊断标准

1）根据美国睡眠医学会的定义，针对所有<18岁的儿童，OSAS的诊断标准如表4-3-6所示。儿童须同时满足临床标准和PSG标准才能被确诊为OSAS。

表4-3-6　OSAS的诊断标准

临床标准 （存在1种或多种下述临床症状）	PSG标准 （PSG显示存在下述表现中的至少1种）
打鼾	每小时睡眠期间出现1次或多次阻塞性呼吸暂停、混合性呼吸暂停或低通气
睡眠期间出现呼吸困难、反常呼吸或阻塞性呼吸	阻塞性通气不足模式*
嗜睡、多动、行为问题	
学习和其他认知问题	

注：* 至少25%的总睡眠时间有高碳酸血症，即二氧化碳分压（partial pressure of carbon dioxide，PCO_2）>50mmHg，并伴1种或多种下述表现：① 打鼾；② 鼻腔压力波形变低平；③ 反常的胸腹壁运动。

需要注意的是，还需满足上述这些症状不能通过当前另一种睡眠障碍、躯体疾病、药物或物质使用来更好解释。上气道阻力综合征和阻塞性通气不足曾被认为是不同的疾病，但现在均被归类为OSAS。

2）OSAS严重程度分级。一般来说，医师采用RDI或AHI进行初步分级。PSG往往会报告RDI或AHI，而以下类别可用作判定严重程度的指数。

· 轻度OSAS：RDI或AHI为1~4.9。

· 中度OSAS：RDI或AHI为5~9.9。

· 重度OSAS：RDI或AHI为10及以上。

4. 鉴别诊断

儿童OSAS需要与原发性打鼾鉴别，原发性打鼾远比OSAS常见，尤其是在肥胖儿童中。原发性打鼾不会频发觉醒。PSG是鉴别OSAS相关打鼾与原发性打鼾的唯一方法，即后者PSG结果不会提示阻塞性睡眠呼吸暂停或气体交换异常。

（五）防治原则

1. 治疗

一般来说，是否进行治疗及采取何种治疗方式，主要取决于患儿的年龄、临床表现（如夜间睡眠障碍或日间功能障碍）、有无合并症（如先天性遗传、颅颌面神经肌肉障碍）、危险因素（如肥胖、口咽拥挤）及 PSG 的检查结果。

1）外科治疗。

（1）腺样体、扁桃体切除术。适应证：对于腺样体、扁桃体肥大合并严重OSAS（AHI≥10）并伴有相应临床症状的儿童，一般需要行腺样体、扁桃体切除术治疗；对中度 OSAS 儿童（AHI 5～9.9），可行腺样体、扁桃体切除手术，或进行不超过 6 个月的门诊随访；具体治疗方案的确定可根据患者的临床症状严重程度、儿童及其父母的手术意愿。需要注意的是，OSAS 合并肥胖的患儿若进行腺样体、扁桃体切除术，虽然 OSAS 的临床表现通常会有所好转，但与非肥胖儿童相比，其预后较差。治疗 OSAS 患儿时，不推荐仅进行腺样体切除术而不联合扁桃体切除术。

（2）其他手术。OSAS 合并先天性综合征、颅颌面畸形、黏多糖病或神经肌肉障碍的患儿，除了腺样体、扁桃体切除术外，可能还需要进行悬雍垂腭咽成形术、声门上成形术、舌减容术、舌下神经刺激、咽括约肌扩张成形术、咽侧壁成形术及下颌牵引成骨等辅助手术。严重病例甚至需要行气管切开手术。

2）内科治疗。

（1）气道正压。气道正压是最常用的一种非手术治疗方法。该方法的适应证：①腺样体、扁桃体组织少（AHI>1，伴有临床症状）的 OSAS 儿童；②在腺样体、扁桃体切除后仍然存在持续 OSAS 的儿童。但该治疗方法对一些儿童来说是不合适的，比如有幽闭恐惧症的 OSAS 儿童。常用的气道正压治疗包括持续气道正压通气（CPAP）与双水平气道正压通气（BPAP）。

（2）口腔矫正。①上颌快速扩张：也称为快速上颌扩张（rapid palate expansion，RPE），是一种口腔矫正术，可扩宽腭和鼻通道，从而增加气道通畅性，减少夜间阻塞。该技术只能在上颌骨中线融合之前应用，此融合一般发生于即将进入青春期时。RPE 可用于上颌腭弓狭窄伴反𬌗且腺样体、扁桃体组织非常少的 OSAS 患儿，或用于腺样体、扁桃体切除术后有残余 OSAS 的患儿。②下颌骨前移器：下颌骨前移器是一种由上、下两块导板组成的口腔矫形器械，它既能将下颌向前移动，又能将舌头固定在前部，以增加气道直径。

有越来越多的证据表明，对于无颅面畸形的 OSAS 儿童，这种设备是可以被应用的。

（3）鼻用激素或白三烯调节剂治疗。腺样体肥大导致轻度或中度鼻塞的 OSAS 患儿，尤其是有季节性变应性反应的患儿，可能适合接受鼻用激素或白三烯调节剂（如孟鲁司特）治疗。通常将这些治疗视为腺样体、扁桃体切除术的替代治疗或辅助治疗，或在实施其他干预前的随诊观察期作为暂时措施。尚无指南明确指出带来持续获益必需的疗程。

（4）辅助治疗。① 补充氧疗：对于伴有严重低氧血症的 OSAS 患儿或不能进行外科手术且不能耐受或使用气道正压治疗的复杂患儿，可在夜间或睡眠中暂时性给予吸氧，通过整夜睡眠呼吸监测或经皮 CO_2 测定，在调节氧气供应的基础上，对其进行清醒期及睡眠期高碳酸血症的评估。② 抗生素治疗：一般不常规使用抗生素治疗。对于反复出现咽喉感染的患儿，在急性感染期可以适当使用抗生素治疗。③ 肌筋膜再训练：为鼻呼吸再训练，这是一种物理治疗手段，包括通过锻炼增强舌部和口面部肌肉，以使肌肉回到适当位置。该治疗主要适用于腺样体、扁桃体切除术或 CPAP 治疗失败的患儿。

2. 预防

预防措施包括：①增强体育锻炼，保持良好的生活习惯；②维持无烟家庭环境；③帮助超重的患儿减重。一般建议减重 5%～10% 以上。但对于不超重的患儿减重没有帮助，甚至可能有害。④协助患儿避免仰卧睡觉，可采取侧卧位睡姿，尤以右侧卧位为宜，避免在睡眠时舌、软腭、悬雍垂松弛后坠，加重上气道堵塞。可以尝试垫高患儿的床头，还可用一些特制枕头和装置帮其维持姿势。⑤治疗哮喘或过敏，避免诱发因素。

三、儿童肥胖与肥胖低通气综合征

（一）概述

在国际睡眠障碍分类第三版（International Classification of Sleep Disorders-third edition，ICSD-3）中，睡眠障碍分为 7 大类，睡眠相关的呼吸障碍为其中一类，包含 OSAS、睡眠相关低通气等。睡眠相关低通气又包含 6 种亚型，肥胖低通气综合征（obesity hypoventilation syndrome，OHS）是其中的一种。OHS 的主要特点是患者极度肥胖且觉醒时或没有气道梗阻时也存在肺泡通气不足，因此导致心血管并发症发生率和死亡率增加。

（二）肥胖低通气综合征的发生风险

1. 流行病学

由于疾病定义、研究人群和采样方法的不同，OHS 的估计患病率并不准确。OHS 的患病率随 BMI 增加而上升。在几项关于 OSAS 患者的回顾性研究中，BMI 介于 $30\sim35kg/m^2$ 的患者中 OHS 患病率为 $8\%\sim12\%$，而 BMI $\geqslant$ $40kg/m^2$ 和 BMI $\geqslant50kg/m^2$ 的患者中 OHS 患病率更高，分别为 $18\%\sim31\%$ 和 50%；因 OSAS 相关症状而转诊睡眠中心的患者中，OHS 的患病率为 16%，在合并肥胖和有重度 OSAS 的患者中，OHS 的患病率更高，分别为 22% 和 $20\%\sim30\%$。在行减重手术的人群中，OHS 患病率为 $8\%\sim65\%$。一项研究纳入 BMI $>35kg/m^2$ 的住院患者，结果显示 OHS 患病率为 31%。由以上研究可以看出，肥胖和 OSAS 是 OHS 的主要危险因素，特别是重度肥胖（BMI $>$ $50kg/m^2$），重度肥胖患者的 OHS 患病率可能高达 50%。

目前还没有专门报道 OHS 的儿科研究，仅有少数病例报道。因此，OHS 在儿科患者中的真实患病率尚不清楚。

2. 发病机制研究进展

肥胖是 OHS 的主要危险因素，尤其是重度肥胖（BMI $>50kg/m^2$）。肥胖增加呼吸系统的负担，诱发代偿机制以维持充分通气，使血二氧化碳分压正常（$PaCO_2<45mmHg$）。目前认为，发生 OHS 是由于这种代偿机制失效，从而导致低通气和高碳酸血症。此外，肥胖可能限制胸廓扩张，引起胸廓顺应性的下降，同时加重上气道梗阻。肥胖同时可能诱发多种炎症因子释放。肥胖引起的睡眠呼吸障碍、呼吸力学改变、通气控制受损可能导致 OHS 的多因素和复杂的病理生理学。

1）睡眠呼吸障碍。在 OHS 患者中，约 90% 存在 OSAS。对于大部分儿童来说，OHS 可能是 OSAS 中的一种特殊类型。气体交换的变化在睡眠期间最为显著，这进一步强调了睡眠呼吸障碍在 OHS 发病机制中所起的作用。

（1）夜间 CO_2 清除减少：是目前 OSAS 患者中研究得最为深入的机制。当阻塞性呼吸暂停或低通气事件发生时，患者通常出现 $PaCO_2$ 升高。合并 OHS 的 OSAS 患者在此类呼吸事件发生间期便存在较长时间的通气减少，因此不能充分清除体内的 CO_2，即发生急性高碳酸血症。肾脏系统相应地保留碳酸氢盐来缓冲不断下降的 pH 值。如果肾脏系统在下一个睡眠期之前不能充分排泄滞留的碳酸氢盐，则血清碳酸氢盐会逐渐蓄积。血清碳酸氢盐水平升高会抑制机体为排除进一步升高的 CO_2 所产生的通气反应，并最终导致慢性肺泡低通气，表现为清醒期代偿性呼吸性酸中毒。

（2）夜间低氧血症：除了清醒期和睡眠期高碳酸血症外，相较血碳酸水平正常的 OSAS 或肥胖患者，OHS 患者在睡眠时表现出更严重的低氧血症。

2）呼吸力学损害。

（1）肺功能检查异常。严重肥胖患者的腹部和胸壁周围脂肪堆积会导致呼吸运动受限，从而影响通气。肥胖本身的惯性负荷加上重力作用，可能进一步导致肺泡通气受损，这种现象在睡眠期间会更加严重。肥胖患者总的肺活量（total lung capacity，TLC）、呼气储备容量（expiratory reserve volume，ERV）和功能残气量（functional residual capacity，FRC）均降低，但是在 BMI 相同的情况下，OHS 患者的这些指标的变化比血碳酸水平正常的患者更为明显。

（2）通气/灌注比失调。OHS 患者的呼吸模式特点为潮气量低而呼吸频率增快，这使得解剖无效腔增加从而导致 CO_2 蓄积。另外，由于肺顺应性下降、胸廓和膈肌活动受限及部分肺泡在未呼出所有气体之前便出现陷闭等多种原因，肥胖患者的肺下叶通常会出现通气不足。由于肺血容量增加，肥胖患者肺下叶的血流增加。肺部通气不足而血流增加，这便引起肺下叶的通气/灌注比（V/Q）失调，从而导致可以促发 OHS 的低氧血症。

（3）呼吸肌肌力下降。肥胖本身可以造成呼吸做功增加，而这一做功的增加在仰卧位睡眠时更为明显，长期可能造成呼吸肌疲劳，从而引起呼吸肌肌力下降，呼吸肌肌力下降可能通过引发低通气而参与促发 OHS；OHS 患者的呼吸肌肌力和耐力通常轻度下降，在仰卧位时这种下降程度会加重。虽然呼吸肌通常要呈重度损害才能引发有临床意义的低通气，但肥胖患者通常合并其他促发因素，如过度中心性肥胖、重度上气道阻塞或 GLP-1 水平偏低，往往在呼吸肌仅存在轻度损害时就足以引发有临床意义的低通气。

3）通气控制受损。

（1）神经驱动下降。严重肥胖患者的呼吸驱动显著增加，然而，OHS 患者却不能通过增加呼吸驱动来补偿体重增加造成的额外负荷，最终导致 CO_2 逐渐增多。

（2）通气反应性下降。低氧血症和高碳酸血症对通气的刺激效应通常在睡眠期间降低，这种降低在 OHS 患者中更明显，特别是在仰卧位时。OHS 患者血液中碳酸氢盐的增加会减弱对 CO_2 的通气反应。一些肥胖患者在发生明显 OHS 之前就对低氧的通气反应下降，故部分肥胖患者可能存在一定程度的基因易感性。

（3）瘦素抵抗。有学者提出瘦素抵抗是 OHS 的发病机制之一。据报道，OHS 患者的血清瘦素水平升高，可能是机体对瘦素抵抗的一种代偿反应，或者是肥胖和上气道阻力增加造成通气负荷高的情况下，机体为维持正常的肺泡通气的表现，或者两种可能性均存在。

（三）临床表现

相比于成人，儿童 OHS 可以无临床表现，也可能表现出进行性的症状和体征。

1. 症状和体征

儿童 OHS 的症状和体征包括白天嗜睡、鼾声大、睡眠中憋气、鼻音、注意力不集中、记忆力减退、疲劳和易怒、口唇小、颈部肥大、夜间出汗、生长发育缓慢。另外，部分 OHS 儿童可能存在 OSAS 和夜间低通气的临床表现，包括睡眠时呼吸中断、晨起头痛，主观睡眠质量差、失眠，还有一些不常见的表现如神经精神症状、夜尿。另外还可能出现长期 OHS 带来的相关后遗症，如注意缺陷和专注力差，认知能力差，左心衰竭或右心衰竭。

2. 实验室检查

OHS 可能存在以下血液改变：

1）血清碳酸氢盐升高（>27mmol/L）：几乎所有 OHS 患者都存在血清碳酸氢盐升高，该临界值是基于有限的数据得出的。需要注意血清碳酸氢盐升高不具特异性，其灵敏度也未达 100%。

2）高碳酸血症（$PaCO_2$>45mmHg）：所有 OHS 患者清醒时在呼吸室内空气情况下动脉血气分析可发现高碳酸血症。

3）低氧血症（PaO_2<70mmHg）：OHS 患者通常会存在低氧血症。重度夜间低氧饱和也很常见。

4）红细胞增多：复发性低通气相关性或 OSAS 相关性低氧血症导致的红细胞增多通常可能在病程的晚期出现。

3. 肺功能检查

肺功能检查可发现 FVC 和 FEV_1 均降低，而 FEV_1/FVC 不受影响。功能残气量和补呼气容积降低也很常见。

4. 胸部 X 线及心脏超声检查

典型胸部 X 线表现：中心性肥胖所致的双侧横膈升高，以及心脏可能因右心室肥厚或心包脂肪而增大。超声心动图检查可能见肺高压所致的右心室扩大的表现。

（四）筛查与诊断思路

1. 建议筛查人群及方法

早期发现与诊断 OHS 至关重要。任何有睡眠呼吸障碍症状、嗜睡或运动受限的病态肥胖儿童，特别是在白天清醒时间存在低氧血症和高碳酸血症的情况，都应怀疑 OHS 的诊断。

当肥胖儿童出现以下临床特征，无论是否存在 OSAS，应该评估存在 OHS 的可能：①清醒时呼吸室内空气情况下出现不明原因的血氧饱和度（SpO_2）≤94％或夜间 SpO_2 最低值<80％；②不明原因的劳力性呼吸困难；③肺高压和（或）右心衰竭的症状和体征；④多血质面容。

OHS 的初步筛查可以通过简单的方法来实现，如脉搏血氧仪，SpO_2≤94％提示需要进一步检测。可按照以下检查顺序逐步进行筛查：首先，进行慢性肺泡低通气指标检测：①血清碳酸氢盐；②动脉血气分析；③行 PSG 检查。其次，排除高碳酸血症和肺泡低通气的其他原因，如儿童常见的、与肥胖共存的可能促进高碳酸血症的疾病，包括限制性肺病、神经肌肉无力、胸壁疾病、甲状腺功能减退症、电解质紊乱和长期使用镇静剂。检查通常包括血清生化指标和电解质、全血细胞计数检测，甲状腺功能检测，肺功能检查，胸部影像学检查，毒理学筛查等。

2. 诊断标准

符合以下标准时即可做出诊断：

1）肥胖（儿童：BMI≥同年龄、同性别儿童的 P_{95}）。

2）存在清醒时通气不足的证据，即血气分析中 $PaCO_2$≥45mmHg。

3）排除其他引起通气不足的主要原因，包括肺实质或气道疾病、胸壁疾病、用药、神经系统疾病、肌无力或已知的先天性/特发性中枢肺泡低通气综合征。

3. 鉴别诊断

OHS 的主要鉴别诊断是 OSAS。除了 OHS 存在慢性呼吸性酸中毒伴代偿性代谢性碱中毒外，这两种疾病在临床上往往难以区分。由于 OHS 患者通常报告呼吸肌功能下降，可以使用简单的手持式测量仪测量最大吸气和呼气压力来评估呼吸肌力量，如果预测值低于70％，则提示需要考虑 OHS 而不是简单的 OSAS。其他需要鉴别的疾病包括以下几种。

1）间质性肺疾病：胸部 CT 检查发现肺间质改变，肺功能检查可发现限制性通气功能障碍。

2）神经肌肉疾病：病史询问可发现存在咳嗽无力病史，体格检查发现肌无力及肺功能检查发现限制性通气功能障碍。胸部 X 线检查可能显示横膈升高，提示膈肌麻痹。

3）胸壁疾病：在体格检查或行影像学检查时发现此类疾病。

4）甲状腺功能减退症：实验室检查可发现甲状腺激素水平的异常。

5）长期使用镇静剂：根据病史或毒理学检查可以发现。

（五）防治原则

1. 治疗

1）一线治疗。

（1）无创气道正压通气（positive airway pressure，PAP）结合减重：是 OHS 患者的初始一线治疗。所有 OHS 患者均存在某种形式的睡眠呼吸障碍，通常是 OSAS（占 90%）或睡眠相关通气不足（占 10%），需采用无创 PAP 进行治疗。

① OHS＋阻塞性睡眠呼吸暂停：持续气道正压通气（CPAP）是治疗 OHS 合并 OSAS 的典型无创 PAP 模式，一般采用自主呼吸－时间控制模式。

② OHS＋睡眠相关通气不足：有睡眠相关通气不足的 OHS 患者一般初始采用 BiPAP 治疗。

（2）减重和生活方式改变：所有 OHS 患者均应启动减重计划。对体重减轻应进行监督和控制。不鼓励进行快速、无监督的减重。同时，所有 OHS 患者均应改变生活方式以减轻体重。

2）二线治疗。

（1）减重手术：仅用于一线治疗无效或不能耐受的 OHS 患者及希望停用或减少 PAP 治疗的患者。具体选择取决于 OHS 严重程度、肥胖程度、起效或发生不良反应的可能性及患者偏好等。在进行手术前后，患者都应继续使用 PAP 治疗。

（2）气管切开术：可以减少阻塞事件，使一些严重 OHS 患者的 $PaCO_2$ 正常，但并非普遍成功，术后低通气期间的阻塞事件可能仍存在。另外，在病态肥胖患者中，气管切开术的位置是具有挑战性的。术后需持续监测，必要时采用 PAP 治疗。

（3）药物：改变呼吸驱力的药物可能对 OHS 有效，包括甲羟孕酮、乙酰唑胺，但这两种药物研究非常少，目前仍未大规模使用。

3）支持治疗。

（1）避免饮酒和镇静剂：建议 OHS 患者不要饮酒和使用苯二氮䓬类、阿片类、肌肉松弛药和巴比妥类，否则可能减弱 PAP 治疗的效果，如果必须使用这些药物中的一种，需进行临床监测。

（2）治疗合并症和预防并发症：所有 OHS 患者还需治疗合并症和预防并发症。儿童常见的合并症包括 OSAS、甲状腺功能减退症、代谢异常。甲状腺激素替代治疗可改善甲状腺功能减退症。

2. 预防

1）体重管理和饮食干预。对于超重和肥胖患儿，临床医生应推荐行为和饮食干预来控制体重。这是强推荐的预防措施。

2）多学科联合诊疗。预防和管理肥胖患儿 OSAS 需要耳鼻咽喉头颈外科、呼吸科、口腔科、慢病管理及发育行为等多学科的联合诊疗。这包括评估腺样体和扁桃体的肥大及其他相关症状。

3）睡眠监测和评估。使用便携或简易替代诊断工具（如 PSG）来评估术后持续存在的 OSAS 状态，必要时进行补充治疗，包括无创正压通气（NPPV）。

4）口腔矫治和肌功能训练。对于有口呼吸不良习惯的患儿，口面肌功能训练可以作为辅助治疗手段。正畸评估和定期口腔科正畸随访也是必要的。

5）关注伴随疾病和家族史。伴随哮喘和变应性鼻炎等疾病及家族史也是肥胖患儿 OSAS 的风险因素，需要特别关注和管理。

6）长期随访。停止治疗后 3~6 个月需系统地进行 PSG 检查，以评估治疗效果和预防 OSAS 的复发。

第五节　儿童肥胖对消化系统的影响与筛查防治原则

肥胖是许多胃肠道和肝脏疾病的直接原因，或者是反流性食管炎和胆结石等疾病的重大危险因素。当肥胖作为疾病的一个危险因素时，它可能与其他危险因素相互作用，导致疾病更早地表现或使疾病更加复杂。消化系统通过饱腹及饱腹感，产生影响食欲的肠道激素（如胃饥饿素、胆囊收缩素）、产生影响餐后血糖的肠促胰岛素（如 GLP-1），吸收最终决定能量平衡的营养物质，改变胆汁酸及消化道微生物群等，在肥胖的发生及发展中起着关键作用。而肥胖也通过一系列机制反过来对消化系统产生了影响。本节将就儿童肥胖引起的常见的消化系统并发症做详细阐述。

一、儿童肥胖与非酒精性脂肪肝病

（一）概述

非酒精性脂肪肝病（nonalcoholic fatty liver disease，NAFLD），是指除外酒精和其他明确的损肝因素所致的，以肝细胞内脂肪过度沉积为主要特征的临床病理综合征，是与胰岛素抵抗和遗传易感性密切相关的获得性代谢应激性肝损伤。随着肥胖及其相关代谢综合征的全球化流行趋势，NAFLD 现已成为欧美等发达国家和我国富裕地区慢性肝病的重要病因，是脂肪肝最普遍的形式。NAFLD 分为非酒精性脂肪肝（nonalcoholic fatty liver，NAFL）和非酒精性脂肪性肝炎（nonalcoholic steatohepatitis，NASH）。其中，NAFL 指无明显炎症证据的肝脂肪变，被认为是连续的肝病，包括从无症状性脂肪变性（伴有或不伴有转氨酶升高）到肝硬化（伴有肝衰竭和肝细胞癌等并发症）。而NASH 是肝脂肪变伴有肝脏炎症，在组织学上可能无法与酒精性脂肪性肝炎相区分，又被称为假性酒精性肝炎、酒精样肝炎、脂肪肝肝炎、脂肪坏死和糖尿病性肝炎。据报道，NAFL 可能被视为引起儿童期肥胖的一个世界性问题，是儿童期肝病的最常见原因，包括 3 岁以下儿童。

（二）肥胖儿童非酒精性脂肪肝病发生风险

1. 流行病学

随着全球儿童肥胖患病率的上升，儿童 NAFLD 患病率与过去的 20 年相比增加了一倍多，NAFLD 的发展受到年龄、性别和种族的强烈影响，男孩的患病率是女孩的两倍。NAFLD 患病率的估计值因确认方法和研究人群（即转诊、社区、族群）而异。NAFLD 的全球患病率为 6%～35%（中位数为20%）。据估计，根据种族、年龄、性别和诊断方法的不同，在西方成年人群中，NAFLD 的患病率为 20%～46%，在亚洲为 5%～18%，其中西方人群中10%～20% 为 NASH，后者 10 年内肝硬化发生率高达 25%。另外，在普通儿童群体中，NAFLD 患病率较低，为 3%～12%，但在肥胖儿童中，其患病率高达70%。严重肥胖的2~9岁儿童患NAFLD的风险更高。

由于NAFLD只能通过组织学获得可靠诊断，未经选择人群患病率的最佳估计值来自尸检研究。一项尸检研究纳入了美国圣地亚哥县的742例儿童，发现脂肪肝的患病率总体为9.6%，而肥胖死亡儿童中其患病率显著增加至38%。无论是否肥胖，脂肪肝的患病率均与种族/族群密切相关，在校正BMI后，西班牙语裔儿童患脂肪肝的风险是黑人儿童的5倍，黑人儿童的NAFLD和脂肪性肝炎患病率相对较低，而白人儿童患脂肪肝的风险处于中等水平。

根据血清转氨酶升高也可间接估计人群中NAFLD的患病率，但灵敏度和特异度均有限。使用转氨酶升高这一指标通常会低估NAFLD的患病率，但这在一定程度上取决于研究使用的丙氨酸转氨酶（ALT）阈值。美国的一项大型人群研究显示，10%的肥胖儿童血清ALT升高至30U/L以上，1%超过60U/L。一项Meta分析显示，根据ALT异常，普通人群的NAFLD患病率为7%，肥胖儿童为13.7%。值得注意的是，NAFLD患者的血清转氨酶水平可能处于正常范围，因此可能低估NAFLD的真实患病率。此外，超声也可间接估计NAFLD患病率，但灵敏度和特异度较差。

2. 发病机制研究进展

1）从"二次打击学说"到"多次打击学说"的演变。

NAFLD/NASH的发病机制早期用"二次打击学说"进行解释。"第一次打击"指肝内脂肪增加，过量的膳食脂肪过多地流向肝脏，以甘油三酯在肝脏的堆积和胰岛素抵抗为特征，一旦肝脏脂肪堆积超过5%，则为肝脏脂肪变性。患有NAFLD的儿童，尤其是青春早期男孩，其肝的病理特征为脂肪变性、炎症和早期纤维化。肝脏脂肪堆积与高热量饮食、久坐不动的生活方式有关，并且可能与遗传因素有关。国外研究团队曾报道了生活方式干预对肥胖儿童NAFLD的影响。"第二次打击"便出现了，包括了炎性细胞因子、脂肪因子、线粒体功能障碍和氧化应激。由于脂肪肝更易感，坏死性炎症和纤维化继续发展，最终导致肝硬化的发生。现在，被广泛接受的机制是"多次打击学说"，即由于遗传和环境因素的相互作用及不同器官和组织（包括脂肪组织、胰腺、肠道和肝脏）之间的相互影响，涉及更广泛的代谢功能障碍。

2）多因素作用。

（1）肝脏脂肪堆积与胰岛素抵抗：胰岛素抵抗是指在靶细胞（如肌肉细胞、肝细胞和脂肪细胞）或在整个生物体水平上对胰岛素的代谢反应敏感性降低。在脂肪系统中，胰岛素抵抗意味着胰岛素不能抑制脂肪分解。当摄入高热量食物［富含高饱和（或）氢化脂肪和高血糖指数碳水化合物的"垃圾食品"，包括含糖和碳酸饮料］的时候，身体却因活动不足无法消耗过量的能量，这时平日主要积聚在脂肪组织中的脂肪，会在适当的时候积聚在肌肉和肝脏中，导致甘油三酯的异位积聚，从而导致胰岛素抵抗事件，被称为"溢出假说"。

（2）炎症信号通路：游离脂肪酸水平升高会导致脂肪毒性和胰岛素抵抗，并与其他因素（如肠源性内毒素）一起激活全身和肝脏局部促炎细胞因子的释放。当游离脂肪酸或其他致病因子（如内毒素）从肠道进入肝脏时，库普弗细胞会吞噬这些因子，并通过模式识别受体（pattern recognition receptor，PRR）将其呈现。模式识别受体包括 Toll 样受体（Toll－like receptors，TLRS）。抑制 TLRS 被认为可以阻断免疫反应，从而减轻肝脏炎症。然而，到目前为止，尚未在人类中进行 TLRS 抑制剂的研究。

（3）肠—肝轴（gut—liver axis，GLA）：肠—肝轴功能障碍主要包括肠道微生物菌群失调、细菌过度生长和肠黏膜通透性改变。其中，肠道屏障和肠道微生物菌群可能在肝脏损伤及其进展中起着关键作用。肠道微生物菌群失调或肠道屏障改变会导致细菌流入肝脏增加，从而通过 TLRS 和库普弗细胞中的其他模式识别受体激活刺激炎症发生。与 NAFLD 的发生相关的肠道微生物菌群失调可能参与以下几种机制的发生：①肠道微生物菌群失调可能消化和发酵过量的能量为短链脂肪酸；②肠道微生物菌群可以产生乙醇，乙醇可能以类似于慢性酒精中毒的方式影响肝脏；③细菌/内毒素通过 TLRS 信号转导进入门静脉循环并损害肝脏；④脂质代谢紊乱，是由胆汁酸合成增加和胆碱代谢降低介导的。

（4）饮食因素：高糖饮食［蔗糖和（或）果糖玉米糖浆］不仅会增加 NAFLD 的风险，还会增加 NASH 的风险。过多的果糖摄入诱导的肝脏脂肪堆积，可能导致糖异生、脂肪合成增加和脂肪氧化减少的应激途径被激活。果糖可能通过增加类固醇调节元件结合蛋白－1c（sterol regulatory element binding protein－1c，SREBP－1c）和碳水化合物反应元件结合蛋白（carbohydrate－responsive element－binding protein，ChREBP）的表达来调节脂肪生成酶。动物实验结果表明，暴露于果糖的小鼠肠道细菌大量生长并且肠道通透性增加，这种影响可能通过增加血清 TNF－α引发炎症。

（5）遗传因素：遗传因素在 NAFLD 的发展中也起到重要作用。*PNPLA3* 是目前研究最多的 NAFLD 相关基因。一项全基因组易感性研究表明，*PNPLA3* I148M 等位基因突变携带者的肝脏脂肪含量比非携带者高 2 倍以上。Wang 等人的研究显示，体育活动和久坐行为可以调节 *PNPLA3* 等位基因突变对儿童 NAFLD 的影响。此外，葡萄糖激酶调节蛋白（glucokinase regulator protein，GCKR）基因型已被证实对 NAFLD 的脂肪生成和纤维化进展有调节作用。在肥胖儿童中，*PNPLA*3 rs738409 和 *GCKR* rs1260326 多态性的联合作用至少占肝脏脂肪含量变异的 1/3。Buch 等人和 Umano 等人将 *MBOAT*7 基因中的 rs626283 变异确定为肥胖成人和青少年酒精相关肝硬化的风险基因。在中国儿童中，*UCP*3 rs11235972 GG 等位基因突变携带者的 NAFLD 患病率较高。另外，Adams 等人报道了两个肝脏基因中的单核苷酸多态性（群体特异性成分和淋巴细胞胞浆蛋白−1）与青少年 NAFLD 相关。

（6）宫内因素：宫内环境对胎儿肝脏的功能发育仍然很重要。根据现有胚胎发育过程的假说，在妊娠中晚期营养不良的情况下，为了维持大脑的稳定，以牺牲躯体及内脏器官的生长为代价，包括肝脏，这可能导致肝脏功能受到不可逆转的改变。有资料显示，部分儿童在 3 岁以下即确诊该病，并且小于胎龄儿发生 NASH 的风险更高，提示促进 NASH 发生的相关基因和环境之间的相互作用可能开始于胎儿宫内和生命早期。

（三）临床表现

1. 临床症状

尽管在 NAFLD/NASH 儿童中肝脏结构可能已经发生严重改变，但大多数儿童都没有肝病症状或体征。少数儿童可能抱怨右上腹疼痛，或腹部不适和疲劳、乏力等非特异性症状。NAFLD 患者出现的其他症状，如胃内容物反流、腹胀和肌肉骨骼痛，不太可能是由 NAFLD 本身引起，这些症状可能与其他肥胖相关并发症有关，如胃食管反流病、便秘、功能性腹痛或股骨头骨骺滑脱。NAFLD 儿童很少出现终末期肝病的征象，如肝掌、蜘蛛痣、肌肉萎缩、黄疸或脑病，因为该病一般很少在儿童期进展为失代偿性肝硬化。

2. 体格检查

对 NAFID 患儿进行体格检查，一般超过 90％均为超重和肥胖患儿，且腹部脂肪分布普遍。事实上，最近很多研究强调了肥胖的中心分布与 NAFLD 发展为 NASH 的过程存在联系，并且与胰岛素抵抗同是 NAFLD 的特征。NAFID 患儿还可能出现肝大和（或）脾大，肝大是最常见的体征，但若患者为显著中心性肥胖，可能难以通过体格检查确定。另外，30％的 NAFLD 儿童患有黑棘皮病，这通常被认为是胰岛素抵抗/2 型糖尿病的特征性皮肤损害。一般来说，NAFLD 患儿慢性肝病的症状和体征（如腹水或静脉曲张出血）非常罕见。

3. 辅助检查

1) 实验室检查。常规实验室检查一般包括血常规、ALT、天冬氨酸转氨酶（AST）、碱性磷酸酶、γ-谷氨酰转移酶（GGT）、总胆红素、直接胆红素、白蛋白、糖化血红蛋白和（或）空腹血糖、空腹血脂（甘油三酯、总胆固醇、HDL-C 和 LDL-C）等。NAFLD 患儿肝转氨酶的范围可能从正常到轻度或重度升高（正常值的 6~7 倍），这可能与病程的长短相关，大约 20% 的 NAFLD 患儿在行肝活检时转氨酶仍处于正常水平。除了肝转氨酶水平可能升高以外，与肝功能相关的其他实验室指标通常在正常范围内。另外，应筛查 NAFLD 患儿是否存在其他与超重和肥胖相关的合并症，包括血脂异常、高血压、2 型糖尿病、肾功能损害和 OSAS。筛查和处理方法与其他肥胖儿童相同。但由于这些合并症在肥胖儿童中呈聚集性发病，其筛查对 NAFLD 患儿尤为重要。在儿童中，慢性肾病患病率增加与 NAFLD 相关。因此，每年需随访 NAFLD 患儿的血清尿素氮、血清肌酐和尿白蛋白/肌酐比值，以便于早期发现和干预肾损伤。

2) 影像学检查。对于肝转氨酶长期升高的儿童，建议将肝脏超声或腹部超声用于全面评估，目的在于评估肝脏或胆道异常，尤其是病史和体格检查提示存在胆囊疾病或门静脉高压（如脾大）等并发症时。MRI 比超声能更准确地定量检测脂肪变性，但与超声诊断类似，由于肝脂肪变的严重程度与晚期 NAFLD 的临床特征（如存在脂肪性肝炎、纤维化等）不相关，MRI 对筛查有临床意义的 NAFLD 作用不大。

超声弹性成像或磁共振弹性成像是评估肝纤维化严重程度的方法，在确定显著肝纤维化患者方面有一定的前景，但存在重要局限性而无法广泛实施。瞬时弹性成像技术（如 FibroScan）是一种即时超声检查，可用于无创评估肝脂肪变的严重程度，包括受控衰减参数（controlled attenuation parameter，CAP）评分和肝脏硬度（kPa），但用于检测儿童 NAFLD 的阈值尚未得到充分验证。在 NAFLD 儿童中，剪切波弹性成像结果与显著肝纤维化相关，但这种方法在肥胖患者中也有很高的技术失败率。磁共振弹性成像是一种评估肝脏硬度的无创方法，能检测晚期纤维化。然而，该技术不能很好地区分无纤维化与轻度纤维化，且其检测炎症的能力尚不明确。此外，由于成本高、未普及，以及需要进一步验证适当的临界值，其不适用于 NAFLD 的常规筛查。以上工具也可作为追踪疾病进展的无创方法，但需要在儿童 NAFLD 纵向队列中进一步验证，以确定检测纤维化进展的最佳阈值，且由于部分技术的失败率会随着肥胖加重而增大，还需确定最适用的人群。

虽然有一些研究表明 NAFLD（尤其是 NASH）儿童存在骨密度降低的风险，但降低的程度较轻，且临床意义不明。因此，不推荐常规用双能 X 线吸收法（dual-energy X-ray absorptiometry，DXA）筛查骨质是否减少。腹部平扫 CT 一般表现为弥漫性肝脏密度降低。

3）肝活检。对于疑似 NAFLD 患者的肝活检指征尚未明确，临床上做法不一。支持肝活检的观点认为这是确诊 NAFLD 的唯一方法，也是评估严重程度最准确的方法，尤其是确定炎症和纤维化的存在及其严重程度。若肝活检发现晚期 NAFLD，则需要强度更大的减重干预和密切监测。应在与患者及其家属讨论利弊后，根据具体情况决定是否进行肝活检。

（四）筛查与诊断思路

儿童 NAFLD 与其他慢性肝病表现类似，通常是无症状的，一般是由于其他不适或疾病需要行肝功能检查或腹部成像被偶然发现的。肥胖儿童是 NAFLD 的高风险人群，所以在肥胖儿童中进行 NAFLD 筛查是必要的，这有助于在不可逆的肝病终末期发作之前进行临床干预从而改善临床结局。

1. 建议筛查人群及方法

1）筛查人群。由于缺乏关于发病率和疾病自然发展的研究，尚不能确定儿童 NAFLD 的最佳筛查年龄和复查时间。对儿童 NAFLD 筛查的时机和缓急还取决于是否存在其他临床危险因素，如肥胖程度、胰岛素抵抗表现、人群种族（如西班牙语裔儿童的风险更高）、合并症（如 2 型糖尿病或阻塞性睡眠呼吸暂停）或者较晚期肝病的临床症状或体征。

根据北美儿科胃肠病学、肝病和营养学会临床实践指南建议：

（1）对于所有肥胖儿童（BMI$\geqslant P_{95}$）和超重儿童（$P_{85}\leqslant$BMI$<P_{94}$），应考虑从 9~11 岁开始筛查，并考虑其他危险因素（中心性肥胖、胰岛素抵抗、糖尿病前期或糖尿病、血脂异常、睡眠呼吸暂停或 NAFLD/NASH 家族史）。

（2）若儿童存在严重肥胖、NAFLD/NASH 家族史或垂体功能减退等更强危险因素，则推荐在更小年龄进行筛查。

（3）建议对 NAFLD 儿童的兄弟姐妹和父母进行筛查，特别是那些有已知 NAFLD 危险因素（如肥胖、西班牙裔、胰岛素抵抗、糖尿病前期、糖尿病和血脂异常）的家庭成员。

2）筛查方法。

（1）肝功能检查：ALT 最常用于儿童 NAFLD 的筛查。美国根据国家代表性数据确定了基于性别的正常值范围，并在相当多样化的队列中进行了验证，结果建议女孩的 ALT 正常上限为 22U/L，男孩为 26U/L。加拿大的一项研究发现，1～12 岁的儿童 ALT 正常上限为 30U/L，13～19 岁的儿童为 24U/L。综上，建议使用以下 ALT 参考值正常上限（ULN）：对于 12～17 岁儿童，女孩 ULN 为 22U/L，男孩 ULN 为 26U/L；1～12 岁儿童 ULN 为 30U/L。应该注意的是，这些建议数值均明显低于大多数儿科医院实验室报告的上限。正常水平或轻度升高的 ALT 也不能明确排除 NAFLD。

行血清 ALT 检测后，是否进一步筛查取决于 ALT 升高的程度和持续时间：①若 ALT 正常，在 1～3 年后再次筛查（肥胖程度增加或有其他危险因素的儿童应提早进行），同时进行健康管理以帮助患者达到健康体重；②若 ALT 中度升高（ULN<ALT<80U/L），则需在几个月内复查血清 ALT，复查后若 ALT 仍升高，加强饮食及运动咨询以减轻体重；③若 ALT 高于 ULN 的 2 倍（即青春期女孩>44U/L、男孩>52U/L）且至少持续 3 个月，则需要转诊至消化科接受全面评估；④对于 ALT 升高且伴有急性感染症状（发热、呕吐、腹泻、咽炎等）的患者，需在疾病缓解后 2～4 周再次测定 ALT，以核实 ALT 是否仍然升高，然后再开始进一步评估。同样，对于急性肝转氨酶升高更明显（>10 倍 ULN）的无症状患者，2 周后再复查，而非开始更广泛的评估。流感病毒、EB 病毒、巨细胞病毒和冠状病毒感染等许多病毒性疾病均可能伴有轻度至显著的肝转氨酶升高，其中部分病毒感染者可能无症状。

在初级保健诊所转诊的 10 岁以上超重和肥胖儿童人群中，血清 ALT 水平大于 80 U/L 对 NASH 的灵敏度为 57%，特异度为 71%。AST 和 GGT 尚未作为儿童 NAFLD 的独立筛查工具。

（2）超声检查、MRI 检查：常规超声检查可提示存在肝脏脂肪变性，但灵敏度和特异度较低，通常对儿童脂肪变性的检测效果不佳，尤其是脂肪变性程度较低的儿童。MRI 和波谱（MRS）可以进行肝脏脂肪变性测量，对儿童肝脏脂肪变性的检测和定量是准确的，故基于 MRI 和 MRS 的临床应用正在儿科中心迅速推广。但目前由于基于 MRS 的方法成本高、缺乏可用性及缺乏确定 NAFLD 的有效阈值，还没有广泛用于疾病的筛查。

（3）肝纤维化检查：可采用 Fibroscan 等非侵入性检查方法评估肝纤维化程度。

2. 诊断标准

NAFLD 是一种排除性诊断，需要首先确定存在肝脏脂肪变性，并排除 NAFLD 之外的其他引起肝脏脂肪变性的原因。重要的是，肥胖和超重的儿童肝转氨酶长期升高，不应被认为患有 NAFLD。评估慢性肝转氨酶升高的原因以确定 NAFLD 的诊断非常重要。替代标记物和评分用于预测肝脏脂肪变性（如 NAFLD 肝脏脂肪评分、脂肪肝指数、肝脏脂肪变性指数和儿科预测评分）均不够准确或不够有效，无法用于临床。与初步筛查时的问题相似，由于临床可用的常规超声技术的灵敏度和特异度较低，对肝脏脂肪变性的诊断并不准确。尽管超声广泛可用，可以排除肝脏肿块、囊肿或胆囊疾病，但正常的肝脏超声不能排除 NAFLD 的存在，因此对诊断或随访没有帮助。CT 虽然对肝脏脂肪变性具有相当的灵敏度和特异度，但由于辐射暴露风险，不建议诊断使用。在有条件的情况下，MRI 和 MRS 对于肝脏脂肪变性的评估非常准确，在儿童中可能进行进一步研究，以确定和验证对 NAFLD 具有诊断准确性的临界值。

NASH 定义为存在肝脏脂肪变性，伴有坏死性炎症和肝细胞损伤，伴有或不伴有纤维化。评估 NASH 和 NAFLD 患儿的肝纤维化很重要，因为这些表型更可能发展为肝硬化。临床参数，如肥胖程度或代谢失调的严重程度，以及肝细胞损伤的标志物（如角蛋白 18）不能充分区分 NAFLD 和 NASH 患者。并且，ALT 的灵敏度不够，也无法准确预测 NAFLD 的表型或严重程度，但 ALT≥80U/L 的儿童与 ALT<80U/L 的儿童相比，NASH 更常见（分别为41％和 21％）。

肝活检是目前诊断 NAFLD 和区分严重程度的"金标准"，包括诊断是否存在 NASH 或其他并发疾病。因为整个疾病的肝脏密度呈不均匀性改变，肝脏活检只能获得少量的肝脏样本，所以肝活检对于 NAFLD 的分期具有固有的局限性。活检时足够的样本长度（≥2cm）和宽度会降低错误分类的风险，但并不能消除这种风险。发生肝活检并发症的风险较低，故在儿童中行肝活检是安全的，包括超重和肥胖的儿童。极度肥胖（BMI≥P_{95} 的 120％或 BMI>35 kg/m^2，以较低者为准）的儿童可能因难以评估肝脏位置和皮下脂肪组织层深度增加而面临特殊挑战，可能需要在 CT 引导下进行穿刺活检。NAFLD 活动评分是一种用于半定量评估组织学特征的研究工具，但其用途不包括进行临床诊断。

3. 鉴别诊断

1）病毒性肝炎：若有相关病史，应检测抗 HCV 抗体、HBV 表面抗原和抗 HAV 抗体，以及其他慢性病毒感染以鉴别。

2）儿童乳糜泻：针对儿童乳糜泻患者的研究表明，此类儿童在诊断时转氨酶升高也是较常见的（15％～35％）。另外，乳糜泻患者发生多种肝病的风险似乎也有所升高，包括急性肝炎、原发性胆汁性胆管炎（原称为原发性胆汁性肝硬化）及慢性肝炎（包括自身免疫性肝炎）。一般可行总 IgA 抗体和血清组织转谷氨酰胺酶（tissue transglutaminase，tTG）抗体以鉴别，并且采用无麸质饮食后，大多数患儿的转氨酶水平可恢复正常。

3）自身免疫性肝炎：约有 20％ 的 NAFLD 患者血清自身免疫抗体呈阳性。因此，低滴度阳性（如 ANA 1：40）不能排除 NAFLD，但高滴度阳性患者应进一步评估自身免疫性肝炎的可能性。球蛋白或总蛋白/白蛋白比值增加也支持自身免疫性肝炎。此外，肝脏组织学检查提示有脂肪浸润、多形核白细胞和中心区纤维化等特征通常提示脂肪性肝炎。

4）肝豆状核变性：在肝豆状核变性患者，血清转氨酶通常轻至中度升高，AST 浓度通常高于 ALT 浓度。一般通过测量血清铜蓝蛋白水平来筛查肝豆状核变性。此外，若患者存在提示该病的体征或症状，如铜蓝蛋白水平降低、AST 和 ALT 显著升高，尤其是 AST/ALT 比值升高，或患者有神经或精神症状，可采集 24 小时尿液以测定铜排泄量。若行肝活检，可量化肝脏组织中铜的浓度。

5）α1 抗胰蛋白酶（alpha-1 antitrypsin，AAT）缺乏症：一般通过测量血清 α1 抗胰蛋白酶水平或 PI 分型/表型来筛查。与肝病相关的 PI 表型为 ZZ 或 SZ，目前已知还存在其他罕见等位基因 MM、SS 也可引起 AAT 肝细胞内聚集。杂合子（MZ 或 MS）没有显性 AAT 相关肝病，但该基因型可能导致 NAFLD 更加严重。一些 AAT 缺陷基因型与某些肝脏疾病的发生风险增加有关，如新生儿肝炎、儿童和成人肝硬化及肝细胞癌，有 10％～15％ 携带这些基因型的新生儿会发生某种形式的肝脏疾病。

6）其他遗传性肝病。对于有肝大、青春期前有晚期肝纤维化或肝硬化证据、存在睑黄瘤或有不明原因肝功能障碍或早发型心血管疾病家族史的患者，均应筛查溶酶体酸性脂肪酶缺乏症。患者的血清 LDL 升高程度往往大于 NAFLD 患者，且会出现早发动脉粥样硬化。一般临床上采用基于酶的生化检验来诊断溶酶体酸性脂肪酶缺乏症。无 β 脂蛋白血症通常在婴儿期发病，症状更严重，包括脂肪泻、生长发育迟缓和进行性神经系统并发症，不太可能是年龄较大的肥胖儿童发生脂肪肝的原因。

（五）防治原则

1. 治疗

最普遍被接受的治疗目标是儿童 NAFLD 的消退，定义为脂肪变性、炎症和（或）纤维化的减少。NAFLD 患者治疗的另一个目标是减少过度肥胖，以改善血脂异常、胰岛素抵抗、高血压和中心性肥胖，所有这些都与 2 型糖尿病和心血管疾病风险密切相关。在儿童中，为了改善 NAFLD 患者未来的临床结局，对于其合并症（糖尿病、心血管疾病和高血压）的治疗也是重要的考虑因素。

1) 主要治疗策略：到目前为止，NAFLD/NASH 的治疗策略围绕以下三个方面进行：

(1) 识别和治疗相关代谢疾病，如肥胖、糖尿病和血脂异常。

(2) 通过饮食、减重、运动或药物治疗改善胰岛素抵抗：逐步减轻体重和进行体育锻炼仍然是治疗儿童 NAFLD 的"金标准"，也是北美小儿胃肠病、肝病和营养学会、美国胃肠病协会指南的主要治疗推荐。体重管理的主要方法是调整生活方式，这是唯一有效的治疗选择。建议的生活方式主要包括低脂和低血糖饮食、定期体育锻炼，从而减轻体重，改善人体成分，改善代谢相关疾病，包括改善葡萄糖代谢、血脂异常与血压升高。

建议根据现有的指南和临床经验，为超重和肥胖的儿童提供 25~30 cal/(kg·d) 的低热量饮食，诱导达成负能量平衡。除了人类基本的身体活动之外，规定的热量还考虑了生长发育和日常活动。膳食组成包括低血糖指数碳水化合物（50%~60%）、脂肪（23%~30%）、蛋白质（15%~20%），其中脂肪组成为 1/3 不饱和脂肪和 1/3 饱和脂肪；另外，根据意大利膳食推荐建议，$\omega-6/\omega-3$ 的比例约为 4∶1。减重计划的重点是长期的饮食调整，包括低脂膳食，减少营养密集型食物，增加水果和蔬菜，全天摄入小到中等份量的膳食，还包括增加日常身体活动和减少久坐不动的时间，以及加强行为改变训练，如自我管理和控制、基于家庭的强化系统、识别高风险情况、刺激控制等。年幼儿童很难减重和（或）维持体重，但通过基于家庭和以患者为中心的方法及强度更大的干预措施往往能增强效果。作为多学科合作管理的一部分，经验丰富的运动生理学家来指导参与者及其父母如何进行运动并保持对运动计划的遵守也非常重要。

(3) 药物和补充剂：目前，获批用于年龄较大的儿童和成人减重的药物包括利拉鲁肽和奥利司他，利拉鲁肽是一种 GLP-1 受体激动剂。虽然 GLP-1 受体激动剂在 NAFLD 成人患者研究中显示有益，但尚无研究探讨将其用作儿童 NAFLD 的特异性治疗。使用肝脏保护剂，如抗氧化剂，以保护肝脏免受二次伤害。在儿童中研究过的药物包括维生素 E、二甲双胍、噻唑烷二酮（一种胰岛素增敏剂）、重酒石酸硫乙胺和氯沙坦。迄今为止，在肥胖儿童中，批准用于 NAFLD/NASH 的处方药物只有维生素 E 和二甲双胍，且药物治疗的首选是维生素 E。由于维生素 E 对 NAFLD 儿童或成人患者的长期安全性尚未经过评估，我们不推荐用维生素 E 治疗超过 2 年。一项同样为期 2 年的对照研究结果显示，研究对象为 90 名经肝活检证实患有 NAFLD/NASH 的儿童，给予每天补充抗氧化剂（维生素 E 600 IU、维生素 C 500 mg），对于改善超声肝脏亮度、肝细胞损伤的组织学参数（脂肪变性、小叶炎症和气球化）、纤维化分级，以及降低血清 AST、ALT 的效果并不优于安慰剂。二甲双胍对于 NAFLD 儿童无明显效果，不推荐用于此目的。在一项与抗氧化剂试验并行的临床试验中，每天给予 NAFLD/NASH 儿童二甲双胍（1500 mg）治疗 2 年后，其对于 ALT 升高和组织学特征的疗效并不优于安慰剂。不过，二甲双胍是儿童 2 型糖尿病的一线治疗，推测可能有辅助治疗作用。还有一项多中心安慰剂对照随机试验纳入了 169 例经活检证实的脂肪性肝炎儿童患者，发现与安慰剂相比，采用重酒石酸巯乙胺缓释剂治疗 1 年可显著降低血清转氨酶水平和小叶炎症。

2）其他治疗。某些重度肥胖的儿童可能可以进行减重手术。一个大型多中心儿童队列研究结果显示，减重或减重手术可使严重肥胖儿童（BMI≥35 kg/m²）体重减轻，并且在行胃旁路术或垂直套管胃切除术后 1 年，研究对象 BMI 平均降低约 30%；术后 3 年，其体重平均减少了 28%。

2. 随访

频繁随访、支持和强化健康习惯有助于体重管理获得成功。每次随访时，儿童患者或其父母填写一份为期 3 天的饮食和体育活动回忆，以评估对饮食及运动建议的遵守情况，每次就诊时都应检查体重、BMI 和生活习惯。一般来说，由营养师、肝病学家、内分泌学家、心理学家和心脏病学家组成的多学科团队对患者进行评估并密切随访。随着时间的推移，患者可能出现新的并发症，尤其是肥胖持续或加重时，因此每年至少应筛查 1 次。

为了持续监测 NAFLD，大多数医生都会每 3~6 个月连续测量 1 次 ALT。在临床试验中，通常分别将 ALT 改善超过 50% 或 ALT 完全恢复正常作为疾病改善或消退的替代指标，因为数项研究显示这些结局与肝病组织学严重程度改善相关。但应结合患者的病史和体格检查来解读 ALT 变化。另外，可考虑在初次活检后 2~3 年再次进行肝活检，尤其是对于初次肝活检显示已经发展为晚期 NAFLD（脂肪性肝炎或纤维化）的患者，或是有新发或持续危险因素（如 2 型糖尿病）的患者。肝活检复查可能也有助于评估强化治疗（如减重手术）的效果，但对于是否复查及复查的时机选择临床上仍存在争议，大部分取决于临床医生的个体经验。

3. 预防

目前已经公认的是，控制肥胖是预防儿童患上 NAFLD 的关键。故基层保健机构的常规儿童保健非常重要。每次儿童保健都应包括常规监测、简短咨询和预防、解决问题。

二、儿童肥胖与胆结石

（一）概述

最新研究表明，儿童肥胖与胆结石的发生显著相关。肥胖儿童由于体内脂质代谢异常，容易出现胆汁成分的改变，这包括胆固醇浓度的增加和胆盐浓度的降低，从而促进胆结石的形成。此外，肥胖还与胰岛素抵抗和高脂血症相关，这些代谢紊乱进一步增加了胆结石的风险。BMI 升高的儿童胆结石的发病率显著高于正常体重儿童。超重和肥胖儿童的胆结石主要为胆固醇结石，这与成年肥胖者的胆结石类型类似。由于儿童的身体处在发育阶段，肥胖引发的代谢紊乱对其健康的长期影响可能更加显著。此外，通过减重和改善饮食习惯，可以有效降低肥胖儿童的胆结石风险。减少高脂、高糖饮食和增加身体活动是预防儿童肥胖和胆结石的重要措施。总之，儿童肥胖与胆结石之间的关系复杂且直接，预防和干预肥胖是减少胆结石发生的重要手段。

（二）肥胖儿童胆结石发生风险

1. 流行病学

儿童胆结石的发病率虽然比成人低，但呈逐渐增加的趋势，儿童胆结石的患病率为 1.9%～4%。过去认为儿童胆结石与慢性溶血等疾病有关。伴随着儿童肥胖的流行及向极端儿童肥胖的转变，儿童胆结石的患病率可能会增高。对儿童胆结石的研究显示，其发病率呈现双峰分布，在婴儿期有一个小高峰，从青春期早期开始发病率稳步上升。男孩和女孩在儿童早期受到同样的影响，但与成人一样，在青春期出现明显的女性优势。

儿童胆结石的危险因素包括溶血性疾病、肥胖、早产、败血症、全肠外营养、慢性肝病、炎症性肠病、使用利尿剂及使用头孢曲松。胆结石根据其组成可分为胆色素结石、胆固醇结石和混合性结石。胆色素结石主要见于溶血性疾病，其发病率保持稳定。而胆固醇结石是由遗传和环境因素导致胆汁中胆固醇浓度升高而形成，导致这种情况的有基因缺陷、肝脏胆固醇分泌过多、胆汁中胆固醇的快速相变、胆囊运动障碍、肠道因素等。儿童胆固醇结石形成的危险因素包括肥胖、西班牙裔、家族史、胎次和女性。

肥胖已被认为是儿童（8～19岁）胆固醇结石的重要危险因素，胆石症风险随BMI增加而升高，且女孩的风险高于男孩。考虑可能的原因为，肥胖相关的胆固醇分泌过多、胆囊运动障碍及由此导致的胰岛素抵抗都可能增加胆结石的发生。此外，在2003—2012年9年间，因儿童胆固醇性胆囊结石进行的胆囊切除术数量增加了216%。胆固醇结石儿童的平均BMI高于溶血性结石和胆囊运动障碍的儿童。肥胖儿童更容易发生胆结石的原因可能是胆固醇在胆汁中的合成和排泄量增加及胆囊运动能力受损。

快速减重（每周>1.5 kg）和低热量饮食也可能导致胆结石的形成，因为胆固醇的加速消除会使胆汁过度饱和。在一项针对肥胖儿童的研究中，5.9%的儿童在改变了生活方式（体育活动、改变饮食）6个月后，体重下降了10%以上的同时患上了胆结石。在多变量分析中，BMI的下降程度与胆结石的发生相关。更加有趣的是，总胆固醇的快速下降与发生胆结石的高风险相关。在随后平均4.8年的随访中，22%患有胆结石的儿童（2名儿童在项目开始时患有胆结石，3名儿童在项目进行期间出现胆结石）进行了胆囊切除术，未观察到与胆结石相关的严重并发症。

2. 发病机制研究进展

胆结石根据组成可分为胆色素结石、胆固醇结石和混合性结石。因儿童肥胖多导致胆固醇结石，故此处重点讨论胆固醇结石的发病机制。

1）胆固醇和胆汁酸循环。肝脏中的胆固醇可以通过胆道到达小肠，一部分胆固醇被重新吸收，并通过淋巴系统进入血液，最终回到肝脏。体内胆固醇主要有两种来源：生物合成和吸收。胆固醇的生物合成主要发生在肝脏中。这个过程通过酶促反应将乙酰辅酶A转化为胆固醇分子。内质网跨膜蛋白3-羟基-3-甲基戊二酸辅酶A还原酶（endoplasmic reticulum transmembrane protein 3-hydroxy-3-methylglutaryl-CoA reductase，HMGCR）和角鲨烯单加氧酶是这一过程中的限速酶。肝细胞内的一部分胆固醇转化为胆盐，另一部分游离胆固醇由肝细胞通过ABCG5/8泵出进入胆道。在这里，磷脂形成小团块，通过胆汁分泌排泄到肠道。

生物合成和膳食胆固醇被肠上皮细胞膜上的尼曼-匹克C1样蛋白1（Niemann-Pick C1-like protein1，NPC1L1）吸收，并被胆固醇酰基转移酶

（cholesterol acyltransferase，ACTA）进一步酯化，然后通过淋巴系统进入血液，最终作为乳糜微粒被肝脏吸收。来自饮食的总胆固醇的比例也主要取决于肠道对胆固醇的吸收效率和每天摄入的胆固醇量。小肠吸收的胆固醇可能通过负调节机制调节肝脏中的胆固醇合成，这取决于每天食物中的摄入量。

2）胆结石形成的影响因素。胆囊功能或胆汁分泌通路的其他部分的功能障碍可导致胆结石的形成。胆汁分泌途径是一个复杂的过程，胆结石的形成原因有很多。有证据表明，胆结石与年龄、性别、女性生理状况、肥胖、心血管疾病、微生物组、糖代谢和各种环境暴露有关。基于大量小鼠和人类研究，主要提出了五个主要因素的相互作用。胆固醇结石的发病机制主要有遗传因素，肝脏胆固醇分泌过多（导致胆囊胆汁中胆固醇过饱和），通过加速胆固醇晶体和固体胆固醇晶体的生长来快速相变，胆囊运动障碍，以及肠道因素。肠道因素可以进一步分为两类：一是从小肠到肝脏的胆固醇吸收增加，最终导致胆汁分泌增加，一是栖息在肠道的微生物群，这些因素会增加胆固醇晶体的产生或生长，最终导致结石的形成。

（三）临床表现

1. 临床症状和体征

通常，2~13岁儿童胆结石的症状及体征没有特异性。可表现为胆囊炎、胆管炎或胰腺炎引起的急性腹痛。然而，急性表现并不常见（仅占病例5%~10%）。胆结石患儿最常见的表现为典型的右上腹疼痛（50%）或非特异性腹部症状（25%），包括局部腹痛和恶心。大约20%的病例无症状，胆结石多为偶然情况下发现。症状的类型取决于胆结石出现的年龄，年龄较大的儿童（6岁或以上）经常将疼痛局限于腹部右上象限，而年龄较小的儿童（5岁或以下）倾向于出现非特异性症状。脂肪性食物不耐受是成人胆结石的典型表现，在年龄较大的儿童中也有报道。

对于13~18岁儿童，胆石症的症状与体征与成年人相似。脂肪性食物不耐受、胆道绞痛和急性或慢性胆囊炎是有症状患者的常见表现。早期识别对成功治疗是非常重要的，因此在肥胖儿童的持续性腹痛鉴别诊断中，应考虑到胆囊疾病。

2. 体格检查

体格检查时，胆总管结石患者通常存在右上腹或上腹部压痛，患者也可能出现黄疸。胆总管梗阻导致胆囊扩张时可能查见库瓦西耶征（体格检查时可触及胆囊)。这通常与恶性胆总管梗阻相关,但在胆总管结石中也有报道。

3. 辅助检查

1)实验室检查:血清 ALT 和 AST 水平通常在胆道梗阻早期升高。随后,肝功能指标通常呈胆汁淤积性升高,包括血清胆红素、碱性磷酸酶及 GGT 升高,且升高程度大于血清 ALT 及 AST。

2)影像学检查:超声是检查胆结石最常用和最准确的诊断方法。胆结石在超声上表现为单个或多个的高回声、可移动的结构,并伴有典型的声影。小到 1.5mm 的结石可以通过超声检查发现,超声检测胆结石的灵敏度和特异度均大于 95%。

(四)筛查与诊断思路

疑似胆总管结石的患者应结合实验室检查和影像学检查来诊断。通常,如果患者出现右上腹疼痛伴以胆汁淤积型为主的肝酶升高(碱性磷酸酶、GGT 及胆红素不成比例地升高)时,常被怀疑存在胆总管结石。目前暂无儿童胆结石患者风险评估相关研究,但临床上可参考成人预测指标进行儿童风险的划分与处理。另外,需注意判断是否存在以下并发症可能。

1)急性结石性胆囊炎:胆囊炎最常见的原因是胆结石阻塞胆囊管。胆囊管阻塞导致胆囊肿胀,胆汁酸浓度升高,胆囊壁缺血,偶有伴发细菌感染。胆道绞痛通常发生在急性结石性胆囊炎之前,可出现典型的三联征:上腹或右上腹疼痛伴恶心、呕吐和发热。

2)胆总管梗阻:儿童胆总管结石的确切发病率尚不清楚,但可能随着胆总管结石的增加而增加。一项调查指出,11% 接受胆囊切除术的儿童被发现患有胆总管结石。相关表现包括黄疸、陶土样大便和深茶色尿液。胆总管结石患者还可表现为急性胆管炎,出现包括发热、黄疸、右上腹疼痛的三联征。急性胆管炎是外科急症,必须立即进行胆道减压。

3)急性胰腺炎:儿童胆结石性胰腺炎的确切发病率尚不清楚。最近的一项调查发现,25% 的小儿胰腺炎为胆结石来源。胆结石性胰腺炎患者表现为上腹部疼痛、恶心和呕吐,既往可能无胆囊相关症状史。血淀粉酶和脂肪酶升高,常出现黄疸及血清结合胆红素升高。

(五)防治原则

1. 肥胖的管理

一般人群的主要干预措施应包括改变生活方式,包括可能降低胆结石风险的饮食模式，主要作用于脂质代谢和导致胆结石形成的代谢途径（即低碳水化合物饮食，富含植物蛋白、坚果和植物油，同时适度饮酒），以及充足的身体活动，旨在维持正常体重。

2. 胆结石的管理

胆结石的治疗目标是长期消除症状，减少潜在的并发症，同时最大限度地减少复发的机会。可使用熊去氧胆酸（UDCA）和降胆固醇剂，可防止进一步结石形成。然而，这些措施对已经形成的胆结石溶解无效，目前不推荐使用。从理论上讲，胆结石形成的每个致病因素都可以被认为是预防或治疗胆固醇结石的潜在治疗靶点。特别是亲水胆汁酸 UDCA 可能发挥保护作用。其他治疗方案（单独或联合）是有希望的，这些药物治疗方案包括：他汀类药物或抑制剂（或两者兼有）；肠道吸收胆固醇，如依折替米；核受体调节剂 s99，如6EUDCA（FXR 调节剂）或胡椒碱（一种生物碱，能够抑制 ABCG5/8 和 LXR 在肝脏中的表达，减少胆道胆固醇分泌）；肠道微生物可能的调节剂；食物或生活方式，作用于胆囊运动障碍的药物；炎症细胞因子调节剂。但由于缺乏有效的有力证据，在一般人群中不建议采用药物预防胆结石。

目前，对于肝脏生化检查结果正常的无症状且无特定危险因素的儿童胆结石的治疗，尚无明确的指导方针，也没有明确的手术治疗策略。无症状儿童或无特异性症状儿童可进行随访。对于有典型症状（右上腹或上腹疼痛、恶心、呕吐和脂肪食物不耐受）的患儿应切除胆囊。腹腔镜胆囊切除术（LC）是胆结石手术治疗的"金标准"，与传统开腹手术相比，其具有创伤小、发病率和死亡率低、住院时间短的优点。对急性结石性胆囊炎的胆囊切除术时机在成人和儿童中一直存在争议。现在有强有力的证据表明，早期（＜7 天）胆囊切除术是与降低发病率和死亡率相关的最佳实践。对儿童也提出了类似的建议。与早期胆囊切除术相比，延迟胆囊切除术增加了医疗费用，与小切口开放胆囊切除术相比，紧急外科手术和腹腔镜胆囊切除术增加了医疗费用。

对于有症状性胆总管结石和轻度胆结石性胰腺炎的患者，早期胆囊切除术也是有必要的。对于已知的胆总管结石，在年龄较大的儿童中，术前或术后内镜逆行胰胆管造影清除胆总管结石是一种常见的方法。腹腔镜下的胆总管结石探查在儿童中也很成功。Hill 等人报道了 97％ 的术中胆管造影成功率和 90％ 的腹腔镜下胆总管结石探查成功率。

虽然胆囊切除术的风险很小，但潜在的并发症确实存在，从转换为开腹胆囊切除术（最常见）到胆漏、胆管损伤和（少数情况下）死亡。另外，大约10％的患者在胆囊切除术后会出现非特异性胃肠道症状（即"胆囊切除术后综合征"），另外，10％～30％的患者在胆囊切除术后可能出现非特异性胃肠道症状（即"胆囊切除术后综合征"），这些症状多发生于术后早期（1～2年内），部分可能与患者术前已存在的胃部疾病（如胃炎、消化性溃疡）或术后胆汁反流诱发的食管疾病（如胃食管反流）相关。

第六节　儿童肥胖对神经心理行为的影响与筛查防治原则

一、儿童肥胖与认知功能异常

（一）概述

认知是个体获得知识、应用知识或信息加工的过程，包括感觉、知觉、注意、记忆、思维、推理、判断、计算、语言、想象、创造、适应、分析和解决问题的能力等。儿童的认知发展随年龄增长，并遵循一定的模式。儿童期若受到干扰认知正常发育的生物或环境因素影响，可能导致认知功能异常。肥胖引起的心理行为问题（如焦虑、抑郁、自卑、社会退缩等）在儿童中已很常见，近期的研究发现肥胖对儿童认知（如记忆、注意、学习能力等）和智力也产生一定程度的影响，同时还可能增加阿尔茨海默病或其他精神疾病的患病风险。并且肥胖和认知功能异常之间可能是相互作用的关系，即肥胖可能导致认知功能异常，而认知功能异常又可能进一步加重肥胖。改变饮食运动习惯、减重，可能改善认知功能。

（二）肥胖儿童认知功能异常发生风险

1. 流行病学

国外多项较大人群队列研究已关注到肥胖与认知功能异常之间的相关性，如脑资源国际数据库队列、Whitehall Ⅱ队列、巴尔的摩老龄化纵向研究、哥德堡 H70 出生队列等，发现 BMI 增高与注意力、处理速度、运动功能和执行力下降有关。另有研究者回顾了 2022 年以前英国 Biobank 队列研究报道，发现 BMI 与流体智力、数字记忆、矩阵模式完成度、符号数字替换测试等多个认知领域的表现呈显著负相关。

2020 年发表在期刊 *Brain Sciences* 的一项小型研究，利用电刺激脉冲技术，观察和评估每位参与者的大脑反应情况。研究结果发现，在健康体重组中记录到了显著的大脑神经活动，表明大脑反应正常；但肥胖组参与者的大脑反应明显受损，并且还发现超重人群记忆事物或学习新技能的能力相对更差。另有国外学者使用来自儿童脑认知发育研究队列的数据，共纳入 11103 名儿童，平均年龄为 9.91 岁，采用多变量回归分析评估了认知功能和肥胖相关指标之间的双向关联，发现基线肥胖程度越高的儿童，随访 2 年后的认知功能越差，而基线认知功能越好的儿童，随访 2 年后的肥胖程度越低，指出儿童的肥胖和认知功能之间存在双向关联。国内有研究报道，接近 20% 住院的单纯性肥胖儿童出现不同程度认知功能异常与注意力集中能力下降。广州市对 1090 名中小学生进行智力水平检测发现：超重和肥胖儿童智力水平低于正常体重儿童，且肥胖程度越高，对认知与智力的影响越大。此外，近年来一些研究还发现肥胖与阿尔茨海默病的关联。有研究者指出，年轻的女性超重患者中晚年时期患阿尔茨海默病的风险会增加 1.8 倍，年轻的肥胖患者（无论性别）此风险增加约 2.5 倍。然而目前肥胖和认知功能异常相关性流行病学调查多集中于成人队列的横断面研究，罕有发病率相关的报道，对儿童的研究有限，且研究结论不完全一致，需要更多儿童大样本随机对照试验或前瞻性队列研究。

2. 发病机制研究进展

肥胖与认知功能异常的关联可能是多因素作用的结果，但尚无足够的研究充分阐述这些因素在肥胖引起认知功能异常中的独立作用及其相互作用，且关于肥胖与认知功能之间联系的许多证据大多基于观察性横断面研究，其潜在机制尚未完全揭示。

1) 神经炎症：肥胖以慢性低度炎症伴氧化应激持续增加为特征，促炎细胞因子释放到循环中，引起外周和神经炎症；同时炎症也可导致血脑屏障通透性增加，从而加重神经炎症。此外，肥胖其他内分泌代谢改变（如高胰岛素血症、高瘦素血症、下丘脑—垂体—肾上腺轴激活增加、脂质过氧化）也会促进神经炎症。而后持续的神经炎症可能损害单胺能神经传递、神经形成、突触可塑性，同时促进神经毒性作用。国外学者在体重增加人群中已观察到大脑皮质神经炎症改变，并在动物实验中证实神经炎症主要影响下丘脑、杏仁核和海马，与内分泌平衡、情绪行为调节、学习和记忆功能受损有关。这种由神经炎症引起的脑功能改变可能是肥胖引起认知功能改变的主要病理生理途径。

2) 大脑胰岛素抵抗：已知脑内胰岛素存在于嗅球、下丘脑、大脑皮质、小脑和海马等脑区，参与大脑的许多生理过程，如神经递质系统调节（包括对认知有重要作用的胆碱能和谷氨酸能系统）、突触可塑性、食物摄入调控、神经元存活及记忆等。动物实验已证实，胰岛素信号转导阻断导致胰岛素抵抗可引起大鼠的认知障碍，海马局部注射胰岛素可调节认知功能。而肥胖与胰岛素抵抗关系密切，胰岛素抵抗不利于神经元对葡萄糖、游离脂肪酸等能量底物的摄入，阻碍线粒体对神经元的能量供应，使大脑功能受损；同时胰岛素抵抗可直接造成线粒体的一系列病理性改变，引起线粒体功能紊乱，影响突触功能维护和重塑的基本进程。

3）脑血流减少：2020 年的一项研究对 17721 名参与者进行了 35442 次脑部扫描，结果发现，随着 BMI 的增加，大脑所有区域的血流量几乎都有显著的逐渐减少的趋势，其中大脑颞叶、顶叶、海马等与阿尔茨海默病高度相关的区域中，血流量减少与肥胖程度增加的关系尤为密切。

4）大脑形态和结构改变：

（1）大脑容量减少：2016 年英国的一项研究对 527 名受试者的年龄、肥胖、大脑之间的关联进行分析，发现肥胖人群大脑的脑萎缩程度更明显。另有神经影像学研究也观察到肥胖儿童的大脑体积比正常体重儿童更小，尤其是负责学习记忆的海马，这可能是肥胖儿童更易出现记忆力下降等情况的原因。

（2）灰质体积减小：神经影像学研究发现高体脂肪含量肥胖伴有灰质萎缩，尤其在儿童中，体脂肪含量与前额叶皮质灰质体积呈负相关关系，而后者减少与认知功能受损有关。另有研究发现 6~8 岁肥胖儿童左侧海马灰质体积减小，而海马在很大程度上被视作某些类型记忆（如情节性、情境性、关系性、空间性）的基础。

（3）脑白质改变：多项神经影像学研究观察到肥胖人群存在脑白质完整性/连接性降低，已知脑白质是协调脑部各个区域通信的组织，故推测肥胖可能影响学习能力和脑功能。

5）饮食与肠道菌群的影响：

（1）饮食的影响：研究发现维持高度加工、高热量、高脂高糖饮食的成年大鼠会出现海马脑源性神经营养因子减少、突触可塑性干扰、营养转运蛋白缺乏、海马神经形成减少、神经炎症、血脑屏障破坏及海马依赖性学习和记忆力损害。而海马功能的改变又可导致对食物相关环境线索的反应性增加、抑制作用减弱。在这一模式中，高脂高糖饮食可能启动"肥胖和认知异常的恶性循环"，神经功能障碍可能先于、导致、促进和（或）维持暴食习惯和体重增加，而后又进一步加重神经功能障碍。

（2）肠道菌群的影响：新近提出的"肠道菌群—肠—脑轴"观点认为，肠道菌群失调是介导高脂饮食引起认知功能损害的重要机制之一。健康小鼠接受饮食诱导肥胖的小鼠肠道菌群或肥胖人类的粪菌移植后，出现记忆力下降，前额叶皮质的炎症基因表达增加，反向佐证了健康的肠道菌群对于维持认知功能正常的重要性。

（三）临床表现

目前的研究发现，肥胖可能影响多个认知领域功能，如执行功能、抑制控制、学习和记忆力等，但这些观点目前并无一致性的结论，其原因可能是由于观察指标的变异性及研究队列的异质性。

1. 执行功能受损

执行功能是决策或延迟满足、任务转换/多线任务、调动工作记忆、思维灵活性所依赖的认知功能。研究发现，与体重正常的儿童比较，肥胖儿童在需要这些能力的任务上更容易出错，表现为不能根据不断变化的规则或任务要求来调整和更新自己的行为，也被认为是认知灵活性受损的表现。

2. 抑制控制受损

抑制控制是认知发展的一个组成部分，在婴儿期出现，并在整个儿童时期增强。抑制控制包括行为抑制和认知抑制，前者涉及抑制与计划和情境相关目标导向行为表现不符的优势反应的能力，后者用来抑制外部刺激吸引注意力或唤起不需要或情境不适当回忆的能力。儿童期的肥胖可能导致整个生命周期的行为控制和认知控制受损，出现相应能力缺陷，如奖励抑制和延迟满足的能力、注意力。

研究发现，在食物奖励的反应中，超重和肥胖儿童表现出奖励抑制和延迟满足的能力缺陷。通常而言，为了避免体重增加或促进体重减轻，抑制进食高热量食物的冲动至关重要，但这些高热量的食物被认为是有回报的（奖励），而且回报越多，就越难以抑制自己的行为。换言之，对延迟满足有困难的人更倾向于吃高热量、开胃的食物，并且难以抵抗诱惑。注意力是专注于给定任务的能力，而注意力不集中可能与抑制控制的降低有关。注意力不集中可能导致对正确食物摄入的认知较差及坚持正常饮食模式和饮食方案的难度更大。注意力不集中也预示着治疗中减重效果较差。另外有研究发现，重度肥胖的儿童更可能在计算机任务上表现出注意力缺陷。

3. 学习和记忆力损害

学习新信息的能力取决于将信息编码或存储到长时记忆中并在以后需要时

检索该信息的能力。如前所述，肥胖儿童可能出现海马损害，考虑到海马在记忆编码中的关键作用，故肥胖儿童可能出现学习和记忆力损害。国外一项通过父母问卷的研究发现，肥胖儿童存在情景记忆、常识记忆受损。另外，工作记忆是将信息暂时存储在记忆中，以便在当前时刻使用的能力，一个功能良好的工作记忆是做出好的决策的关键组成部分，有研究显示，超重和肥胖儿童久坐及进食高脂高糖饮食等肥胖相关行为与较差的工作记忆力有关。

儿童体重与学习成绩之间的负相关性目前未达成一致结论，但一些研究数据为此提供了理论支持。例如，一项研究对 126 名美国 7~9 岁儿童进行测试，在匹配年龄、性别和社会经济因素后，发现 BMI 与拼写和算术成绩呈负相关关系。另一项对 1000 多名泰国学生为期 2 年的研究发现，超重的 7~9 年级学生的平均成绩显著低于正常体重的学生或正在减重的学生，尤其是语文和数学成绩。

（四）筛查方法

目前对肥胖儿童的认知功能异常的筛查尚无一致认可的流程和标准，目前常用的研究方式有（包括但不限于）：①行为观察；②问卷调查；③神经心理学量表评估；④神经影像学检查；⑤客观学习成绩。其中，神经心理学量表是评估认知功能的常用手段，不同量表侧重的认知领域有所不同。例如，连线测验评估执行功能、Rey 听觉词语学习测验评估记忆力、符号数字转换测验评估注意力、威斯康星卡片分类测验评估认知灵活性等。认知功能异常是指一项或多项认知域的功能受损，需要多种量表综合评估。

（五）防治原则

由于儿童时期是神经发育的重要窗口期，因此早期干预和预防尤为重要。一些研究表明，通过改变饮食和运动习惯、减轻体重，可以改善认知功能，减少患认知障碍的风险，但目前尚无特定的治疗方案，尤其儿童治疗经验有效，需参考成人研究。

1. 调整饮食结构

一些研究发现，健康饮食可以逆转高脂高糖饮食导致的认知功能下降，即便没有降低体重，改善饮食质量也有益于认知功能。例如，地中海饮食是健康饮食的代表，以蔬菜、豆类、水果、坚果、谷物和橄榄油为主，这些食物富含叶酸、维生素 C、维生素 E、多酚、多不饱和脂肪酸等神经保护物质，可以抵抗氧化应激，减轻神经炎症，保护神经细胞。有研究发现，地中海饮食有助于延缓与年龄相关的认知功能下降，还可以通过降低老年人卒中、高血压、糖尿病、冠心病等疾病的发生来保护认知功能。

2. 加强有效运动训练

近年来临床研究发现，高强度间歇训练（high－intensity interval training，HIIT）在成年患者肥胖管理、改善认知障碍方面有较为显著的效果。HIIT 是一种重复多次、交替进行的短期高强度运动和低强度恢复/休息的循环训练模式。目前，根据 HIIT 的概念研发了多种训练方法，主要分为有氧 HIIT 和自重 HIIT（抗阻 HIIT）。HIIT 可灵活根据肥胖个体的身体素质进行运动策略的修正，起到个性化运动处方的效果。且 HIIT 运动模式多样（包括骑行、游泳、水上训练、交叉训练等），可根据个人意愿进行选择。个性化的 HIIT 运动疗法更切合当下对肥胖的管理，能有效纠正肥胖代谢紊乱，预防肥胖相关风险因素。临床研究表明，HIIT 可通过提高脑内氧合功能和分泌神经营养因子两方面，提高肥胖患者的认知功能，是肥胖个体提高认知功能的有效运动康复策略。而与常规有氧训练相比，HIIT 可在很短的时间内促进肥胖人群分泌神经营养因子。例如，一次性的 HIIT 结合抗阻训练可刺激超重个体产生较高水平的脑源性神经营养因子、神经营养因子，且相比一次性常规有氧训练，儿童肥胖患者脑源性神经营养因子对 HIIT 更灵敏。

二、儿童肥胖与常见心理行为异常

（一）概述

儿童时期是心理健康发展的关键阶段。此时儿童心理尚未成熟，敏感、脆弱，如果儿童长期暴露于高危环境中，易产生焦虑、抑郁等常见精神心理问题。社会生活中，由于外界对肥胖群体的偏见及肥胖儿童较低的自我评价等，肥胖对儿童的心理健康可能造成不良影响。与此同时，焦虑、自卑的心理状态，可以加重肥胖的进展，如焦虑致使进食量增加、自卑阻碍外出活动等。

（二）肥胖儿童常见心理行为异常发生风险

1. 流行病学

3~6 岁是儿童神经心理发育最迅速的时期，肥胖在影响儿童身体发育的同时还会对身心健康产生长期不良影响。相关研究显示，儿童自出生起神经系统就处于持续发育过程中，而心理与身体发展具有阶段性。神经系统是儿童心理发育的基础，尤其影响大脑成熟水平。心理活动的发展与后天环境影响密切相关，若外界的学习、生活环境有利于大脑发展，则能够保证健康的心理活动。研究者发现，胎龄、出生体重、喂养方式、新生儿期疾病、窒息史等均为儿童神经心理发育的影响因素，其中喂养方式不科学是引发儿童肥胖的主要原因之一。有研究发现，肥胖女孩发生焦虑和抑郁的风险比体重正常女孩高43%，肥胖男孩的风险相似。无论是男孩还是女孩，肥胖都是导致焦虑和抑郁的强危险因素。

2. 发病机制研究进展

1）交感神经与肥胖的相互作用。肥胖与交感神经激活的相互作用是一个复杂的过程。主要包括以下三方面。

（1）肥胖对交感神经的刺激与激活：肥胖患儿交感神经被慢性激活，交感神经活性增强，但其功能减弱。肥胖时交感神经的激活并不是单纯一致的，其激活程度与体重呈正相关关系，并随肥胖部位的不同而变化。其机制可能与胰岛素抵抗、脂肪因子分泌紊乱、慢性低度炎症反应及 OSAS 等有关。胰岛素抵抗是肥胖导致交感神经过度兴奋的核心因素。肥胖时机体对胰岛素敏感性下降，引发胰岛素抵抗，代偿性引起胰岛 β 细胞分泌胰岛素增加，产生高胰岛素血症。高浓度的胰岛素作用于颈动脉体化学受体细胞中的胰岛素受体，引起细胞内钙离子浓度增加，释放神经递质，增加交感神经活性。肥胖时机体内非酯化脂肪酸分泌增多，过量的非酯化脂肪酸可以通过损伤磷脂酰肌醇激酶和加重胰岛素抵抗，引起交感神经活性增加。

（2）肥胖个体脂肪细胞分泌血管紧张素原增多：血管紧张素原在肾素的作用下转化为血管紧张素，通过肾素－血管紧张素－醛固酮系统的激活增加交感神经活性。

（3）交感神经与肥胖的相互影响：长期病态的交感神经激活会引发能量摄入增加、白色脂肪储存能量增加，棕色脂肪产热障碍，脂肪分解障碍，交感神经激活抑制脂肪组织的增生与分化，加重肥胖。肥胖的关键特点在于棕色脂肪组织储存过多，并且产生热量功能受损。短暂的交感神经激活可以增加棕色脂肪组织的脂解作用。

2）儿童肥胖的神经内分泌调节机制。在神经调节中，脂肪储存的信号可以通过一些途径作用于中枢神经系统调节饱感，通过对进食终止机制的调节，控制进食量，达到机体能量的平衡。在进食过程中，机体可以产生一些饱因子（satiety factors），通过血液循环途径作用于中枢神经系统，引起进食的终止。

与进食有关的中枢包括下丘脑中有些核团，研究表示其与进食有关。下丘脑腹内侧核（VMN）和下丘脑外侧区（LHA）被认为是调节进食的两大核团。传入的信息经过整合作用（integration）再向外周发送信号进行调节。神经系统对进食行为的调节就是多核团和多神经元形成的一种网络系统。信号在下丘脑的核团中进行整合，下丘脑和低位脑干之间也进行相互作用，从而共同完成对进食行为的调节。在这一网络系统中，包括下丘脑中弓状核（ARC）、室旁核（PVN）、核穹隆周区（PFA）和外侧区（LHA），也包括低位脑干中的孤束核（NTS）等。其中，胰岛素可以作用于脑，抑制进食；瘦素由脂肪细胞产生，可以调节进食量。胰岛素和瘦素的受体存在于下丘脑和低位脑干中，特别是一些与进食有关的核团，如胰岛素和瘦素首先作用于下丘脑 ARC 中的受体，再由 ARC 中的神经元传递信息到达 PVN、PFA 和 LHA，说明这两种激素可以作用于与进食调节有关的神经元。血中的瘦素降低，可以明显增加食欲产生肥胖。相反，单纯血中胰岛素的浓度降低并不引起肥胖。

3）儿童肥胖与不良情绪的相互作用。肥胖儿童常常遭受排斥、歧视及其他负面影响，这些不良的情感体验又会导致儿童在自我体像、自尊和情绪等方面出现消极结果。Erermis 等的研究发现，非临床肥胖组的儿童其儿童抑郁量表的得分明显高于体重正常组。抑郁影响过食症的发生，导致个体摄食过多引起肥胖。此外，抑郁还可导致身体活动减少，增加个体肥胖的发生风险。焦虑与肥胖也呈现一定程度的正相关关系，体现了不良情绪引起肥胖假说的神经生物学基础。动物实验中，动物在各种情绪应激刺激下进食，促进肥胖发生。人类实验研究中，受情绪困扰的进食者较情绪正常者更易于选择高糖高脂的食物。以上研究结果提示，不良情绪可能通过影响进食类型及进食动机，参与肥胖的发生。在现实中，儿童的情绪调节能力尚不成熟，当面临情绪应激时，儿童常采取一些不当的行为缓解压力，如行为退化、暴饮暴食等。因此，不良情绪导致进食紊乱的作用在儿童中更为明显。

4）父母因素对肥胖儿童心理状况的影响。在多重因素的作用当中，值得关注的是，父母也是导致儿童体重增加的重要因素之一，研究父母因素对儿童体重和心理状况的影响，能够使父母意识到超重和肥胖对儿童健康的影响，从而改进儿童的饮食方式，使其健康成长。父母因素主要包括遗传、父母的受教育程度、父母收入水平及健康理念等。研究表明，儿童肥胖现象与肥胖家族史关系密切。如果父母肥胖，那么子女出现肥胖的概率会达到 70%～80%。城市中全家均肥胖的现象十分常见。由于遗传因素对儿童的影响贯穿在其成长的各个阶段，且这种现象不容易得到控制，易导致儿童出现自卑的心理。父母的受教育程度越低，儿童出现超重和肥胖的概率越大。这主要是因为父母对超重和肥胖现象没有科学的认识，对儿童的饮食安排只注重数量而不注重质量，导致其出现饮食失衡的现象。另外，父母的受教育程度过低会导致其观念陈旧，不愿学习科学的饮食知识，导致儿童营养摄入不均衡。很多家长在选购食品时，并不注重儿童营养摄入上的均衡，而是过多地看重脂肪的摄取。这就导致儿童对蔬菜和谷类的摄入量减少，对脂肪的摄入量增加。从现代、科学的解读来看，肥胖并不能说明一个人处于健康状态，相反还会增加各种疾病发生的概率。如果父母长期坚持错误的健康理念，会导致儿童出现超重和肥胖等现象。

5）心理因素与儿童肥胖的相互作用。肥胖不仅在个体儿童期导致心理行为问题，更易产生情绪紧张和心理障碍，且这些心理行为问题会延续至个体青春期甚至成人期。心理因素与儿童肥胖的相互作用主要体现在以下三方面：

（1）抑郁、焦虑等心理因素可能通过饮食行为或代谢失衡等机制对儿童肥胖产生影响。有心理行为问题的儿童往往会摄取更多的食物，以获得放松和缓解其心理的不良感受，其间接地影响了儿童的肥胖状况。这是由于在生物层面，人的饮食行为受控于丘脑下部内侧核和外侧核，是形成行为习惯的最初驱动力，过度饮食获得的"习得性饱足感"可补偿负性心理感受。同时，当儿童出现心神不安等不良感受时，也可能会引起能量或激素代谢失衡，从而影响脂肪的储存，进而引发肥胖。研究显示，当儿童出现心理不安等不良感受时，也可能会引起能量或激素代谢失衡，从而影响脂肪的储存，进而引发肥胖。

（2）儿童注意缺陷多动障碍（attention deficit hyperactivity disorder，ADHD）。国内赵忠毅等的研究（2019）显示，患有 ADHD 的儿童发生超重和肥胖的风险是非 ADHD 者的 1.37 倍，在考虑了年龄、性别和种族等因素后，ADHD 对儿童肥胖仍有影响。ADHD 儿童的伏隔核、杏仁核、海马回及纹状体区域的体积较小。这些脑功能区间的交互作用形成了大脑的奖赏通路。大脑的奖赏通路通过接收自然奖赏信号（食物、性）和成瘾性药物信号（中枢神经系统兴奋剂、抑制剂）来调控机体的认知、动机和情绪，并因此产生奖赏效应。奖赏通路的异常一方面可能导致了 ADHD 患儿的情绪障碍和厌恶延迟，另一方面也可能通过影响机体的进食行为（情绪性过度进食、暴饮暴食）导致体重增加。ADHD 患儿表现出对高热量、高糖饮食较强烈的渴望。同时，ADHD 患儿摄入高热量、高糖饮食使得机体在消化时对高级认知脑区释放多巴胺的抑制作用也相应增加，出现多巴胺分泌下降、奖赏不足的现象。因此为了弥补奖赏效应表达的不足，ADHD 患儿会出现多食、暴食。长期高热量饮食导致的肥胖则会进一步提高机体的刺激阈值，降低多巴胺的释放，从而形成恶性循环。

（3）自控能力。研究显示，2 岁时自控能力缺陷是儿童 8 年后肥胖发展的危险因素。较弱的自控能力也与身体形象担忧和饮食问题相关。儿童 3 岁时较弱的情绪控制能力是 11 岁时发生肥胖的独立预测因素。

3. 临床表现

肥胖儿童除在体重、体态和组织器官方面有特殊的临床表现外，在心理行为方面也具有一些特征而有别于正常体重儿童。这些心理行为表现对肥胖的发生发展及对儿童的身心健康有着极大影响。肥胖儿童的心理行为表现主要体现在以下几个方面。

1）饮食习惯：肥胖儿童的择食方向、进食量、进食频率和饱腹感受到饮食习惯的影响。肥胖儿童普遍进食速度快，常狼吞虎咽，拒绝细嚼慢咽，同时常在临睡前和看电视时进食。肥胖儿童对淀粉类食物、甜食、饮料等较为偏爱，进食频率相对较高，进食量也比正常儿童多。

2）心理行为：与正常儿童相比，肥胖儿童明显存在一些不良心理行为。肥胖儿童，尤其是肥胖男童多数伴有多动、攻击性、强迫、敌意等行为等；部分男童还具有行为幼稚的倾向，说明肥胖男童情绪稳定性差、易激惹。肥胖女童则在躯体症状、抑郁、焦虑、社会退缩、不成熟等行为因子得分高。曹建平等通过行为问题早期发现测验（PPCT）参照儿童行为量表（CBCL）设计家庭调查表，评价单纯性肥胖儿童攻击性、抑郁、社交退缩及分裂样行为，发现肥胖儿童更倾向于情绪不稳。这是因为肥胖儿童体型不佳、活动不方便，在集体活动中常是同学们取乐的对象，常受到同学们的排斥和嘲笑。因此，妨碍他们主动参加集体活动的热情和积极性，他们较少或拒绝参加集体活动，逐渐出现抑郁、社交退缩和情绪不稳等心理行为问题。同时肥胖儿童在学校处于压抑状态，回到家里又受到父母的怜惜和疼爱，因而又使之缺乏抱负、缺乏主动性，表现为非攻击性与依赖性。

3）社会适应能力和与同伴的关系：不少学者认为，肥胖儿童存在社会适应能力问题，其社会适应能力要比正常体重儿童差。随着儿童肥胖程度加重，其社会适应和社会交往能力、学校活动和学习能力均随之降低。有学者用儿童社交焦虑量表（SASC）对不同程度肥胖与正常儿童进行测量，发现肥胖儿童的社会适应能力较差，总分低于 P_2 的人数增加更明显。说明儿童肥胖程度越重，社会适应能力越低。

4）个性心理特征：有学者采用 YG 性格量表对 1 组 12～16 岁肥胖儿童进行问卷调查，发现肥胖男女童 12 个分量表得分及性格类型与对照组比较，两组差异均不明显，但肥胖女童在自卑感、协调性方面的得分及在情绪变化、抑郁性倾向方面的得分高于对照组，说明肥胖对儿童的个性心理特征有一定影响。

5）智力水平：肥胖对儿童智力水平影响的报道目前尚存争议。有学者的研究结论表明，肥胖儿童的平均智商低于正常体重的儿童，主要表现为操作智商水平较低，动手能力差，在运动能力和社会适应能力方面差，视觉、知觉和辨别能力不足。这主要涉及肥胖儿童因体型和体重因素，与外界接触机会少，因心理因素造成智力发育不如正常体重儿童。也有学者认为重度肥胖儿童体内大量血液集中于周围组织中，造成脑组织相对缺血缺氧，影响智力发育。然而，有研究表明，肥胖儿童的智力水平不比正常体重的儿童差，甚至高于正常体重的儿童。肥胖儿童因体型的缺陷促使他们特别希望在其他方面超过同伴，以获得心理平衡，因此会更多地把精力放在学习上。

4．筛查方法

1）焦虑自评量表（SAS）。

2）抑郁自评量表（SDS）。

3）自杀意念自评量表（SIOSS）。

（五）防治原则

儿童处在人生观、世界观的形成阶段，超重和肥胖不仅增加儿童发生疾病的危险，同时也严重影响其心理健康。肥胖儿童可表现出不同于正常体重儿童的心理行为，而这些心理行为对肥胖的发生、发展也起着重要的影响。因此，了解分析肥胖儿童的心理行为特点，有利于从心理行为方面对肥胖儿童实施针对性治疗，以改善肥胖儿童心理状况，纠正不良的行为，并结合饮食管理、身体活动和药物治疗等多种手段从根本上治疗肥胖。其中，心理行为治疗主要包括以下方式。

1．改变行为方式

1）改变儿童行为：改变肥胖儿童静坐过久的行为，有节制地看电视、使用电脑。在保证睡眠的同时，改变贪睡的习惯。鼓励肥胖儿童参加户外活动、体育锻炼和一些能量消耗较大的娱乐活动。

2）改变家庭、父母行为：家庭、父母因素对儿童肥胖产生和发展起着十分重要的作用。治疗中应主张进行家庭、父母的行为干预，通过宣传教育使父母对肥胖有所认知，科学喂养孩子，改变父母和其他家庭成员喜静恶动、闲暇时以吃为乐的生活方式，并指导父母积极主动参与肥胖儿童的治疗过程，使家庭易导致肥胖的饮食行为和生活方式得到改变。

3）改变饮食行为：①饮食嗜好诱导。肥胖儿童多爱吃荤食和甜食。父母应对此加以诱导，让儿童喜爱上吃粗粮、蔬菜，多吃水果，减少肉类和谷类食物摄入量，尽量不吃肥肉和甜食。改掉儿童爱吃零食、偏食、挑食的不良饮食习惯。严格限制的食物种类包括肥肉、油炸食品、奶油食品、含奶油冷饮、果仁、白糖、糖果及高糖饮料、甜食、洋快餐和膨化食品。需要的食品包括瘦肉、鱼、海产品、蛋类（去蛋黄）、脱脂奶类、豆制品、蔬菜和非高含糖量的各种水果。限量的食品包括谷类、薯类食品、全蛋及香蕉、葡萄和柑橘等水果。②放慢进食速度。肥胖儿童常狼吞虎咽，吃得又多又快，导致进食超量。进食后血糖会慢慢升高，当升至一定水平后，就会刺激大脑发出饱足感信号，人就会停止进食。而进食太快，血糖上升速度相对滞后，发出饱足感信号较晚，进食的时间和量也相应增多。因此应引导肥胖儿童进食时细嚼慢咽。③改变饱足感。肥胖儿童的饱足感与正常体重的儿童不同。肥胖儿童往往吃到十分饱还不满足，仍继续进食。父母应逐渐观察并改变他们的饱足感，不让其过量进食，让其饱足感减至八九分饱，相应食量也会减少 20％。

2. 心理诱导联合行为刺激

1）正性刺激有助于树立肥胖儿童的自信心：肥胖对儿童最大的心理影响是让其缺乏自信心，有自卑感。因此，在治疗中首先应帮助肥胖儿童树立自信心。在改变饮食行为和运动行为中要不断激发儿童对运动的兴趣，帮助克服心理障碍，在取得点滴进步后及时给予表扬与奖励，以强化其转变的行为，增强其自信心。在家长不断鼓励和支持下，肥胖儿童的自信心会随着体重减轻而增强，自卑感会随体型改善而逐渐消失。

2）行为刺激、行为认知：通过控制刺激因素和反应来改变行为，这一过程称为行为矫正。该疗法的内容包括确定基线行为，设置目标及中介行为，选择正性刺激方式和种类、实施行为矫正方案、评价效果。个人的认知方式影响其情绪和行为，通过改变肥胖儿童对肥胖不恰当的认知模式，对不良的进食方式、活动方式进行矫正，可以增强减重效果。

3）行为治疗：以儿童为中心，充分发挥儿童的自身主动性，调动积极的心理因素，克服消极不良的心理行为方式。行为治疗团队通常由心理学家、医生、营养学家及体育教师、家长组成。治疗以儿童为主导，通过多种形式的游戏、心理短剧、角色扮演等使其认识自己的行为，调整并纠正不良行为。其中，开展体育运动对于肥胖儿童的心理健康具有一定的促进作用。在引导肥胖儿童进行体育运动时，可以根据肥胖儿童的特征，设计一些其可以完成的动作，增加他们运动的信心。肥胖儿童在体育运动的过程中，不仅可以增强自身的体质，还可以获得一定的认同感，从而降低肥胖儿童出现抑郁、焦虑等的概率。体育运动可以帮助肥胖儿童与社会建立良好的关系，提高自我认同感，感受到合作意识及集体荣誉感，增加他人对肥胖儿童的好感，促进其后续成长。

4）现代冥想辅助治疗：现代冥想有机整合中医的天人合一理论、情志理论、扶正理论、五行学说、脏象学说和经络学说，充分利用祖国传统医学的自然疗法和音乐疗法，并结合现代心身医学、心理治疗和正念冥想中的重要理论与实践，目前已逐渐用于临床上各类疾病的辅助治疗。肥胖患者通过练习现代冥想，可以有效缓解精神压力、减少和转移对食物的欲望，从而发挥辅助减重作用。

3. 家庭及社会支持

家庭成员的饮食习惯及其以静态活动为主的生活方式是肥胖发生的易感环境，可增加儿童发生肥胖的危险性。儿童处于饮食行为及生活习惯形成的重要时期，父母的饮食行为习惯对儿童饮食习惯的形成有很强的协同作用。家庭干预会降低肥胖儿童 BMI、体重、血压、体脂等生理指标。来自家庭成员、亲戚朋友、医护人员及其他社会群体的社会支持通过积极效应、自我价值和行为塑造等模式，能够对肥胖儿童的健康行为产生影响。通过以社会支持为基础的家庭干预不仅可以改变患者的健康行为，还会对整个家庭的体重、饮食习惯、活动水平等健康相关行为产生积极影响。

三、儿童肥胖与神经发育障碍性疾病

（一）概述

神经发育障碍性疾病（neurodevelopmental disorders）是指在儿童生长发育过程中，由于大脑结构或功能发育异常而引发的一系列疾病，主要包括智力障碍、ADHD、自闭症谱系障碍（autistic spectrum disorder，ASD）、学习障碍（learning disorder）等，这些疾病在儿童发展的早期阶段就开始出现症状，并对儿童的认知、行为、学习、社交等方面产生不同程度的影响。大量研究显示，肥胖儿童发生 ADHD、ASD 等神经发育障碍性疾病的风险显著增加，且肥胖状态可能加重神经发育障碍性疾病患儿的注意力不集中、行为问题等，降低认知功能，还可能影响某些药物对神经发育障碍性疾病的疗效等。此外，神经发育障碍性疾病患儿如合并肥胖，则更容易发生糖尿病、高血压等代谢并发症。因此，在临床工作中我们需要高度重视肥胖患儿神经发育障碍性疾病的发生风险，及时采取综合干预措施，尽量减少肥胖患儿此类疾病发生，促进肥胖儿童健康发展。同时，也要注意神经发育障碍性疾病儿童本身的饮食、活动特点，预防肥胖的发生。如此才能更好地管理这种"双重疾病负担"。本节将主要围绕 ADHD、ASD、学习障碍三种神经发育障碍性疾病进行阐述。

（二）肥胖儿童神经发育障碍性疾病发生风险

1. 流行病学

已有较多研究发现肥胖儿童神经发育障碍性疾病风险较正常儿童显著增高。一项 Meta 分析综合了 42 项研究，包括近 20 万名参与者，结果显示与正常体重儿童相比，超重儿童发生 ADHD 的风险增加了 21%，肥胖儿童发生 ADHD 的风险增加了 40%。另一项大样本队列研究发现，与正常体重儿童相比，轻度肥胖儿童发生 ADHD 的风险增加了 73%，重度肥胖儿童发生 ADHD 的风险增加了 92%。根据目前可获得的研究结果，肥胖儿童发生 ASD 的风险也有明显增加，一项大型的队列研究纳入近 200 万名儿童，结果发现超重儿童发生 ASD 的风险增加了 18%，肥胖儿童发生 ASD 的风险增加了 33%。另一项 Meta 分析汇总了 17 项研究，共包括超过 2.2 万名儿童，分析结果显示与正常体重儿童相比，肥胖儿童发生 ASD 的风险增加了 42%。一项纵向研究长期跟踪了超过 1.1 万名儿童，发现婴幼儿期超重或肥胖将增加其后发展为 ASD 的风险高达 57%。综合以上研究结果，我们可以看到肥胖儿童发生 ASD 的风险明显高于正常体重儿童，在 33%～57%，并随着肥胖程度的加重而增加。另有研究报道提示，肥胖儿童发生学习障碍的风险比正常体重儿童高出约 50%。总体而言，肥胖儿童发生 ADHD、ASD 等神经发育障碍性疾病的风险显著增加，风险可达正常体重儿童的 2～3 倍，需引起专科医生、教育者、家长等的广泛高度重视。

2. 发病机制研究进展

儿童肥胖与神经发育障碍性疾病相互影响，其机制尚不明确。目前研究的假说主要包括神经炎症假说、神经递质失衡、肠—脑轴紊乱、遗传和环境因素等共同作用。脂肪过度蓄积可引起全身慢性炎症反应，亦可累及神经系统，导致大脑神经元、胶质细胞等受到损害，可能影响大脑的发育及相关功能。此外，肥胖可能造成大脑中多巴胺、5-羟色胺等神经递质水平的异常变化。这些神经递质在调节注意力、冲动控制、饮食行为、社交行为等方面发挥重要作用。儿童肥胖患者肠道微生态常处于失衡状态，可能通过影响神经内分泌、免疫等途径，损害大脑发育。遗传因素方面，研究已发现几种可能同时增加儿童肥胖和神经发育障碍性疾病发病风险的基因，包括 *MC4R*、*FTO*、*BDNF*、*DRD2*、*SHANK* 基因家族等。这些基因在调节能量平衡、神经递质功能、大脑发育等方面发挥重要作用，其遗传变异可能是造成儿童同时罹患肥胖和神经发育障碍性疾病的重要因素之一。此外，环境因素（如母亲孕期营养状况等）可能同时影响大脑发育和代谢调控，从而造成神经发育障碍性疾病和肥胖的共发。临床工作中，我们需要进一步探索这些共性致病机制，为预防和治疗这类疾病提供新的思路和靶点。

（三）临床表现

1. ADHD

除 ADHD 的主要典型临床表现外，共患 ADHD 的肥胖儿童相关临床表现往往更加严重。肥胖儿童表现出更严重的注意力不集中、易分心等症状，这往往影响其学习和行为表现；常表现出更高的冲动性和活动过度，这可能加重 ADHD 的行为问题；其社交交往能力常受到损害，可能导致同伴关系问题。肥胖儿童常伴有焦虑、抑郁等情绪问题，这可能加重 ADHD 症状；另外，肥胖可进一步损害 ADHD 患儿的记忆力、执行功能等认知能力，还可能增加 ADHD 儿童发生代谢并发症如 2 型糖尿病、高血压等的风险。目前研究认为，肥胖的 ADHD 患儿通常因为外貌及行为与周围儿童的差异而产生情绪问题，而进食行为可以通过增加脑内多巴胺浓度缓解焦虑，同时进一步加重肥胖，这可能是焦虑与肥胖存在相关性的原因。目前关于肥胖 ADHD 患儿的情绪问题的研究较少。同时在神经内分泌因素方面，去甲肾上腺素作为由交感节后神经元及脑肾上腺素能神经元分泌的神经递质，同时也是由肾上腺髓质合成和分泌的激素，其多样的生物效能可能在 ADHD 和肥胖共病的发展中也起到了一定的作用。研究表明，肥胖人群中可能存在去甲肾上腺素被巨噬细胞大量吞噬降解的现象，这可能解释了肥胖状态下体内能量调节的异常。免疫病理学研究认为 ADHD 和肥胖患者都可能存在慢性、系统性的炎症症状。哮喘、鼻炎等过敏性疾病在 ADHD 或肥胖患者中有较高的发生率。Landau 等研究提示 TNF-α、IL-6、IL- 等炎症因子可能介导了肥胖患者胰岛素抵抗及 ADHD 患者认知障碍的相关通路。

总的来说，肥胖加重了 ADHD 儿童在注意力、行为、情绪、认知等多方面的功能障碍，给他们的成长和发展带来了更大的挑战。因此，临床工作中我们需要采取综合干预措施，针对性地改善这些症状，促进肥胖 ADHD 儿童的健康发展。

2. ASD

ASD 与儿童肥胖之间存在双向关联，即 ASD 可能导致儿童肥胖，同时儿童肥胖也可能增加 ASD 的发病风险。患 ASD 的肥胖儿童除 ASD 的核心症状（社会交往障碍及刻板重复行为）外，其社会交往困难可能更加显著，表现得更为孤僻和缺乏同理心。肥胖儿童常表现出对感官刺激的过度反应或迟钝，可能导致行为模式更加刻板，加剧 ASD 患儿对于日常生活作息、饮食习惯等的固执和反复。肥胖状态可能影响 ASD 儿童的注意力、记忆力等认知能力的发展，还可能加重 ASD 儿童的焦虑、抑郁等情绪问题，并损害其自尊心。此外，肥胖会进一步增加 ASD 患儿发生代谢疾病、心血管疾病等并发症的风险。综上，肥胖加重了 ASD 儿童在社交、感知、行为、认知、情绪等多个方面的功能障碍，给他们的发展带来了更大的困难。因此，临床工作中我们要高度重视这类患儿的综合管理，尽量避免 ASD 患儿出现肥胖及肥胖患儿出现 ASD。

3. 学习障碍

肥胖儿童在阅读、数学、语言等学科中更易出现障碍。他们可能表现出注意力不集中、记忆力减退、信息处理缓慢等问题，影响学习效率。此外，肥胖可能影响儿童的视觉－空间技能发展，如难以理解空间概念、形状识别等。在数学领域表现较差，可能存在计算错误、数学推理障碍等问题。另外，肥胖引起儿童的焦虑、抑郁等情绪问题，以及同伴拒绝、自尊心低下等，可进一步影响其学习状态。总的来说，肥胖通过多种生理和心理机制，加重了儿童在注意力、记忆力、语言、数学、生活技能等方面的功能障碍，给学习带来了严重挑战。因此临床干预应该针对性地改善这些症状。

（四）筛查方法

1. ADHD

肥胖儿童 ADHD 的筛查与诊断流程如下。

1) 初步筛查：采用家长和教师填写的 ADHD 症状量表，如 Conners 量表、SNAP-Ⅳ 量表等，初步筛查出可疑 ADHD 儿童。

2) 临床评估：由专科医生进行全面的临床评估，包括详细的病史采集，了解症状表现、发病时间、持续时间等；体格检查排查其他身体疾病；心理社会评估，了解家庭环境、学习情况等。

3）神经心理测试：进行标准化的神经心理测试，如视听觉注意力持续操作测试（IVA-CPT）等，客观评估注意力、冲动性等认知功能。

4）鉴别诊断：结合临床表现和神经心理测试结果，排除其他可能导致注意力、活动等问题的疾病，如情绪障碍、学习障碍等。

5）多源信息整合：综合家长、教师、医生等多方面的信息，依据DSM-5或ICD-11诊断标准，最终做出ADHD的诊断。

6）疾病分型：根据主要症状特点，将ADHD分为三种亚型，包括注意力不集中型、冲动-多动型、混合型。

2. ASD

肥胖儿童ASD的筛查与诊断流程如下。

1）初步筛查：采用家长或教师填写的简易筛查量表，如婴幼儿孤独症筛查量表（CHAT）、儿童孤独症评定量表（CARS）等，对2岁以上儿童进行初步筛查。

2）临床评估：由儿童专科医生进行全面的临床评估，包括详细的病史采集，了解发育里程碑、临床表现等；进行体格检查和神经系统检查；开展心理社会评估，了解家庭环境和教育情况。

3）标准化评估：使用专业的ASD诊断工具，如自闭症诊断观察量表（ADOS）、自闭症诊断访谈（ADI-R）等进行系统评估。

4）多学科协作：包括专科医生、心理学、言语治疗师等在内的多学科专家团队共同完成诊断。

5）鉴别诊断：排除其他可能导致类似症状的疾病，如ADHD、智力障碍等。

6）疾病分型：根据社交交往、沟通、行为模式等的具体表现将ASD分为不同亚型。

7）辅助检查：必要时需要进行基因检测和脑电图、神经系统影像学检查等辅助检查，以明确病因。

多学科协作、多维度评估的诊断流程，有助于更准确地诊断出儿童ASD，为后续的综合干预提供依据。

3. 学习障碍

1）初步筛查：通过教师或家长填写的量表，如儿童学习能力筛查量表等，对儿童的学习技能进行初步评估，发现可疑症状。

2）全面评估：由专业的教育心理学家对儿童进行系统的评估，包括智力评估，了解整体认知水平；学业成就测试，评估阅读、拼写、数学等方面的表现；神经心理测试，评估注意力、记忆力等认知功能。

3）鉴别诊断：排除视力、听力等感官障碍，以及 ADHD、情绪障碍等其他可能导致学习困难的疾病。

4）诊断标准：依据 ICD-11 或 DSM-5 诊断标准，评估儿童在学习技能方面的发展，即与同龄儿童相比存在显著落后，同时该学习障碍不能完全由智力水平、教育环境等因素解释。

5）亚型确定：根据主要受损的学习技能，将学习障碍分为阅读障碍、书写障碍、数学障碍等亚型。

（五）防治原则

儿童肥胖合并神经发育障碍性疾病需要采取综合、个体化的管理策略，以促进他们的健康发展，主要从以下几方面开展预防和干预。

1）早期筛查和诊断：对体重异常、存在神经行为问题的儿童，要及时进行系统的筛查和诊断评估，及时发现并明确诊断是后续干预的基础。

2）多学科综合干预：由医生、心理学家、营养师、教师等组成专业团队，开展针对性干预，包括调整饮食营养、增加运动锻炼、行为认知治疗、教育支持等综合措施。

3）家庭参与：家长在预防和管理中扮演关键角色，需要接受专业指导和培训。家长配合专业团队，共同改善儿童的生活方式和行为习惯。

4）学校配合：学校老师应该了解这类儿童的特点，采取针对性的教学策略，营造支持性环境，帮助他们更好地融入学校生活。

5）药物治疗：对严重的 ADHD、ASD 等情况，可适当使用药物治疗辅助管理，但要注意药物可能对肥胖状态产生影响。

6）并发症预防：密切关注并预防肥胖带来的代谢、心理社会等并发症。

7）长期随访：需要定期随访，动态监测疾病进展和干预效果。

参考文献

[1] 韩升龙，孔令俊，邓叶龙，等. 脂肪因子调控骨代谢作用研究进展 [J]. 中国骨质疏松杂志，2023，29（11）：1701-1705.

[2] Gkastaris K，Goulis DG，Potoupnis M，et al. Obesity，osteoporosis and bone metabolism [J]. Journal of musculoskeletal & neuronal interactions，2020，

20（3）：372－381.

［3］ Finini D，Cianfarani S，Cofini M，et al. the bones of children with obesity ［J］. Frontiers in Endocrinology，2020，11：200.

［4］ Giglione E，Lapolla R，Cianfarani S，et al. Linear growth and puberty in childhood obesity：what is new？［J］. Minerva Pediatr（Torino），2021，73（6）：563－571.

［5］ 宋鸽，陈君颖，孙凌宇，等. 运动干预与儿童肥胖的定性循证研究［J］. 中国妇幼健康研究，2022，33（10）：13－25.

［6］ 马冠生，米杰，马军. 中国儿童肥胖报告［M］. 北京：人民卫生出版社，2017.

［7］ Klein S，Gastaldelli A，Yki－Järvinen H，et al. Why does obesity cause diabetes？［J］. Cell Metabolism，2022，34（1）：11－20.

［8］ 王卫平，孙琨，常立文. 儿科学［M］. 9 版. 北京：人民卫生出版社，2018.

［9］ 葛均波，徐永健，王辰. 内科学［M］. 9 版. 北京：人民卫生出版社，2018.

［10］ Michalsky MP，Mirza N，Ochoa ER，et al. Clinical practice guideline for the evaluation and treatment of children and adolescents with obesity ［J］. Pediatrics，2023，151（2）：e2022060640.

［11］ Shah AS，Zeitler PS，Wong J，et al. Is pad clinical practice consensus guidelines 2022：type 2 diabetes in children and adolescents ［J］. Pediatr Diabetes，2022，23（7）：872－902.

［12］ Elsayed NA，Aleppo G，Aroda VR，et al. Children and adolescents：standards of care in diabetes－2023 ［J］. Diabetes Care，2023，46（S1）：S230－S253.

［13］ Zeng Q，Li N，Pan XF，et al. Clinical management and treatment of obesity in china ［J］. The Lancet Diabetes ℰ Endocrinology，2021，9（6）：393－405.

［14］ Pan XF，Wang L，Pan A. Epidemiology and determinants of obesity in china ［J］. The Lancet Diabetes ℰ Endocrinology，2021，9（6）：373－392.

［15］ 中华医学会儿科学分会罕见病学组，中华医学会儿科学分会心血管学组，中华医学会儿科学分会儿童保健学组，等. 儿童脂质异常血症诊治专家

共识（2022）[J]. 中华儿科杂志，2022，60（7）：633-639.

[16] 徐东，朱小霞，曾学军，等. 痛风临床诊疗规范 [J]. 中华内科杂志，2020，59（6）：421-426.

[17] 王天有，申昆玲，沈颖. 诸福棠实用儿科学 [M]. 9版. 北京：人民卫生出版社，2022.

[18] 中华医学会，中华医学会临床药学分会，中华医学会杂志社，等. 痛风基层合理用药指南 [J]. 中华全科医师杂志，2021，20（6）：631-638.

[19] 中华医学会内分泌学分会. 中国高尿酸血症与痛风诊疗指南（2019）[J]. 中华内分泌代谢杂志，2020，36（1）：1-13.

[20] 卫海燕，林一凡，袁淑娴. 儿童青少年肥胖合并高尿酸血症的评估及营养管理 [J]. 中国实用儿科杂志，2023，38（10）：735-740.

[21] 中国心血管健康与疾病报告编写组. 中国心血管健康与疾病报告2021概要 [J]. 中国循环杂志，2022（037-006）.

[22] 中华医学会儿科学分会内分泌遗传代谢学组，中华医学会儿科学分会儿童保健学组，中华医学会儿科学分会临床营养学组，等. 中国儿童肥胖诊断评估与管理专家共识 [J]. 中华儿科杂志，2022，60（6）：9.

[23] Fitzpatrick AM, Mutic AD, Mohammad AF, et al. Obesity is associated with sustained symptomatology and unique inflammatory features in children with asthma [J]. J Allergy Clin Immunol Pract，2022，10（3）：815-826. e2.

[24] Stratakis N, Garcia E, Chandran A, et al. The role of childhood asthma in obesity development：a nationwide us multicohort study [J]. Epidemiology，2021，33（1），131.

[25] Reyes-Angel J, Kaviany P, Rastogi D, et al, Obesity-related asthma in children and adolescents [J]. Lancet Child Adolesc Health，2022，6（10）：713-724.

[26] 中华儿科杂志编辑委员会，中华医学会儿科学分会呼吸学组，中国医师协会儿科医师分会儿童呼吸专业委员会. 儿童支气管哮喘规范化诊治建议（2020年版）[J]. 中华儿科杂志，2020，58（9），708.

[27] 中华医学会儿科学分会呼吸学组，《中华儿科杂志》编辑委员会. 儿童支气管哮喘诊断与防治指南（2016年版）[J]. 中华儿科杂志，2016，54（3）：167-181.

[28] Emanuela P, Emanuela F, Alessandra C, et al. Childhood obesity and

respiratory diseases：which link？［J］. Children（Basel），2021，8（3）：177.

［29］中国儿童OSA诊断与治疗指南制订工作组，中华医学会耳鼻咽喉头颈外科学分会小儿学组，中华医学会儿科学分会呼吸学组，等. 中国儿童阻塞性睡眠呼吸暂停诊断与治疗指南（2020）［J］. 中华耳鼻咽喉头颈外科杂志，2020，55（8）：729−747.

［30］Hagström H，Simon TG，Roelstraete B，et al. Maternal obesity increases the risk and severity of NAFLD in offspring［J］. J Hepatol，2021，75（5）：1042−1048.

［31］Xanthakos SA，Lavine JE，Yates KP，et al. Progression of fatty liver disease in children receiving standard of care lifestyle advice［J］. Gastroenterology，2020，159（5）：1731−1751.

［32］Zdanowicz K，Daniluk J，Lebensztejn DM，et al. The etiology of cholelithiasis in children and adolescents−a literature review［J］. Int J Mol Sci，2022，23（21）：13376.

［33］Sun H，Warren J，Yip J，et al. Factors influencing gallstone formation：a review of the literature［J］. Biomolecules，2022，12（4）：550.

［34］李春生. 现代肥胖病学［M］. 2版. 北京：科学技术文献出版社，2019.

［35］赵莉，王卓，冯黎维. 儿童肥胖的预防与控制［M］. 成都：四川大学出版社，2021.

［36］Al−Dalaeen A，Al−Domi H. Does obesity put your brain at risk？［J］. Diabetes Metab Syndr，2022，16（3）：102444.

［37］Hampl SE，Hassink SG，Skinner AC，et al. Clinical practice guideline for the evaluation and treatment of children and adolescents with obesity［J］. Pediatrics，2023，151（2）：e2022060640.

［38］Hansen C，Smith L，Lynch BA，et al. One−year prospective association of bmi with later cognitive development in preschoolers［J］. Brain Sci，2022，12（3）：320.

［39］Fanelli G，Mota NR，Salas−Salvadó J，et al. The link between cognition and somatic conditions related to insulin resistance in the UK biobank study cohort：a systematic review［J］. Neurosci Biobehav Rev，2022，143：104927.

［40］Chen L，Liu Q，Xu F，et al. Effect of physical activity on anxiety， depression and obesity index in children and adolescents with obesity: a meta-analysis [J]. J Affect Disord, 2024, 354: 275-285.

[41] Krnić J, Madirazza K, Pecotić R, et al. The effects of volatile anesthetics on renal sympathetic and phrenic nerve activity during acute intermittent hypoxia in rats [J]. Biomedicines, 2024, 12 (4): 910.

[42] Shell AL, Crawford CA, Cyders MA, et al. Depressive disorder subtypes, depressive symptom clusters, and risk of obesity and diabetes: a systematic review [J]. J Affect Disord, 2024, 353: 70-89.

[43] Schnorr I, Siegl A, Luckhardt S, et al. Inflammatory biotype of ADHD is linked to chronic stress: a data-driven analysis of the inflammatory proteome [J]. Transl Psychiatry, 2024, 14 (1): 37.

第五章　儿童肥胖的综合干预

【本章导读】

儿童肥胖是当今社会面临的严重健康问题，对其进行综合干预尤为重要。本章将介绍儿童肥胖的各种干预手段及其效果，以及如何制订有效的综合干预措施来帮助儿童建立健康的生活习惯。首先，我们将探讨已有的干预措施，包括营养教育、体育锻炼、心理辅导等，结合实证研究评估它们的效果和局限性，为读者提供科学的干预参考。其次，我们将重点介绍如何制订综合干预计划，包括多元干预手段的整合，家庭、学校和社区的合作，长期跟踪评估等方面，以期帮助儿童建立健康的生活方式，预防和控制肥胖问题。通过本章，读者将对儿童肥胖问题有更全面的了解，同时能够获得一系列可操作的干预建议，为改善儿童健康状况提供指导和支持。愿我们共同努力，为儿童肥胖问题找到有效的解决途径，让每位儿童都能健康成长。

第一节　儿童肥胖的治疗目标及原则

儿童时期是解决肥胖慢性疾病负担的重要窗口期。由于儿童正处于生长发育的关键时期，身高仍保持一定速度的线性生长，此时应避免体重快速下降，只要维持当前体重或减缓体重增长速度就可达到体重控制的目的。治疗儿童肥胖的另一项关键内容是监测和治疗合并症，故肥胖治疗需因人而异。另外，因体重易反复，所以需要持续的追踪管理来支持在整个儿童期直至成年早期持续的肥胖治疗。

肥胖被认为是机体能量持续过剩导致脂肪组织过度或异常堆积构成健康威胁的一种慢性疾病。随着肥胖的广泛流行，我们应认识到肥胖并非只是选择了不良生活方式导致的体重过度增加，要提高对难以改变的致儿童肥胖病因（如遗传因素、表观遗传因素、早期生物学因素、经济社会文化环境等因素）的认知。帮助家长认清儿童肥胖的慢性疾病本质，这对采用强化和长期的管理策略进行儿童肥胖治疗大有裨益。

一、治疗目标

成人减重通常以追求减轻多少体重为目标。与成人减重不同，儿童肥胖治疗的目标更重要的还应包括经过健康生活方式的建立来恢复儿童正常的生长发育，以及改善长期的身体及心理健康，而非单纯追求体重下降。总的来说，儿童肥胖治疗的目标通常包括以下几个方面。

（一）达到并维持健康体重

根据儿童的年龄、性别和身高，制订合理的目标体重，通过综合治疗措施达到并长期维持。关于儿童的目标体重及减重幅度，目前国内外尚无统一建议。根据近年来的儿童肥胖管理指南或共识建议，普遍建议根据儿童的年龄、性别、肥胖程度和并发症等因素，设定阶段性目标，不同指南、共识或专家意见关于儿童肥胖治疗目标设定的概览见表 5-1-1。

表 5-1-1　不同指南、共识或专家意见关于儿童肥胖治疗目标设定的概览

发表时间	目标设定	指南、共识或专家意见	作者/单位/机构
2012 年	代谢综合征治疗建议：通过饮食控制和有规律的体育锻炼达到控制体重并逐渐减重 5%～10%	《中国儿童青少年代谢综合征定义和防治建议》	中华医学会儿科学会内分泌遗传代谢学组、心血管学组及儿童保健学组
2012 年	(1) 学龄前期儿童（2～5 岁）： 超重：尽量保持体重不增长； 肥胖：维持体重不增，每月减重 0.5kg。 (2) 学龄前期儿童（6～11 岁）： 超重：维持体重不增； 肥胖：每月减重 0.5kg，如 BMI≥P_{99}，每周减重不超过 1kg。 (3) 青少年儿童（12～18 岁）： 超重：充分控制体重不增； 肥胖：每周减重不超过 1kg	《儿童肥胖与代谢综合征》	梁黎，傅君芬

续表

发表时间	目标设定	指南、共识或专家意见	作者/单位/机构
2019 年	一般按照每周体重减少不超过 0.5kg 的速度，计划在 3～6 个月内至少减轻体重的 5%～10%	《中国肥胖预防和控制蓝皮书》	中国营养学会
2022 年	减少能量摄入和增加能量消耗，使体脂减少并接近正常状态，同时又不影响儿童身体健康和生长发育	《中国儿童肥胖诊断评估与管理专家共识》	中华医学会儿科学会内分泌遗传代谢学组、儿童保健学组、临床营养学组、中华儿科杂志编辑委员会
2023 年	（1）学龄前期儿童（2～5 岁）： 超重：维持体重，让 BMI 随着身高增长而逐渐下降到健康范围； 肥胖：每月体重减轻 0.5～1.0kg，或维持体重，让 BMI 随着身高增长而逐渐下降。 （2）学龄儿童及青少年（6～18 岁）： 超重：如无并发症，目标是每月体重减轻 0.5～1.0kg，或维持体重，让 BMI 随着身高增长而逐渐下降； 肥胖：如无并发症，目标是每月体重减轻 0.5～1.0kg；如有并发症，可适当加大减重幅度，但不超过每月 2kg	《儿童青少年肥胖综合管理临床实践指南》	美国儿科协会

（二）养成良好的生活习惯

这不仅涉及饮食和运动，还包括睡眠、心理健康及家庭支持等方面。首先，健康饮食是基础，应鼓励儿童增加蔬菜和水果的摄入，减少摄入高糖和加工食品，同时教育他们识别各种食品的营养成分，让他们参与食品的准备，从而激发起对健康食品的兴趣。其次，保持活动对抗击肥胖至关重要。每天至少60 分钟的中到高强度活动可以帮助儿童维持健康体重。家长应鼓励儿童尝试不同的运动，找到他们真正喜欢的活动，并将其整合到日常生活中，如家庭户外游戏或散步。再次，减少屏幕时间，确保充足的睡眠对儿童的健康同样重要。限制电子设备使用，特别是在就寝前，以避免影响儿童的睡眠质量。确保儿童有规律的睡眠模式，为他们的成长和发展提供必要的休息。此外，心理健康也不容忽视。家长应提供一个支持和积极的环境，帮助孩子建立自信，学会健康地表达情感和处理压力。家庭的支持和榜样作用对儿童养成良好习惯至关重要。通过家庭成员一起参与健康活动，设立共同目标，可以有效地鼓励儿童。总之，通过均衡饮食、定期运动、控制屏幕时间、保证充足睡眠及提供心理社会支持，可以帮助肥胖儿童逐步养成健康的生活习惯。这不仅对他们当前的健康有益，也为他们的未来奠定了健康的基础。

（三）预防和控制并发症

肥胖可能导致诸多健康问题，包括糖尿病前期、2型糖尿病、高血压、高尿酸血症、血脂异常、非酒精性脂肪肝病、阻塞性睡眠呼吸暂停综合征、骨骼关节问题及心理社会问题等。因此，在治疗儿童肥胖时，除保持肥胖儿童体重不增或适度减重时，预防和控制并发症的发生发展对肥胖儿童的长期健康至关重要。这需要采取一系列的综合措施达到干预目的。

（四）促进儿童身心健康发展

肥胖儿童易出现自卑、抑郁、焦虑、社会退缩等心理行为问题。在治疗过程中，促进肥胖儿童心理健康发展不容忽视。通过培养积极的自我认知，提供稳定和支持性的家庭环境，以及在学校和社区中创建一个包容、无欺凌的环境，对于防止肥胖儿童不良心理问题至关重要。必要时，应寻求专业心理健康服务的帮助。家庭和社会环境的支持是促进肥胖儿童身心健康发展的基石。家长和其他家庭成员应作为榜样，通过共同参与健康活动、提供健康的饮食选项和建立积极的家庭关系来支持儿童。此外，学校和社区应提供安全的环境和资源，如健康饮食计划和运动项目，来支持儿童的身心健康。

二、治疗原则

儿童肥胖的治疗原则首先是不应妨碍儿童正常生长发育，因此成人可使用的手术去脂、药物减重、饥饿疗法、节食等在儿童肥胖治疗时均不宜使用。儿童肥胖治疗的原则可概括为以下几点。

（一）个性化原则

据儿童的年龄、性别、肥胖程度、生活方式等制订个性化的治疗方案。充分考虑儿童的生长发育特点和心理特点，采取适合的干预措施。

（二）综合性原则

采取综合性的管理策略，包括饮食管理、运动干预、行为矫正、心理辅导等。治疗措施应全面均衡，避免片面强调某一方面。儿童肥胖的诊治需要多学科团队协作完成，涉及专科医生、营养师、运动治疗师、心理医生等多学科成员的协作。不同专业人员应密切配合，为儿童提供全方位、连续性的医疗服务。

（三）安全性原则

治疗方案应以安全为前提，避免对儿童身心健康产生不利影响。减重应循序渐进，避免过快、过量减重引起的并发症和营养不良。

（四）长期性原则

儿童肥胖的治疗是一个长期过程，需要持续管理和随访。治疗目标不仅是达到健康体重，更是培养儿童的健康生活方式，使其受益终身。

（五）家庭参与原则

家长是儿童肥胖管理的重要参与者，需要营造良好的家庭环境，以身作则。家长应掌握必要的营养和运动知识，为儿童提供支持和监督。

（六）促进健康原则

儿童肥胖治疗的根本目的是促进儿童的身心健康发展。治疗过程中应关注儿童的生长发育、心理健康和社交能力，提高其整体健康水平。

以上治疗原则强调了儿童肥胖治疗的个性化、综合性和长期性，以儿童的健康成长为核心，需要家庭、医疗机构和社会的共同参与。医护人员应根据这些原则，制订科学、规范、人性化的诊疗方案，促进肥胖儿童的健康管理。

第二节　儿童肥胖的风险认知及行为矫正

一、概述

认知和行为是链接饮食营养、身体活动、生活作息等多种肥胖相关因素的中心枢纽，儿童肥胖与多种不良行为有关。通常将与体重增加关系比较明确的行为称之为肥胖相关行为，如脂肪摄入过量、蔬菜水果摄入不足等不良饮食营养相关行为，运动不足、静态行为增加等不良身体活动行为，写作业时间长、睡眠时间不足等不良生活作息行为，以及过多含糖饮料消费等其他不良行为。这些行为受到认知的影响和制约，要干预和改变儿童肥胖相关不良行为，就必须对儿童肥胖发生风险有明确的认知，并在充分了解各种不良行为影响因素的基础上，基于科学的理论和模式实施矫正。

二、儿童肥胖的风险认知

儿童肥胖的风险认知包括从生理代谢、心理因素、社会环境等多个层面去认识和了解肥胖的发生发展，各个层面相互交织，形成复杂的网络。只有不断深入对儿童肥胖的风险认知，才能对系统实施肥胖干预措施提供有力的证据支持。

（一）从儿童的生理代谢层面认识肥胖风险

目前学术界对于肥胖形成的认知，倾向于"能量摄入与消耗失衡"理论，即人体摄入能量超过消耗而导致脂肪堆积。2012 年，一项研究对陕西 98 名大学生进行了营养摄入与 24 小时能量消耗调查。研究发现，男生每天摄入能量是消耗能量的 107.08％，是推荐摄入量的 104.8％，能够满足机体每天能量的需求，基本处于平衡状态；女生每天摄入能量是消耗能量的 109.94％，是推荐摄入量的 107.36％，女生的能量摄入超标较男生严重，有更高的发生肥胖的风险。此外，随着经济的快速发展，我国人群膳食结构出现失衡，主要体现在肉类消耗量的快速增加，谷类摄入量的明显下降，以及高糖、高脂、高盐等加工食品的大量出现。流行病学研究结果显示，膳食结构中脂肪占总能量的百分比增加与人群肥胖发生率的增高密切相关。儿童长期暴露于营养结构失衡的饮食环境下，容易形成不良的饮食习惯，并且这种习惯一旦形成，就不容易调整或纠正。

（二）从儿童的心理层面认识肥胖风险

儿童对自我形体的判断及其对体型认知的能力也会影响儿童肥胖的发生。体重增长能够较快地从外界（父母、老师、同学等）得到各种反馈，儿童可在短期内从心理层面认识和了解肥胖。但相较于成人，儿童体重变化的自我感受和他人评价反馈作用较弱，年龄越小，反馈作用越弱。一方面是因为儿童处于生长发育的关键时期，体重本身一直在增加，一定范围内的体重变化带给儿童的影响较小。另一方面，儿童体重的改变大多是家庭生活方式和社会生产模式的自然结果，家庭饮食结构、活动时间、社会发展程度等对儿童体重影响较大，儿童能够主观控制体重的行为较少。

（三）从社会环境层面认识儿童肥胖风险

前面儿童肥胖风险理论主要是从个人及家庭层面来分析讨论，但社会生态学理论的发展，使人们逐步认识到除了个人和家庭因素之外还有宏观经济、文化水平、政策制度等社会环境因素对儿童肥胖产生影响。例如，儿童含糖饮料消费行为就是一种典型的肥胖相关行为，但对该行为的风险认知受到多个因素的综合影响，从社会生态学角度看，涉及个体自身（知识、态度）、个体之间（同学、朋友）、社区组织（家庭、学校、超市）及政策制度（税收、售卖）等各个层面。并且按照社会环境因素与个体关系的远近，可以依次划分为个体层、人际层、组织层、社区层和政策层，越远的因素影响越大，政策对于个体行为是决定因素，可以在不同层面采用教育、倡导、组织、环境改变和政策措施等方式方法，形成有效的行为干预策略。

三、行为矫正

为了保护儿童的身心成长发育，儿童的超重和肥胖治疗应遵循疾病诊疗模式，在家长的监督与鼓励下，通过短期的行为改变计划达到长期的体重控制目标。行为矫正与管理是治疗儿童超重和肥胖的重要一环，通过分析肥胖行为特点，制定行为矫正目标，可持续评估矫正效果。肥胖儿童行为矫正模式流程见图5-2-1。

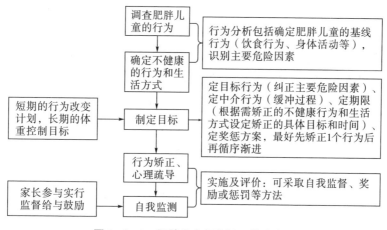

图 5-2-1　肥胖儿童行为矫正模式流程

（一）调查儿童肥胖行为

不良行为习惯不仅能够造成超重和肥胖问题，影响儿童当前身心健康，也是成年以后再度肥胖及发生相关疾病的隐患和高危因素。儿童的不良习惯包括：①饮食无节制，过多摄入零食、含糖饮料等高脂高热量食物；②作息不规律，主动或被动熬夜导致睡眠不足；③长时间使用手机、电脑等电子产品，运动时间减少。调查儿童肥胖行为，确定不健康的行为和生活方式，能够帮助家庭后期营造良好的生活氛围，纠正不健康的行为和生活方式。

（二）制定个人矫正目标

对儿童进行行为调查后，需要标记和选定需要调整的行为习惯，和家庭成员共同对矫正目标达成共识。通过设定行为目标，如减少摄入高脂高热量食物、保持充足睡眠、逐渐增加中等至较高强度的以有氧运动为主的身体锻炼等达到特定的减重目标，在限定时间内减轻体重或腰围。持续进行行为干预，坚持3个月以上的支持干预有利于帮助儿童形成相对稳定的健康生活习惯。

（三）坚持自我监测

基于对儿童自律性和依从性差的考虑，可以利用多种管理工具或监测设备进行数据检测和记录，如每次就餐量、每周摄入零食及含糖饮料的次数、每天的屏幕时间、每周达到活动目标的次数、每周的体重数值等，动态了解儿童行为习惯变化情况。

（四）心理支持及正向反馈

与习惯培养分不开的是心理支持，肥胖儿童由于体型等因素容易产生消极心理，由此产生多食、身体活动减少等退缩和自我保护行为，这些行为反过来又会加重肥胖程度。此外，肥胖儿童在较小范围内增加运动负荷，容易产生劳累、困乏、倦怠等不适感，增加了其对于控制体重的抵触和消极情绪。家庭、学校可以通过言语鼓励、行为奖励等方式不断培育肥胖儿童的积极情绪，鼓励他们从"旁观—尝试—参与"的过程逐步增加活动时间，从"低强度—中等强度—极量强度"的范围逐步增加活动耐量，使其主观产生控制体重的积极行为，并推动该行为的长期发生。当达到目标，通过行为奖励等正向激励来构建新的正向循环，探索制订当下情况的下一步行为矫正方案。

（五）构建家庭支持体系

儿童的生活作息、饮食活动行为等少部分是儿童本身行为，大部分受到家庭、学校等环境的制约，不同环境所产生的生活方式直接关系到儿童对于肥胖的认识及行为习惯的培养。目前，仍有许多家长将儿童饮食量作为衡量儿童是否健康的外在尺度。对父母进行肥胖及减重的认知教育，构建家庭支持体系可以提高肥胖儿童体重控制的成功率。例如，创造良好的家庭用餐环境、创建与目标达成相关性高的活动、邀请肥胖父母一起接受行为矫正、鼓励肥胖儿童把自己的新认知分享给家庭成员等。综上，解决儿童肥胖问题，需要长期持久地改变家庭生活观念。

第三节　儿童肥胖的膳食营养干预

膳食营养干预在儿童肥胖干预中扮演着非常重要的角色。首先，研究表明膳食因素是儿童肥胖发生的主要原因之一。儿童长期过量摄入高热量、高脂肪、高糖食物，持续能量过剩，使脂肪过度蓄积，导致肥胖发生。因此，通过调整膳食结构，合理控制能量和营养摄入，是预防和治疗儿童肥胖的关键措施。其次，膳食营养干预还可以从根本上改善儿童的饮食行为和生活方式。通过向儿童及其家长普及健康饮食的知识，指导他们培养良好的饮食习惯，如适量摄入蔬果、少吃垃圾食品等，可以帮助儿童形成健康的生活方式，防止肥胖的发生和发展。此外，膳食干预还可以与其他干预措施相结合，发挥协同效应。例如，在膳食营养干预的基础上，加强儿童的身体活动，不仅可以帮助儿童达到健康体重，还可以促进其身心健康，提高生活质量。本节将围绕合理调整能量供给、营养素科学配比及合理膳食搭配、建立良好的饮食习惯、交通灯食物标签、特殊营养素制剂补充，以及不同代谢异常肥胖儿童的特殊膳食营养管理等进行详细阐述。

一、合理调整能量供给

人体是通过摄取食物中的产能营养素来获取能量的，人类所必需的六种营养物质为碳水化合物（糖类）、脂肪、蛋白质、水、维生素和矿物质，其中水、维生素、矿物质虽是人体不可或缺的营养素，但它们并不产生能量，只有食物来源的碳水化合物、脂肪和蛋白质能为人体提供所需能量，也即人体的三大产能物质，其在体内通过氧化释放能量。此三种营养素在体内氧化实际产生的能量如下：

$$1g\ 碳水化合物 = 16.81kJ\ (4.0kcal)$$

$$1g\ 脂肪 = 37.56kJ\ (9.0kcal)$$

$$1g\ 蛋白质 = 16.74kJ\ (4.0kcal)$$

儿童肥胖与饮食因素关系密切，儿童每天摄入的食物进入人体后经过消化、吸收满足机体正常的能量消耗，这些能量消耗包括基础代谢、食物的热力作用、活动消耗、排泄消耗、生长所需，其中生长所需为儿童所特有。摄入的能量除满足以上能量消耗外，多余的能量将以脂肪的形式储存在体内，当能量摄入长期远高于需求量时，即能量过剩，易导致儿童超重和肥胖，甚至发生糖尿病、高血脂、高血压、心脑血管等疾病影响儿童健康。

理论上，无论三大营养素的配比如何，只要能量摄入小于能量消耗就能减重，但由于儿童生长发育的特殊性，许多在成年人中适用的减重措施，如极低能量膳食、代餐、低/极低碳水化合物膳食等，并不建议在肥胖儿童中直接采用，因此肥胖儿童在医生的指导下制订合理均衡的饮食计划是保证儿童生长发育及控制肥胖的关键。儿童肥胖的治疗目的是减缓体重增加的速度，不建议短期内（<3个月）快速减重，以避免出现减重-复胖的反跳循环，需要保证供给其生长发育需要的能量和营养素，尤其要有充足的蛋白质，适量的脂肪，而非过度的低脂和无油。对超重和肥胖儿童可参照《中国居民膳食指南（2022）》平衡膳食模式对饮食进行调整。平衡膳食模式是经过科学设计的理想膳食模式，其推荐的食物种类和比例能最大限度满足不同年龄阶段、不同能量需要量水平健康人群的营养与健康需要，是最大限度保障人体营养需要和健康的基础。2岁以上儿童平衡膳食模式中，碳水化合物（糖）供能应占总能量的50%~65%，蛋白质供能应占总能量的10%~15%，脂肪供能应占总能量的20%~30%。不同年龄、性别的人每天摄入能量参考《中国居民膳食营养素参考摄入量（2023版）》中中国居民膳食能量需要量（表5-3-1）。

表 5-3-1　中国居民膳食能量需要量（EER）

年龄（岁）	能量（kcal/d）					
	身体活动水平（轻）		身体活动水平（中）		身体活动水平（重）	
	男	女	男	女	男	女
0～	—a	—	90kcal/(kg·d)	90kcal/(kg·d)	—	—
0.5～	—	—	80kcal/(kg·d)	80kcal/(kg·d)	—	—
1～	—	—	900	800	—	—
2～	—	—	1100	1000	—	—
3～	—	—	1250	1200	—	—
4～	—	—	1300	1250	—	—
5～	—	—	1400	1300	—	—
6～	1400	1250	1600	1450	1800	1650
7～	1500	1350	1700	1550	1900	1750
8～	1650	1450	1850	1700	2100	1900
9～	1750	1550	2000	1800	2250	2000
10～	1800	1650	2050	1900	2300	2150
11～	2050	1800	2350	2050	2600	2300
14～	2500	2000	2850	2300	3200	2550
18～	2250	1800	2600	2100	3000	2400
50～	2100	1750	2450	2050	2800	2350
65～	2050	1700	2350	1950	—	—
80～	1900	1500	2200	1750	—	—
孕妇（早）	—	+0b	—	+0	—	+0
孕妇（中）	—	+300	—	+300	—	+300
孕妇（晚）	—	+450	—	+450	—	+450
乳母	—	+500	—	+500	—	+500

注：a. 未指定参考值者用"—"表示；b. "+"表示在同龄人群参考值基础上额外增加量。

二、营养素科学配比及合理膳食搭配

人体所需要的能量和营养素主要靠食物获得，各种食物所含能量和营养素的种类及数量能满足人体需要的程度不同，儿童健康成长需要合理地摄入各种营养素。平衡膳食模式是保障人体营养需要和健康的基础，建议平均每天至少摄入 12 种以上食物，每周摄入 25 种以上食物。

（一）食物多样，以谷类为主

谷薯类是膳食能量的主要来源（碳水化合物提供总能量的 50%～65%），也是多种微量营养素和膳食纤维的良好来源。《中国居民膳食指南（2022）》中推荐 2 岁以上健康人群的膳食中应食物多样，以谷物为主。谷类、薯类和杂豆是碳水化合物的主要来源，谷类包括小麦、稻米、玉米、高粱及其制品，薯类包括马铃薯、红薯等，杂豆包括大豆以外的其他干豆类，如红小豆、绿豆、芸豆等。全谷物保留了天然谷物的全部成分，是理想膳食模式的重要选择。我国传统膳食中整粒的食物常见的有小米、玉米、绿豆、红豆、荞麦等，现代加工食品中有燕麦片等，因此把杂豆与全谷物归为一类。2 岁以上所有年龄的人都应该保持一定量的全谷物摄入，以此获得更多营养素和膳食纤维。《中国居民膳食指南（2022）》推荐谷类每日摄入量：2～3 岁学龄前期儿童谷类摄入 75～125g，4～5 岁学龄前期儿童谷类摄入 100～150g，适量薯类；6～10 岁学龄儿童谷类摄入 150～200g，薯类 25～50g；11～13 岁学龄儿童谷类摄入 225～250g，薯类 25～50g；14～17 岁学龄儿童谷类摄入 250～300g，薯类 50～100g。

（二）多吃蔬菜和水果

蔬菜、水果是膳食纤维、微量营养素和植物化学物的良好来源。每类蔬菜提供的营养素略有不同，深色蔬菜一般富含维生素、植物化学物和膳食纤维，推荐占每天总体蔬菜摄入量的 1/2 以上。深色蔬菜是指深绿色、深黄色、紫色、红色等有色的蔬菜。建议吃新鲜水果，在新鲜水果供应不足时可选择一些含糖量低的干果制品和纯果汁。新鲜水果提供多种微量营养素和膳食纤维。多吃蔬菜、水果也是降低能量摄入的不错选择。《中国居民膳食指南（2022）》推荐蔬菜每日摄入量：2～3 岁学龄前期儿童 100～200g，4～5 岁学龄前期儿童150～300g，6～10 岁学龄儿童 300g，11～13 岁学龄儿童 400～450g，14～17 岁学龄儿童 450～500g。推荐水果每日摄入量：2～3 岁学龄前期儿童 100～200g，

4～5 岁学龄前期儿童 150～250g，6～10 岁学龄儿童 150～200g，11～13 岁学龄儿童 200～300g，14～17 岁学龄儿童 300～350g。

（三）适量摄入鱼、禽、肉、蛋等动物性食物

新鲜的动物性食物是优质蛋白质、脂肪和脂溶性维生素的良好来源，同时应少吃加工类肉制品。目前我国汉族居民的肉类摄入以猪肉为主，猪肉脂肪含量较高，应尽量选择瘦肉或禽肉。常见的水产品有鱼、虾、蟹和贝类，水产品与畜禽肉相比，脂肪含量相对较低，且含有较多的不饱和脂肪酸，对预防超重和肥胖、血脂异常、心血管疾病有一定作用。蛋类包括鸡蛋、鸭蛋、鹅蛋、鹌鹑蛋、鸽蛋及其加工制品，蛋类的营养价值较高，推荐每天 1 个鸡蛋（相当于60g 左右）。吃鸡蛋不建议丢弃蛋黄，蛋黄含有丰富的营养成分，如胆碱、卵磷脂、胆固醇、维生素 A、叶黄素、锌、B 族维生素等，对于所有年龄的人都有健康益处。《中国居民膳食指南（2022）》推荐畜禽肉鱼类每日摄入量：2～5岁学龄前期儿童 50～75g，6～10 岁学龄儿童畜禽肉、水产品各 40g，11～13岁学龄儿童畜禽肉、水产品各 50g，14～17 岁学龄儿童畜禽肉、水产品各 50～75g。各年龄阶段每天摄入鸡蛋 1 个。

（四）鼓励摄入乳类、豆类、坚果类食物

乳类、豆类和坚果类食物是蛋白质和钙的良好来源，营养密度高。豆类包括黄豆、黑豆、青豆，其常见的制品包括豆腐、豆浆、豆腐干等。坚果包括花生、葵花籽、核桃、杏仁、榛子等，部分坚果的蛋白质与豆类相似，富含必需脂肪酸和必需氨基酸，作为菜肴、零食都是食物多样化的良好选择。《中国居民膳食指南（2022）》推荐乳类每日摄入量：2～5 岁学龄前期儿童 350～500g，6～17 岁学龄儿童 300g。豆类摄入量：2～3 岁学龄前期儿童每日 5～15g，4～5岁学龄前期儿童每日 15～20g，6～13 岁学龄儿童每周 105g，14～17 岁学龄儿童每周 105～175g。坚果摄入量：6～10 岁学龄儿童每周 50g，11～17 岁学龄儿童每周 50～70g。

（五）油、盐作为烹饪调料，建议少用

脂肪提供高能量，很多食物含有脂肪，所以烹饪油需要限量，烹饪油包括各种动、植物油，动物油包括猪油、牛油、黄油等，植物油包括花生油、豆油、菜籽油、芝麻油、调和油等，过多烹调油摄入会增加脂肪的摄入，易导致超重和肥胖。儿童减重饮食需要摄入合适的脂肪总量而非过分低脂或无油，即

需减少饱和脂肪酸（如猪油）和反式脂肪的摄入，提高不饱和脂肪酸摄入。日常生活中，烹饪油也要多样化，经常更换种类，食用多种植物油可以满足人体对各种脂肪酸的需要。儿童应少吃油炸食品，油炸食品为高脂肪、高能量食品，容易造成能量过剩，此外，反复高温油炸会产生多种有害物质，可对人体造成危害。《中国居民膳食指南（2022）》推荐每日油摄入量：2~3岁学龄前期儿童10~20g，4~10岁学龄前期儿童20~25g，11~17岁学龄儿童25~30g。

我国居民食盐用量普遍较高，盐与高血压关系密切，除了少用食盐外，也需要控制隐形高盐食品的摄入，如酱油、酱类、咸菜等。《中国居民膳食指南（2022）》推荐每日盐摄入量：2~3岁学龄前期儿童<2g，4~5岁学龄前期儿童<3g，6~10岁学龄儿童<4g，11~17岁学龄儿童<5g。

（六）控制添加糖和酒的摄入量

添加糖是纯能量物质，我国居民糖的摄入主要来自加工食品，儿童饮用含糖饮料是摄入添加糖的重要来源，长期过多饮用含糖饮料不但增加超重和肥胖风险，也会引发多种慢性疾病。烹调用糖要尽量控制到最小量，同时也要少食用高糖食品。7岁以下儿童不建议食用添加糖，7岁以上儿童每天摄入添加糖不超过50g，最好控制在25g以下，过多摄入添加糖可增加龋齿、超重和肥胖发生的风险。

酒的主要化学成分是乙醇，儿童正处于生长发育阶段，各器官功能还不完善，饮酒尤其容易引起肝脏损伤，易使注意力、记忆力、学习能力下降，特别是儿童对酒精的解毒能力弱，会造成头痛，甚至昏迷、死亡。因此儿童不应饮酒。

（七）水是膳食的重要组成部分

水是一切生命必需的物质，发挥着重要的生理作用。水的摄入和排出应平衡，以维持身体适宜的水合状态和正常生理功能，饮水不足会降低身体活力和认知能力，增加泌尿系统疾病风险。水的需要量主要受年龄、身体活动、环境温度等因素的影响。一般情况下，水每日摄入量：2~3岁学龄前期儿童为600~700ml，4~5岁学龄前期儿童为700~800ml，6~10岁学龄儿童为800~1000ml，11~13岁学龄儿童为1100~1300ml，14~17岁学龄儿童为1200~1400ml。在高温或强身体活动的条件下水摄入量应适当增加。提倡饮用白开水或茶水，不喝或少喝含糖饮料。

需要提出的是，以上提及的所有食物推荐量都是以原料的可食部生重计算的，每类食物又涵盖了多种多样的不同食物，熟悉食物营养特点，是保障膳食平衡和合理营养的基础。

三、建立良好的饮食行为和生活方式

尽管遗传因素在超重和肥胖的发生发展中发挥着主要作用，但饮食行为、环境因素是超重和肥胖的推手。不良的饮食行为包括：膳食模式不合理，如快餐、外卖、夜宵、油炸食品、奶油制品、糖果和含糖饮料等能量密度高的食物摄入多；吃饭速度快，经常不吃早餐，早餐营养质量差、种类单一，导致午餐、晚餐进食更多；儿童屏幕时间长，如看电视，玩电子游戏，使用手机、平板、电脑等静态活动时间增加，相应身体活动减少，加之屏幕时间长可能还可导致零食摄入过多，体重增加。只有认识到不良的饮食行为对肥胖的影响，才能更有效地控制超重和肥胖。因此，重视改善导致超重和肥胖的饮食行为和生活方式，有利于儿童体重的控制，同时可以维持儿童心理健康。

（一）建立健康的饮食行为

1）减少食用快餐食品，减少在外就餐及外卖点餐，减少摄入含添加糖的食品，避免含糖饮料，禁止饮酒，减少高脂、高钠加工食品的摄入。

2）规律进餐，每日三餐定时定量。少餐容易产生饥饿感，反而造成饮食过度，如避免不吃早餐造成中餐或者晚餐进食过量，饭后、睡前不加餐；适当控制零食；在两餐间饥饿时，优先选择能量密度低、饱腹感强的食物，如新鲜水果和蔬菜。

3）减慢进餐速度。避免狼吞虎咽的进食方式，减慢进餐速度，可降低进餐量、增加餐后满足感。例如在餐间加一个停顿，减少每口食物的体积，增加咀嚼的次数等有利于减少进餐量，每餐时间建议控制在 20~30min。

4）调整进餐顺序。先吃体积大的、后吃体积小的；先吃液体的、再吃固体的，先吃低热量的、再吃高热量的。蔬菜、水果属于体积大、热量低的食物，可以放在前面吃；汤类容易产生饱腹感，可放在餐前喝；肉类的热量偏高，可以放在后面吃。通过调整进餐顺序，可以在摄入较少能量的前提下获得较强的饱腹感。

5）增加富含膳食纤维食物的摄入。膳食纤维容易产生饱腹感，同时能够减慢食物在胃中的排空速度而保持更长久的饱腹感。富含膳食纤维的食物有燕麦、全麦面包、绿叶蔬菜、低糖水果等，如可以选择燕麦代替精米白面、全麦面包代替普通面包。

（二）减少静态活动时间

看电视、玩电子游戏和使用电脑的时间每天不超过 2 小时，不躺着看书、看电视，课间休息应离开座位适当活动，周末、节假日作息时间应规律、早睡早起，不睡懒觉。

（三）推荐认识食物标签

购买食物的时候要注意食物标签，主要包括食物的能量信息、营养标签、配料等，标签上的"营养成分表"显示该食物所含的能量、蛋白质、脂肪、碳水化合物、钠等基本信息。认识食物标签，有助于我们比较食物的能量密度和营养素密度，避免选择高热量、低营养物质。营养素密度高的食物指含多种维生素、矿物质（钠除外）、膳食纤维及植物化学物或必需脂肪酸含量较高的食物，但同时也应含有相对较少的脂肪、糖和能量。一般来说，新鲜、五颜六色的水果和蔬菜、瘦肉、鸡蛋、全谷物都是营养密度很高的食物。空卡路里食物提供较高能量而蛋白质、维生素、矿物质含量很低，如糖果，油炸食品等，应减少摄入。此外，注意查看食物标签有无标示反式脂肪酸及其含量，反式脂肪酸不具有必需脂肪酸的生物活性，且对身体有一定的危害，如增加糖尿病、冠心病风险，2 岁以上儿童及成人膳食中来源于食品工业加工生产的反式脂肪酸的可耐受最高摄入量应小于总能量的 1%，大致相当于 2g。常见营养素含量声称如表 5-3-2 所示，××（低钠高钙）奶酪营养成分见表 5-3-3。

表 5-3-2　常见营养素含量声称

项目	含量声称方式	含量要求	限制性条件
蛋白质	低蛋白质	来自蛋白质的能量≤总能量的 5%	总能量指每 100 g(ml) 或每份
	蛋白质来源，或含有蛋白质	每 100 g 的含量≥10% NRV* 每 100 ml 的含量≥5% NRV 或者 每 420 kJ 的含量≥5% NRV	
	高，或富含蛋白质	每 100 g 的含量≥20% NRV 每 100 ml 的含量≥10% NRV 或者 每 420 kJ 的含量≥10% NRV	

项目	含量声称方式	含量要求	限制性条件
脂肪	无或不含脂肪	≤0.5 g/100 g（固体）或 100 ml（液体）	
	低脂肪	≤3 g/100 g（固体）或≤1.5 g/100 ml（液体）	
	瘦	脂肪含量≤10%	仅指畜肉类和禽肉类
	脱脂	液态奶和酸奶：脂肪含量≤0.5% 乳粉：脂肪含量≤1.5%	仅指乳品类
	无或不含饱和脂肪	≤0.1 g/100 g（固体）或 100 ml（液体）	指饱和脂肪酸及反式脂肪酸的总和
	低饱和脂肪	≤1.5 g/100 g（固体）≤0.75 g/100 ml（液体）	指饱和脂肪及反式脂肪的总和；其提供的能量占食品总能量的 10%以下
	无或不含反式脂肪酸	≤0.3 g/100 g（固体）或 100 ml（液体）	
碳水化合物（糖类）	无或不含糖	≤0.5 g/100 g（固体）或 100 ml（液体）	
	低糖	≤5 g/100 g（固体）或 100 ml（液体）	
	低乳糖	乳糖含量≤2 g/100 g（ml）	仅指乳品类
	无乳糖	乳糖含量≤0.5 g/100 g（ml）	
钠	无或不含钠	≤5 mg/100 g 或 100 ml	符合"钠"相关声称的情况下，也可用"盐"字代替"钠"字，如"低盐""减少盐"等
	极低钠	≤40 mg/100 g 或 100 ml	
	低钠	≤120 mg/100 g 或 100 ml	

注：*，NRV百分比：营养素参考值的百分比，是指某种营养素的含量占全天需要这种营养素参考值的百分比。

表 5-3-3 ××（低钠高钙）奶酪营养成分表

项目	每 100 g	NRV（%）
能量	1480 kJ	18%
蛋白质	22.9 g	38%
脂肪	28.6 g	48%

续表

项目	每100 g	NRV（%）
碳水化合物	1.9 g	1%
钠	53 mg*	3%
钙	861 mg	108%**

注：*，钠含量≤120 mg/100 g 符合"低钠"营养声称条件；**，钙含量达到30%
NRV 符合"高钙"营养声称条件。

四、交通灯食物标签

交通灯食物标签是一种简单易懂的食品标签，通常会对食品的关键营养成分进行标记，分为优选（绿色）食物、限制（黄色）食物和不宜（红色）食物3类。在控制儿童超重和肥胖方面，交通灯食物标签是一种非常重要的工具，它可以协助家长和儿童选择更健康的食品。在肥胖儿童的交通灯食物标签（表5-3-4）中，绿色表示该食品是健康的，可以多吃；黄色表示该食品可以适量食用；红色表示该食品高热量、高脂肪、高糖、高盐等，应该少量食用或避免食用。交通灯食物标签是最简单易操作的饮食干预，根据交通灯食物标签，几乎每个人都可以通过禁食含糖饮料，减少油炸食品、快餐、高密度淀粉等的摄入量来减轻体重。

表5-3-4　肥胖儿童的交通灯食物标签

分类	优选（绿色）食物	限量（黄色）食物	不宜（红色）食物
谷薯类	蒸煮烹饪、粗细搭配的杂米饭、红薯饭、杂粮面、意面等	精白米面类制品，如白米饭、白面条、白馒头、白面包、粉丝、年糕等	深加工糯米制品，如粽子等；高油烹饪类主食，如油条、炸薯条等；添加糖、奶油、黄油的点心，如奶油蛋糕、黄油面包、奶油爆米花等
蔬菜类	非淀粉类蔬菜，如叶类、花类、瓜茄类、果实类等蔬菜	部分根茎类蔬菜、淀粉类蔬菜，如土豆、芋头和山药等	高糖、高油烹饪的蔬菜，如炸藕夹、油焖茄子等
水果类	绝大部分水果，如浆果类、核果类、瓜果类等	冬枣、山楂、西瓜、部分热带水果如香蕉、榴莲等	各类高糖的罐头水果和果汁

续表

分类	优选（绿色）食物	限量（黄色）食物	不宜（红色）食物
畜禽类	畜类脂肪含量低的部位，如里脊、腿肉、腱子肉、血制品等；少脂禽类，如胸脯肉、去皮腿肉等	畜类脂肪含量相对高的部位，如牛排、小排、肩部肉、舌等；带皮禽类；较多油脂、精制糖、盐等烹饪的畜禽类菜肴	畜类脂肪含量高的部位，如肥肉、五花肉、蹄髈、脑花、脯肉等；富含油脂的内脏，如大肠、肥鹅肝等；油炸、红烧等高油、高盐、高糖烹饪的畜禽类菜肴
水产类	绝大部分清蒸和水煮河鲜和海鲜	较多油脂、精制糖、盐等烹饪的水产类菜肴，如煎带鱼、糖醋鱼等	蟹黄和（或）蟹膏等富含脂肪和胆固醇的河鲜、海鲜部位；油炸、红烧等高油、高盐、高糖烹饪的水产类
豆类	大豆和杂豆制品，豆腐、无糖豆浆、低盐豆腐干、低糖豆沙等	添加糖和脂肪含量相对高的豆制品，如腐竹、素鸡、豆沙馅等	高糖、高油、高盐加工的豆制品，如兰花豆、油豆腐、油面筋、咸豆腐等
蛋乳类	原味乳制品，如纯奶、无糖酸奶、低盐奶酪等，蒸煮加工的蛋类	含有少量调味添加的乳制品和蛋类制品，如含糖酸奶、咸奶酪、少油煎蛋等	含有大量添加糖、油脂加工的乳制品和蛋类制品，如复原乳、果味酸奶、炒蛋等
坚果类	原味坚果，无添加糖和盐	少量盐调味的坚果	大量盐、奶油、糖等调味的坚果制品
调味品类	各种植物油、醋、低钠盐和（或）酱油、天然植物香辛料等	含大量盐的调味品，如豆瓣酱、酱油等；含大量糖或淀粉的调味品，如果酱、甜面酱等；含大量饱和脂肪酸的调味品，如猪油等	盐、食糖、糖果；含大量反式脂肪酸的调味品，如人造奶油、起酥油等

五、特殊营养制剂补充

儿童处于快速、持续生长发育阶段，减重不能过快，降低食物能量摄入的减重方式易引起维生素、矿物质缺乏，减重期间必须保证充足的维生素和矿物质（钙、钾等）的摄入，应适当补充维生素、矿物质等以满足儿童生长发育需要。肥胖也与某些微量营养素代谢异常有关，尤其是钙、铁、维生素 A、维生素 D 等，通过饮食管理减重也可能引起骨量丢失，肥胖儿童患维生素 D 缺乏的风险比正常人群高，在减重干预的同时补充维生素 D 和钙可以改善减重效果，并促进骨骼的生长。

（一）维生素 D

由于脂肪对维生素 D 具有隔离作用，因此与体重正常的儿童相比，肥胖儿童需要更多的维生素 D。2018 年我国《维生素 D 及其类似物临床应用共识》建议 BMI≥30kg/m² 的肥胖儿童和成人进行 25－羟维生素 D 水平筛查，并建议在维生素 D 缺乏高危人群（如肥胖儿童）中至少需要补充同年龄段 2～3 倍的剂量方能满足需要。如条件应许，建议根据血清 25－羟维生素 D 水平进行相应补充。《中国居民膳食营养素参考摄入量（2023 版）》儿童维生素 D 每日推荐摄入量为 400IU。

（二）钙

在相应补充维生素 D 的同时，应保证充足的膳食钙的摄入，可以多食用低脂乳制品、十字花科蔬菜（西蓝花、羽衣甘蓝）等，如膳食钙摄入不足，建议通过钙剂进行补充。《中国居民膳食营养素参考摄入量（2023 版）》钙每日推荐摄入量：1～3 岁 600mg，4～6 岁 800mg，7～10 岁 1000mg，11～13 岁 1200mg。

（三）铁

有研究显示，肥胖可能与铁缺乏有关，肥胖人群缺铁的概率是体重正常人群的 1.3 倍，该分析发现在儿童中这种关联更强，原因可能是儿童正常生长期间对铁的需求量更高。在限能量饮食管理减重期间，若不注重饮食中铁的摄入，会加重铁缺乏风险，应注意均衡饮食，适当增加含铁丰富食物的摄入，《中国居民膳食营养素参考摄入量（2023 版）》每日推荐铁摄入量：1～3 岁 9mg，4～6 岁 10mg，7～10 岁 13mg，11～13 岁男性 15mg、女性 18mg。严重肥胖或伴代谢综合征的儿童可通过血常规筛查监测铁缺乏情况。

（四）其他维生素与微量元素

肥胖患者体内脂肪含量高，往往合并糖尿病、高脂血症等，因此需要补充脂溶性和水溶性维生素，饭后可食用适量新鲜水果，为了避免限能量饮食管理减重期间体内维生素及矿物质缺乏，使人体能量、物质代谢及免疫功能紊乱，引起一系列并发症，故在减重过程中应适当补充复合维生素和微量元素。

六、不同代谢异常肥胖儿童的特殊膳食营养

（一）糖代谢异常肥胖儿童的膳食营养

对于伴胰岛素抵抗或糖尿病的肥胖儿童，碳水化合物的摄入要注重食物品种的选择，需要增加低血糖指数（glycemic index，GI）食物的比例。GI 是指某种食物升高血糖效应与标准食品（葡萄糖）升高血糖效应的比值，用来衡量食物中碳水化合物对血糖浓度的影响，低于 55 为低 GI 食物，55～75 为中等 GI 食物，高于 70 为高 GI 食物。因此，如在白米饭（高 GI 食物）中加入低 GI 的杂粮如燕麦，可明显降低主食的 GI，对超重和肥胖儿童及伴胰岛素抵抗、糖尿病的儿童身体有益。常见食物 GI 参考见表 5－3－5。

表 5－3－5　常见食物 GI 参考

	品项	GI	品项	GI
淀粉类	白米饭（粳米，精米）	90	马铃薯	62
	馒头（精制小麦粉）	85	小米粥	60
	南瓜	75	糙米	55
	苏打饼干	72	山药	51
	面包（全麦粉）	69	芋头	48
	荞麦面馒头	67	燕麦饭（整粒）	42
蛋白质	酸奶（加糖）	48	脱脂牛奶	32
	酸乳酪（普通）	36	全脂牛奶	27
	豆奶	34	豌豆	42
	酸乳酪（低脂）	33	绿豆	27
蔬菜类	胡萝卜	71	青椒	15
	黄瓜	15	菠菜	15
	芹菜	15	莴笋	15
	西红柿	15	茄子	15

	品项	GI	品项	GI
水果类	西瓜	72	香蕉	52
	哈密瓜	70	柑（橘子）	43
	菠萝	66	柚	25
	芒果	55	李子	24
	猕猴桃	52	樱桃	22

（二）脂代谢异常/非酒精性脂肪肝病肥胖儿童的膳食营养

儿童非酒精性脂肪肝病（NAFLD）是年龄在 18 周岁以下的儿童肝脏慢性脂肪变性，累及 5% 以上肝脏细胞，并除外饮酒及其他明确致病因素导致肝脏慢性脂肪沉积的临床病理综合征，是与胰岛素抵抗和遗传易感性密切相关的代谢应激性肝损伤。该类患儿饮食上需注意避免高脂高糖饮食，控制碳水化合物，限制饱和脂肪酸、反式脂肪酸、胆固醇及富含果糖的果汁和饮料的摄入，增加食物中膳食纤维、植物固醇（phytosterols）的含量。膳食纤维可吸附脂肪、胆固醇和胆汁酸，使其吸收率下降，达到降血脂的作用，全谷物、蔬菜、水果等富含膳食纤维。植物固醇是一类主要存在于各种植物油、坚果、种子、豆类中的植物性甾体化合物，也少量存在于其他植物性食物如蔬菜、水果中，具有降低胆固醇的生物作用。

（三）高尿酸血症肥胖儿童的膳食营养

高尿酸血症（HUA）是嘌呤代谢障碍所致的一组异质性慢性代谢性疾病，部分高尿酸血症可发展为痛风。HUA 的发生与肥胖密切相关，肥胖儿童常伴饮食过量。高嘌呤食物如动物内脏、贝类、海鱼、肉汤（包括火锅汤）、酒等的过量摄入会导致尿酸合成增加，含高果糖的饮料、果汁、糖的摄入会增加嘌呤核苷酸的降解，导致血清尿酸盐浓度增加。因此，高尿酸血症儿童需避免高嘌呤食物、酒类和含酒精饮料、高果糖食物的摄入，增加低脂奶制品、新鲜蔬菜及水果的摄入，充足饮水。

（四）高血压肥胖儿童的膳食营养

儿童原发性高血压与肥胖密切相关，肥胖发生年龄越早、持续时间越长，发生高血压的风险越大，其中肥胖儿童的饮食结构也是影响高血压发病的重要因素。盐摄入过多和（或）钾摄入不足，以及钾钠摄入比值较低都是高血压发病的危险因素。针对儿童的研究数据也显示，富含蔬菜水果、低脂（全谷物、低脂奶制品、鱼和家禽）和低钠的饮食如终止高血压膳食（dietary approaches to stop hypertension，DASH）可改善血压升高。DASH 提倡多蔬菜和低油脂，营养特点为低钠、高钾、高钙、高镁和高纤维，但患有一些特殊疾病如高钾血症、严重肠炎等的儿童不适用。因此，伴高血压儿童应保证含钾丰富的新鲜蔬菜水果、优质蛋白的摄入，同时控制饮食中钠盐摄入，如味精、腌制食品、酱料、苏打饼、含碱面食品、部分含钠高零食，掌握营养标签的阅读可以协助食品的选择。高血压儿童推荐每日盐摄入量：4~8 岁<1.2g，8 岁以上<1.5g。

七、不同热量食谱举例

大多数超重和肥胖的儿童，饮食干预通常旨在维持体重，以减缓或防止体重增加而不是减轻体重，对于有身高增长潜力的儿童来说，维持体重即可，身高的增加可弥补过重的体重，而无生长潜力的儿童则需降低体重，合理的膳食是控制体重的首要方式，一般情况下参照《中国居民膳食指南（2022）》对饮食进行调整，防止盲目节食和快速减轻体重，对于有严重肥胖和合并代谢综合征的患儿，在临床营养师的指导下可短期内进行限能量膳食（calorie restrict diet，CRD），CRD 是指在目标能量摄入的基础上每日减少能量摄入 500~1000kcal，或较推荐摄入量减少 1/3 总能量。在肥胖儿童中达到能量缺乏的最佳饮食尚不清楚，总体认为坚持 CRD 是减重最有效的方法，但不能长期使用。

超重和肥胖儿童在接受饮食干预时，CRD 的基本结构应与平衡膳食的结构类似，即碳水化合物占总能量的 50%~65%、蛋白质占 10%~15%、脂肪占 20%~30%。在结束干预之后，儿童的饮食应该逐渐恢复平衡膳食模式。饮食干预应个体化，即使年龄相同，能量需求也会受到基因、性别、习惯、活动强度、病程长短及并发症等影响而不同，同一方案无法适用于所有儿童，应综合评估分析制订最佳方案，以提高减重效果及防止不良反应的发生。

因此，儿童饮食控制可以在膳食指南推荐摄入量的基础上，逐渐降低目前阶段能量至推荐摄入量，以减缓或防止体重增加。如严重肥胖或合并代谢综合征患儿，可短期内适当采用 CRD，需在临床营养师严格指导进行。

以下为减重的 CRD 食谱，能量摄入较低，若长期摄入会对生长发育有一定影响，故仅在治疗阶段使用，不主张长期使用，一般轻中度肥胖儿童采用 2

~4 个月，重度肥胖儿童 4~6 个月，待体重减少原体重的 5%~10% 为宜。

1）能量约 1200kcal/d 的食谱举例（表 5-3-6）：适用于低龄阶段（6~9 岁）肥胖伴代谢综合征的儿童，减重期间，适量补充维生素、微量元素制剂。

表 5-3-6　能量约 1200kcal/d 的食谱举例

餐次	食物名称（食物量）
早餐	面包 1 片（30g）+牛奶 1 杯（200ml）+鸡蛋 1 个（50g）
早餐后点心	草莓（100g）
午餐	大米小米饭（大米 50g、小米 25g）+芹菜小炒肉（芹菜茎 100g、瘦猪肉 50g）+番茄豆腐汤（番茄 100g、内酯豆腐 50g）+烹调用油（15g 以内）
午餐后点心	苹果（100g）
晚餐	红豆杂粮饭（大米 10g、小米 10g、红豆 10g、黑米 10g）+青椒回锅肉（青椒 50g、猪肉 30g）+大虾烩白菜（虾 40g、白菜 70g）+烹调用油（10g 以内）
晚餐后点心	纯牛奶（150g）
能量及营养素	能量 1250kcal
	蛋白质 61g（20%）
	脂肪 40g（29%）
	碳水化合物 162g（51%）
供能比	早餐：23%；早餐后点心：3%
	午餐：34%；午餐后点心：5%
	晚餐：28%；晚餐后点心：7%

2）能量约 1400kcal/d 的食谱举例（表 5-3-7）：适用于小学 3~4 年级轻中度肥胖儿童及高年级严重肥胖伴代谢综合征的儿童，如减重过快，须增加随访次数，及时调整饮食方案。减重期间，适量补充维生素、微量元素制剂。

表 5-3-7　能量约 1400kcal/d 的食谱举例

餐次	食物名称（食物量）
早餐	面包 1 片（35g）+牛奶 1 杯（200ml）+鸡蛋 1 个（50g）
早餐后点心	橙子（150g）
午餐	薏仁糙米饭一小碗（薏仁 25g、糙米 50g）+清蒸鲈鱼（鲈鱼 100g）+炒山药（山药 100g）+烹调用油（15g 以内）

餐次	食物名称（食物量）
午餐后点心	苹果（150g）
晚餐	红薯香米饭一小碗（大米 25g、红薯 40g）＋番茄牛腩（牛肉 75g、番茄 50g）＋白菜炒胡萝卜（白菜 50g、胡萝卜 50g）＋烹调用油（15g 以内）
晚餐后点心	纯牛奶（200ml）
能量及营养素	能量 1426kcal
	蛋白质 74g（21％）
	脂肪 42g（27％）
	碳水化合物 188g（52％）
供能比	早餐：22％；早餐后点心：5％
	午餐：35％；午餐后点心：6％
	晚餐：23％；晚餐后点心：9％

3）能量约 1600kcal/d 的食谱举例（表 5－3－8）：适用于初中生阶段轻中度肥胖及高中阶段轻中度肥胖女生或重度肥胖伴代谢综合征男生。减重期间，适量补充维生素、微量元素制剂。

表 5－3－8 能量约 1600kcal/d 的食谱举例

餐次	食物名称（食物量）
早餐	面包 1 片（30g）＋蒸芋头（100g）＋牛奶 1 杯（200ml）＋鸡蛋 1 个（50g）
早餐后点心	猕猴桃 1 个（100g）
午餐	薏仁糙米饭一小碗（薏仁 25g、糙米 50g）＋番茄牛腩（牛肉 75g、番茄 75g）＋素炒油菜（油菜 150g）＋炝炒木耳（木耳 50g、彩椒 10g）＋烹调用油（15g 以内）
午餐后点心	脱脂酸奶 1 杯（200g）
晚餐	薏仁红豆糙米饭半小碗（大米 25g、薏仁 15g、红豆 10g）＋黄瓜小炒肉（猪肉 50g、黄瓜 75g）＋小青菜炒蘑菇（青菜 100g、蘑菇 80g）＋烹调用油（15g 以内）
晚餐后点心	苹果（100g）

餐次	食物名称（食物量）
能量及营养素	能量 1630kcal
	蛋白质 74g（18%）
	脂肪 46g（26%）
	碳水化合物 230g（56%）
供能比	早餐：23%；早餐后点心：4%
	午餐：35%；午餐后点心：8%
	晚餐：27%；晚餐后点心：3%

4）能量约 1800kcal/d 的食谱举例（表 5-3-9）：适用于初高中轻中度肥胖男生。减重期间，适量补充维生素、微量元素制剂。

表 5-3-9　能量约 1800kcal/d 的食谱举例

餐次	食物名称（食物量）
早餐	馒头 1 个（75g）+牛奶 1 杯（250ml）+鸡蛋 1 个（50g）
早餐后点心	苹果（150g）
午餐	大米小米饭一小碗（大米 50g、小米 25g）+蒜苗回锅肉（猪肉 50g、蒜苗 50g）+凉拌木耳（水发木耳 50g）+虾米丝瓜汤（丝瓜 50g、虾仁 10g）+烹调用油（15g 以内）
午餐后点心	柚子（150g）
晚餐	薏仁糙米饭一小碗（薏仁 25g、糙米 50g）+清蒸鲈鱼（鲈鱼 100g）+蘑菇炒白菜（蘑菇 75g+白菜 75g）+烹调用油（15g 以内）
晚餐后点心	纯牛奶（200ml）
能量及营养素	能量 1812kcal
	蛋白质 82g（18%）
	脂肪 56g（28%）
	碳水化合物 245g（54%）
供能比	早餐：22%；早餐后点心：5%
	午餐：39%；午餐后点心：4%
	晚餐：23%；晚餐后加餐：7%

第四节　儿童肥胖的身体活动及运动干预

由于儿童处于生长发育的关键期，肥胖的治疗与干预手段较成人更为局限，需要更加谨慎和有针对性。身体活动及运动干预是儿童肥胖管理的重要组成部分。其有利于人体骨骼、肌肉的生长，增强心肺功能，改善各器官系统的功能状态，是增强体质较积极、有效的手段之一，也是治疗肥胖的最基本处方。本节将围绕身体活动、适用于儿童的运动项目、科学制订运动计划、不同运动计划干预的有效性、身体活动管理与监督、运动处方举例、如何避免运动损伤等方面进行阐述。

一、身体活动

（一）基本要素

身体活动是指通过骨骼肌的收缩来增加身体能量消耗的各种活动，由七个要素组成，分别是身体姿势、运动轨迹、运动时间、运动速度、运动速率、运动力量和运动节奏。

1）身体姿势：是身体活动的重要因素。身体姿势指身体及身体各部位在不同的运动阶段所处的状态。

2）运动轨迹：是指身体的某一部分从开始位置到结束为止所经过的路线组成的动作的空间特征。运动轨迹由运动轨迹方向、运动轨迹形式和运动幅度表示。

3）运动时间：是指人体完成运动动作所必需的时间，运动的时间与运动速度和运动节奏是密切联系在一起的。

4）运动速度：是指身体或身体某一部分在单位时间内产生的位移距离。运动速度表现出一个运动动作完成过程中的时间与空间关系，反映出运动时间和空间的综合特征。

5）运动速率：是指在单位时间内运动动作重复的次数，也称运动频率。运动速率表现了运动的事件过程，反映了运动的时间特征。

6）运动力量：是在运动中，身体或身体的一部分在完成运动动作时所表现出来的克服阻力的能力大小。

7）运动节奏：指运动动作的快慢，用力的大小，肌肉收缩、舒张与时间间隔的长短合理交替的一种综合特征。

（二）身体活动的分类

1. 有氧运动

这类活动以躯干、四肢等大肌肉群的参与为主，具有节律性、持续性，能在较长时间内维持稳定状态，如长跑、步行、骑车、游泳等。运动过程中依赖氧气供应能量，以有氧代谢为主要供能途径。有氧运动不仅能够增强心肺功能，降低血压和血糖，还能提高胰岛素敏感性，改善血脂和内分泌系统调节功能，增强骨密度，减少体内脂肪蓄积，控制体重等。对于儿童来说，有氧运动不仅能够提高心肺功能和耐力，还有助于培养良好的运动习惯和社交技能。例如，通过集体游戏或团队运动，儿童能够在提高身体素质的同时，学习团队合作和公平竞争。

2. 肌肉锻炼

肌肉锻炼也被称为力量训练或者重量训练。肌肉锻炼的目的是增强肌肉力量和耐力，同时提高身体的整体功能和协调性。肌肉锻炼包括使用重量或者体重来进行训练，如举重、俯卧撑、引体向上、哑铃锻炼等。肌肉锻炼可以帮助儿童增强骨密度、提高身体的协调性、降低受伤风险、促进身体的生长发育、提高代谢率等。此外，肌肉锻炼也对心理健康有益，可以增强个体自尊心和自信心，缓解焦虑和压力。

3. 关节柔韧性活动

关节柔韧性活动即通过躯体或四肢的伸展、屈曲和旋转，锻炼关节的柔韧性和灵活性的活动（如芭蕾、体操、划船训练等），也称作拉伸。此类活动对循环、呼吸和肌肉的负荷小，能量消耗低，可以起到保持或增加关节的活动范围和灵活性的作用。关节柔韧性活动对预防跌倒和外伤、对抗年龄增长导致的关节活动范围降低有一定帮助。

4. 身体平衡和协调性活动

身体平衡和协调性活动指改善人体平衡和协调性的组合活动，可以改善人体运动能力、预防跌倒和外伤、提高生活质量，也称神经肌肉训练。身体平衡和协调性练习包括平衡性、灵活性和身体感觉训练等，如太极拳、瑜伽等。

（三）身体活动与能量消耗

儿童能量消耗主要由五部分构成（图5-4-1）：①基础代谢率（Basal Metabolic Rate，BMR），指在安静、清醒、空腹、处于中性温度环境的情况下，个体在不进行任何活动时，维持基本生理功能所需的最低能量消耗。这个能量消耗主要用于维持心跳、呼吸、体温调节、肝和肾等器官的基本功能。②身体活动耗能，指儿童进行日常活动和运动时消耗的能量，如上学、玩耍、做作业等。儿童由于活泼好动，活动耗能占比较大，特别是学龄前和学龄初期。③生长发育代谢，儿童处于快速生长发育阶段，身体需要额外的能量来进行细胞分裂和组织修复。④食物热效应（thermic effect of food，TEF），指在休息状态下机体消化食物需要消耗的能量，尤其是在吃高蛋白质或者高纤维食物时，这一效应更为明显。⑤应激反应代谢，指应对疾病、压力或情绪波动时，身体会额外消耗能量。总之，儿童能量消耗是多方面的，且受到年龄、体重、性别、活动水平及生长发育状态等因素的影响。

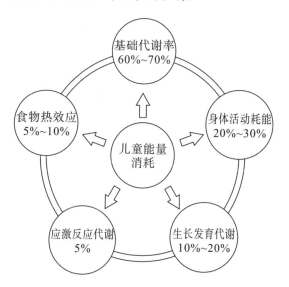

图5-4-1　儿童能量消耗构成示意图

身体活动是儿童最佳生长和发育的必备条件，也是维持长期健康的必备条件。研究表明，每天的身体活动水平对于预防慢性疾病，包括心血管疾病、肥胖、糖尿病，甚至某些类型的肿瘤等的发生都具有重要作用。除了每天的身体活动，对于运动锻炼而言，运动的强度、频率及持续时间是影响能量消耗的重要因素。身体活动耗能是能量消耗变异最大的部分，平均占总能量消耗的

20%～30%，在高强度持续运动的极端情况下，身体活动耗能占比可以高达75%。

为了对各种特殊活动包括体育活动的能量消耗进行分类，或者确定每天身体活动水平与总能量消耗的关系，常用儿童代谢当量（METy）反映6～18岁儿童具体身体活动的能量消耗水平。不同年龄不同活动类别的儿童代谢当量可参考https：//www.nccor.org/nccor-tools/youthcompendium。身体活动强度依据儿童代谢当量可分4级，一些常见项目见表5-4-1。

表5-4-1　儿童不同身体活动强度的常见项目

身体活动强度	能量消耗（METy）	常见项目
久坐行为	≤1.50	在坐姿、斜靠或卧姿时的屏幕时间（如看电视、使用电脑、手机等）或阅读、画画、做功课等
低强度身体活动	1.51～2.99	在平坦地面缓慢步行，站立时轻度的身体活动，如整理床铺、洗碗、演奏乐器等，呼吸频率及心率稍有增加，感觉轻松
中强度身体活动	3.00～5.99	以正常的速度骑自行车、快步走、爬楼梯、滑冰等。需要适度的体力消耗，呼吸较急促，心率较快，微出汗，但仍可轻松说话
高强度身体活动	≥6.00	搬运重物、快速跑步、激烈打球踢球或快速骑自行车等。需要较多体力消耗，呼吸明显急促，呼吸深度大幅增加，心率大幅增加，出汗，需要停止运动、调整呼吸后才能说话

注：METy为儿童代谢当量。

（四）肥胖儿童身体活动注意事项

1）有氧运动：强调低至中等强度的有氧运动，以减少对关节的冲击，如快走、游泳、慢跑。推荐进行游泳和水中运动，因为水的浮力可以减少体重对关节的压力。鼓励参与集体活动或团队运动，以提高儿童兴趣和参与度，同时促进社交技能发展。

2）肌肉锻炼：采用低强度的肌肉锻炼，避免使用过重的器械，以减少受伤风险。强调身体自重训练，如俯卧撑、深蹲、平板支撑等，以增强肌肉力量和耐力。定期变化训练动作，以提高儿童的参与感和动力。

3）关节柔韧性活动：重视拉伸和灵活性训练，以提高关节的活动范围，减少受伤风险。学习正确的拉伸技巧，避免过度拉伸或错误动作。强调日常活动中的柔韧性活动，如起床时的伸展、坐位和站立时的腿部伸展等。

4）身体平衡和协调性练习：通过平衡训练提高身体控制能力，如单脚站立、平衡垫练习等。结合协调性练习，如抛接球、跳绳等，提高身体的反应速度和协调性。选择适合儿童的瑜伽或太极课程，以促进身心平衡。

5）个性化训练计划：根据肥胖儿童的个体差异，制订个性化的训练计划。考虑到他们的体能水平和健康状况，逐步增加运动强度和时间。

6）心理支持和鼓励：提供积极的反馈和鼓励，帮助儿童建立自信，克服可能的自我意识问题。强调运动的乐趣和其在社交方面的好处，而不仅仅是体重的减轻。

7）健康教育：教育儿童健康饮食和规律运动的重要性。指导他们识别和选择健康的食物。

8）家长和监护人的参与：鼓励家长和监护人参与儿童的身体活动，作为支持和榜样。提供家长教育，帮助他们了解支持儿童的健康生活方式。

9）监测和调整：定期监测儿童的身体活动进展和健康状况。根据他们的反馈和进步，适时调整运动计划。

二、适用于儿童的运动项目

肥胖儿童身体较为笨拙，且呼吸系统发育不良，活动中容易出现气喘、气促等现象，活动后易感觉疲累。因此需根据儿童的喜好及易坚持原则来选择运动方式，如散步、游泳、踢球或者慢跑等，也可选择一些趣味性比较强的运动方式，如骑自行车或进行娱乐性比赛。尤其建议家长陪同儿童从事弹跳类运动，如跳绳、打篮球等，在跳跃过程中，不仅可消耗多余脂肪，也能刺激下肢骨骼良性生长，在减脂的同时也能达到促身高增长的目的。

1）跑步：跑步是一种方便而有效的有氧运动，可以提高心肺功能和全身肌肉力量。儿童可以通过参加长跑比赛或进行简单的晨跑来锻炼身体。建议儿童每天进行至少 30 分钟的跑步锻炼。

2）游泳：游泳是一种低冲击力的有氧运动，适用于儿童。游泳可以提高心肺功能和全身肌肉力量，并且对于有哮喘等呼吸系统问题的儿童也较安全。建议儿童每周进行至少两次游泳锻炼。

3）篮球：篮球是一项团队运动，可以提高儿童的协调性、爆发力和耐力。篮球需要跑步、跳跃、投掷等动作，对于提高身体素质有很好的帮助。建议儿童每周进行至少两次篮球训练。

4）跳绳：跳绳是一种简单而有效的有氧运动，可以提高心肺功能和协调性。跳绳对于塑造身形也有很好的效果。建议儿童每天进行至少 10 分钟的跳绳锻炼。

5）跳高和跳远：跳高和跳远是一种能够锻炼儿童肌肉力量和身体平衡的运动项目。这种运动需要儿童通过跑步、跳跃等动作来完成。建议儿童每周进行至少两次跳高和跳远的练习。

6）排球：排球是一项团队运动，可以提高儿童的协调性和爆发力。这种运动需要儿童通过跳跃、抓球等动作来完成。建议儿童每周进行至少两次排球训练。

7）瑜伽：瑜伽是一种适合儿童的低冲击力运动，可以帮助儿童放松身心、提高身体灵活性和稳定性。儿童可以参加专业的瑜伽课程或者在家进行简单的练习。建议儿童每周进行至少一次瑜伽练习。

8）足球：足球可以提高儿童的协调性、爆发力和耐力。这种运动需要儿童完成跑步、踢球等动作。建议儿童每周进行至少两次足球训练。

9）自行车骑行：自行车骑行是一种适合儿童的低冲击力运动，可以提高心肺功能和全身肌肉力量。这种运动可以在户外进行，同时也可以作为一种交通工具来使用。建议儿童每周进行至少两次自行车骑行。

以上运动项目可以帮助儿童培养健康的身体素质，增强心肺功能、肌肉力量、协调性和平衡性。家长可以根据儿童的年龄和兴趣选择适合的运动项目，让儿童健康成长。同时，家长也需要确保儿童进行运动的安全性和适度性，避免过度训练和受伤。

三、科学制订运动计划

想要帮助肥胖儿童进行科学有效的体重管理，除了要注重运动项目的选择外，个体化、精细化运动也至关重要，运动计划主要包括运动强度、运动频率、运动时间三个方面。

（一）运动强度

1. 运动强度的计算

当考虑到以心率来计算运动强度时，最常见的方法是使用最大心率（MHR）和心率储备（HRR）来计算。最大心率是指一个人在运动时可以达到的最高心率，而心率储备是指最大心率与安静心率之间的差值。以心率来计算运动强度的方法如下。

1）使用最大心率（MHR）计算运动强度。这种方法是以最大心率的百分比来计算运动强度。例如，以 60％的最大心率进行的运动，即低强度的有氧运动。计算公式：

$$运动强度＝最大心率×百分比$$

例如，一个年龄为 30 岁的人，其最大心率为 190 次/分。如果要以 60％的最大心率进行运动，那么：

$$运动强度＝190×0.6＝114（次/分）$$

2）使用心率储备（HRR）计算运动强度。心率储备是最大心率与安静心率之间的差值。计算公式：

$$运动强度＝（心率储备×百分比）＋安静心率$$

例如，如果一个人的最大心率为 190 次/分，安静心率为 60 次/分，那么心率储备为 130 次/分。如果要以 60％的心率储备进行运动，那么：

$$运动强度＝（130×0.6）＋60＝138（次/分）$$

3）最大摄氧量（VO_{2max}）百分比计算运动强度。VO_{2max} 可以作为衡量运动强度的指标。VO_{2max} 是一个人在最大负荷下能够吸收和利用氧气的能力，通常以每分钟毫升氧气吸收量 [ml/(kg·min)] 来表示。例如，以 50％的 VO_{2max} 进行的运动，即低强度的有氧运动。计算公式：

$$运动强度＝VO_{2max}百分比$$

例如，一个人的 VO_{2max} 为 40 ml/(kg·min)，如果要以 50％的 VO_{2max} 进行运动，那么：

$$运动强度＝40×0.5＝20 [ml/(kg·min)]$$

4）使用代谢当量计算运动强度。代谢当量（METs）是以人的静息代谢率作为基准，将运动的代谢率与静息代谢率进行比较的一种方法。通常使用 1MET 来表示一个人在静息状态下的代谢率。例如，一个人在进行某项运动时的代谢率为 4METs，那么他的代谢率是其在静息状态下代谢率的 4 倍。计算公式：

$$运动强度 ＝（运动代谢率 / 静息代谢率）×METs$$

例如，如果一个人在进行某项运动时的代谢率是其静息代谢率的 4 倍，而其静息代谢率为 3.5 ml/(kg·min)，那么：

$$运动强度 = (4/1) \times 3.5 = 14 \ [ml/(kg·min)]$$

使用最大心率和心率储备计算运动强度是两种常见的方法，暂不需要进行实验室检测，但需要注意的是，每个人的身体状况和健康状况都不同，因此在进行运动时应该根据个体的实际情况选择合适的运动强度。此外，如果存在任何健康问题，应咨询医生以获取更好的运动建议。

2. 运动强度分类

根据最大心率（MHR）和心率储备（HRR）可以将运动强度分为低、中、高强度。

1）根据最大心率（MHR）分类。

（1）低强度运动（<64% MHR）：在这个区间内，运动强度相对较低，适合热身和恢复训练；心率相对较慢，可以轻松地进行对话。

（2）中等强度运动（64%~76% MHR）：中等强度的运动可以提高心肺耐力，是大多数有氧运动的目标区间；在这个区间内，呼吸会稍微加快，但仍能进行简短的对话。

（3）高强度运动（77%~95% MHR）：高强度运动可以提高心肺功能，增强肌肉力量，适合间歇训练和短时爆发力训练；在这个区间内，呼吸急促，难以进行连贯对话。

（4）极高强度运动（>95% MHR）：极高强度运动通常只能持续很短时间，如短跑或高强度间歇训练；在这个区间内，身体接近极限，无法进行对话。

2）根据心率储备（HRR）分类。

（1）低强度运动（20%~40% HRR）：这个区间的运动强度较低，适合初学者或康复训练。

（2）中等强度运动（41%~60% HRR）：中等强度的运动可以锻炼良好的心肺功能，适合大多数人。

（3）高强度运动（61%~80% HRR）：高强度运动可以显著提高心肺功能和肌肉耐力。

（4）极高强度运动（>80% HRR）：极高强度运动通常只能持续很短时间，需要较高的体能水平。

3. 注意事项

1）个体差异：不同个体的 MHR 和 HRR 可能有很大差异，因此，具体的数值可能需要根据个人情况进行调整。

2）运动目标：不同的运动目标可能需要不同的强度区间，如减重、增肌、提高耐力等。

3）安全第一：在进行高强度运动之前，应确保有足够的体能基础，避免受伤。

（二）运动频率

肥胖儿童的运动频率应该根据其身体状况和运动目标而定。一般来说，肥胖儿童的运动频率应逐步达到每周 5~7 次，每次至少 30~60 分钟，其中包括有氧运动、肌肉锻炼、关节柔韧性活动、身体平衡和协调性活动。不同运动类型的运动频率及运动时长建议见表 5-4-2。

表 5-4-2 不同运动类型的运动频率及运动时长建议

运动类型	运动频率	运动举例	运动效应
有氧运动	每周≥5 次 每次≥30min	跑步、游泳、跳绳等	消耗大量的能量并提高心肺功能
肌肉锻炼	每周 2~3 次 每次 15~30min	俯卧撑、仰卧起坐、深蹲等	可以增强肌肉力量和耐力，同时促进新陈代谢
关节柔韧性活动	每周 2~3 次 每次 10~15min	伸展运动等	可以增强身体的柔软性和灵活性，同时降低运动损伤的风险
身体平衡和协调性活动	每周 2~3 次 每次 10~15min	包括跳绳、瑜伽、走平衡木等	可以增强身体的平衡能力和协调性，提高身体控制能力

肥胖儿童减重有两个目的，一是要减掉体内的脂肪，二是要培养其长期保持运动的良好习惯，防止脂肪继续增加，使成年后体重达到理想状态。所以要特别注意运动频率，避免儿童因对运动产生厌恶或恐惧心理而中止运动，一般以每周锻炼 3~5 次为宜。刚开始锻炼时运动频率不可太高，随着运动时间增长、耐受力增强，可以适当增加运动频率，如每周锻炼 5~6 次。

（三）运动时间

合理安排运动时间可提高运动效率，有助于肥胖儿童的体重管理。肥胖儿童通常需要长期坚持定期运动数月或数年，因此要根据儿童的肥胖程度、肥胖类型、预期目标等情况来安排运动时间。每次运动时间应保持在 30min 以上，以 30~60min 为宜。运动前要先做热身活动，以 10~15min 为宜。在运动开始的前 20min 左右，身体主要以糖类作为能量来源。只有当运动持续一段时间后，身体才会开始利用脂肪供能。因此，如果运动时间太短，无法真正燃烧太多脂肪。同时，要达到有益于健康的运动强度，需要提高心率至目标心率区间并维持一段时间。只有当运动超过 20~30min 后，身体的代谢率才会显著提高，从而消耗更多的能量。由于机体存在生物节律周期性变化，所以一天当中不同时段内做相同运动的效果不一样。运动时段特点见表 5-4-3

表 5-4-3 运动时段特点

运动时段	身体状态特点	推荐活动类型	注意事项
上午时段	皮质醇水平高，机能唤醒	耐力和肌肉锻炼	适合专注和协调性训练
		有氧运动、热瑜伽	
中午时段	新陈代谢率高，心率和体温较高	恢复性训练	避免过度消耗体能
		拉伸、冥想	
下午时段	体力和专注力相对较低	中等强度的有氧运动	有助于提神醒脑
		慢跑、骑车	
晚上时段	体温和肌肉柔韧度较高	肌肉锻炼	不要过于剧烈，以免影响睡眠质量

（四）运动计划实施建议及实施原则

肥胖儿童进行运动减脂时，应该选择适当的运动强度和类型，以能够有效地消耗能量和减少脂肪，同时又避免过度的身体负荷和不适。根据《美国心脏协会成人和儿童身体活动指南》及《中国人群身体活动指南（2021）》的推荐，一是每天进行至少 60 分钟中等强度到高强度的身体活动，且鼓励以户外活动为主；二是每周至少进行 3 天肌肉力量训练和强健骨骼训练；三是减少静态行为，每次静态行为持续不超过 1 个小时，每天屏幕时间累计少于 2 小时。对于肥胖儿童来说，应该逐步增加运动强度，以达到减脂的效果。

对于肥胖儿童来说，运动时应该遵循以下原则：①逐渐增加运动量和强度。肥胖儿童应该从低强度、低运动量的运动开始，逐渐增加运动量和强度，以避免身体负荷过大和运动损伤。②多样化运动。肥胖儿童应该尝试不同类型的运动，以增加运动的趣味性和多样性。③注意身体反应。肥胖儿童在进行运动时应该注意身体反应，如出现疼痛、呼吸困难等不适，应该及时停止运动，并咨询医生或运动专家的建议。④坚持运动。肥胖儿童应该坚持每天进行一定量的身体活动，以维持良好的身体健康和减少脂肪。总之，对于肥胖儿童来说，选择适当的运动强度和类型非常重要。针对肥胖儿童的运动计划应该逐步增加运动强度，结合有氧运动、肌肉锻炼、关节柔韧性活动、身体平衡和协调性运动，以达到减脂的效果，同时注意身体反应。

四、不同运动计划干预的有效性

儿童肥胖持续至成年期的比例为 $26\%\sim41\%$，超重和肥胖儿童的健康风险是非超重和肥胖儿童的 2 倍以上。儿童肥胖不仅会给日后埋下健康风险，还会在儿童时期导致个体心肺功能下降、血脂异常、血压偏高、血糖增高，同时，血糖增高还会影响身高。在心理健康方面，儿童肥胖也有可能造成儿童产生自卑心理。除去遗传因素，能量摄入和消耗失衡是造成肥胖的主要原因，所以增加能量消耗是减重的有效路径，制订有效的运动计划，加快脂肪的分解，是预防成年期肥胖发生的有效手段。在为肥胖儿童制订运动计划时，运动项目应根据儿童的年龄、体质和心肺功能的承受能力等不同进行选择，选择适合儿童生长发育特点的运动项目，才能快速且高效率减重。

（一）以有氧运动为主的运动干预对肥胖的影响

一项研究表明，有氧运动用于单纯性肥胖儿童不仅可调节糖脂代谢，减轻胰岛素抵抗，而且可改善血管内皮细胞功能。进行 24 周有氧运动联合改良低碳饮食干预不仅能促进脂肪消耗、增强机体抗氧化及心肺功能等，而且能有效改善儿童身体成分指标、血脂指标和内皮细胞功能。一项对照研究显示，持续 20 周，每周 3 次，每次 50 分钟的有氧运动可使肥胖儿童体脂肪含量下降 $2.9\%\sim3.6\%$，并可以改善血脂。

基于儿童生长发育的特点及运动健身的生理学基础和机制，儿童宜选择带有趣味性的有氧运动项目，如游戏、体操、跑步、跳跃、投掷、通过障碍物、游泳、滑冰、踢小足球等。青春期宜选择以灵敏性、协调性和柔韧性为主的有氧运动项目，如原地跑、原地跳、健美操、广播操、乒乓球、武术、跳绳、跳皮筋、踢毽子、踢腿、劈叉等。

【推荐运动计划】

在儿童时期及没有良好的运动基础时，建议超重和肥胖儿童每周至少应进行 3~5 次、每次 30~45 分钟的中等强度有氧运动，期间配合热身、拉伸放松练习。

（二）以高强度间歇训练为主的运动干预对肥胖的影响

高强度间歇训练（HIIT）是在短时间内进行全力、快速、爆发式锻炼的一种训练技术。这种技术在短期内提高心率并且消耗更多能量。高强度锻炼使得身体对氧气的需求增加，并且制造缺氧状态，导致身体在恢复期间需要更多氧气，属于无氧运动。在一项针对肥胖青年女性开展的 12 周高强度间歇训练的研究中，发现受试者体脂肪含量下降 9%。齐玉刚等人探讨 HIIT 对青年女大学生减重的效果和可靠性。研究发现，将 HIIT 和持续有氧运动进行对比分析，持续有氧运动后受试者体重、腰臀围比、BMI、体脂肪含量都有所改善，但与 HIIT 相比较，HIIT 运动后，受试者的各项指标呈非常显著性降低。结果表明，HIIT 能够在短时间内达到较好的减重效果，并且对于受试者安全可靠。一项针对肥胖青少年的研究发现，肥胖青少年在以最大速度训练 30s 后，再以 50% 最大速度训练 3min，重复 5~6 组，每周运动 2 次，训练 12 周后，BMI 下降 5%。

【推荐运动计划】

青春期儿童及有较好运动基础时，建议超重和肥胖儿童进行每次 30s~1min，次间休息 30s，3~5 次/组，共 3 组，组间休息 3min 的 HIIT。每周进行 2~3 次，期间配合热身、拉伸放松练习。

（三）有氧运动联合高强度间歇训练干预对肥胖的影响

从运动特点来看，有氧运动的强度较低，有节奏，可持续的时间较长；而 HIIT 的强度较大，可持续的时间不长，属于负荷强度高、瞬间性强的运动，容易使肌肉疲劳酸痛。有氧运动比较安全，对机体各器官的负荷也相对较小，不易出现运动损伤；而 HIIT 强度相对较高，机体各器官承受的负荷也相对较大，但是可以更好地提高机体的工作能力，提高机体的基础代谢能力。利用有氧运动联合 HIIT，可最大限度地发挥运动效果。所以说，良好的运动效果需要科学的运动计划，合理安排有氧运动和 HIIT，最大限度发挥运动对儿童肥胖的干预作用。

【推荐运动计划】

在有较好运动基础时，建议超重和肥胖儿童每周至少应进行 3~4 次有氧运动合并 HIIT，在 30 分钟中等强度有氧运动后，进行每次 30s~1min，次间休息 30s，每组 3～5 次，共 3 组，组间休息 3min 的 HIIT，期间配合热身、拉伸放松练习。

五、身体活动管理与监督

儿童处于生长发育时期，身体和心智发育皆不成熟，在儿童肥胖的运动干预过程中，家长需要加强对儿童身体活动的管理与监督，尽量全程参与，督促儿童锻炼，多动少坐。不同年龄段儿童适宜的运动不同，表 5-4-4 是不同年龄段儿童不同强度的运动建议。

表 5-4-4　不同年龄段儿童不同强度的运动建议

年龄段	运动类型	运动强度	运动时长
0～1 岁	锻炼运动协调能力，如攀登、爬行、跑、跳	低中强度	不限制
2～3 岁	亲子互动为主的活动	低中强度	总时长需达到 180min
4～6 岁	室外活动、跳跃性运动、游泳、球类运动	中等强度	累计活动总时间 60min
7～10 岁	跳绳、游泳等，定向培养运动能力	中等强度	累计≥60min，每次 30～60min
11～16 岁	弹跳类运动，如摸高、跳绳、引体向上等	中高强度	累计≥60min，每次≥30min

在此基础上，智能穿戴设备可以用于监测儿童的运动情况，帮助他们更好地达到运动目标。智能穿戴设备如智能手环、手表等，可以记录运动时间、步数、心率等数据，提供运动强度和运动效果的实时反馈。这些设备还可以设置运动提醒，鼓励儿童保持规律的运动习惯。

此外，智能穿戴设备还可以帮助家长监督儿童的运动情况，确保他们在安全的范围内进行运动，避免过度运动导致的受伤风险。同时，这些设备还可以辅助制订个性化的运动计划，根据儿童的身体状况和运动能力，调整运动的类型、强度和时长。

六、运动处方举例

本节的运动处方由成都体育学院运动医学与健康学院专家团队个体化研制。

7岁男童，体脂肪含量测试结果显示严重肥胖（BMI＝24.31kg/m²），腰围身高比（WHtR）＞0.5，提示为中心性肥胖，临床检查中发现高血脂高危风险，维生素D不足，静息心率偏高，生活行为习惯调查显示有较好的运动基础，因此主要以持续性中强度有氧运动或联合中高强度间歇运动减轻体重，降低体脂肪含量。其运动处方见表5-4-5。

表5-4-5　运动处方

目的	减轻体重，降低体脂肪含量，提高脂肪代谢功能			
预期目标	短期（3个月）目标：3个月内逐渐减重2～4 kg，身高逐渐增高约1.5 cm以上，BMI降至21.4～22.6 kg/m²			
类型	准备活动	有氧运动	较高强度间歇运动	拉伸放松练习
运动方式	点头摆头、转肩压肩、扩胸、压腕、转腰、摆腿、踢腿、压腿、转踝等热身活动	骑自行车、游泳、健身走、跳绳、体操、舞蹈、球类运动、追逐游戏等	高抬腿、仰卧起坐、开合跳、游戏类运动（跳房子、单脚跳等）	1）大小腿肌肉拉伸：股四头肌拉伸，腘绳肌拉伸，小腿三头肌拉伸，胫骨前肌拉伸等；2）腰腹部肌肉拉伸：腹直肌拉伸、腹内外斜肌拉伸、髂腰肌拉伸等
运动时间	每次5～10min	每次30～60min	每次30s～1min，次间休息30s，3～5次/组，共3组，组间休息3min	每次10～20min
运动频率	5～7天/周	5～7天/周，若当天有间歇训练则调整时间为30min，若当天无间歇训练则调整时间为60min	3～4天/周	5～7天/周
运动强度		中等强度：自觉疲劳评分（RPE）12～14；心率136～162次/分（64%～76%MHR）	较高强度：RPE 14～17；心率162次/分左右（76%MHR）	
运动周期	3～6个周期，1个月为1个周期			
测试指标	身体成分、静息心率、实验室检查等			

注意事项	1）儿童好奇心强，忍耐力差，应不断变换运动内容； 2）有条件的家长应尽量陪同孩子运动； 3）有氧运动可独立或与高强度间歇训练联合，每次运动时间不小于 60min；运动强度、负荷从低阶至高阶循序渐进，一个阶段结束后可根据测试指标情况在专业人员指导下调整处方； 4）运动时注意配合呼吸； 5）运动中出现下列情况需停止运动：运动中出现主观上的不耐受，拒绝训练；运动中出现中等程度呼吸困难、头晕、恶心、心绞痛或任何心脏区域的不适；运动中出现明显的肌肉痉挛，不适感或疼痛； 6）运动后锻炼的部位有一定的酸胀感为正常现象，一般持续 48～72 小时左右可自行消退； 7）合并急性疾病（如严重感冒、发热、腹泻等情况）应停止运动

七、如何避免运动损伤

（一）注意间隔放松

每周至少休息 1 天。如果儿童有长期参加某些特定运动，如足球、橄榄球、滑冰等，应每周至少休息 1 天，让身体得以恢复，不要让儿童每天进行高强度运动，以防过度疲劳。

（二）穿合适的装备

孩子在运动时应穿上合适的服装，并正确穿戴相应的防护装备，如保护垫（颈、肩、肘、胸部、膝盖、小腿等）、头盔、面罩、防护眼镜等。家长同时应该提醒儿童，这些防护装置并不是万能的，不要因为穿戴了防护装备，就随意参加非常危险的活动或运动。

（三）运动场所正规安全、有监护

检查运动场所，运动场地表面不能有可能会导致儿童跌倒的洞、坑、沟或其他不平凹凸物。有看护人保证安全。同时，家长应当确认儿童的身高、身体、心理成熟度及技巧水平方面适合参加该项体育运动。

（四）准备活动要充分

做好准备活动十分必要。准备活动可以提高中枢神经系统的兴奋性，为正式练习做好准备。准备活动能增加肌肉中毛细血管开放的数量，提高肌肉的力量、弹性和灵活性，同时可以提高关节韧带的功能，增强韧带的弹性，使关节腔内的滑液增多，防止肌肉和韧带的损伤。在进行准备活动时，既要将躯干、肢体的大肌肉群和关节充分活动开，也要注意各个小关节的活动。

（五）加强肌肉训练、增加身体的灵活性

儿童在运动过程中可增加一些加强肌肉的训练，结实的肌肉可在一定程度上预防运动伤害的发生。有研究显示，在比赛或训练前后做拉伸运动可增加身体的灵活性，因此建议家长将拉伸运动纳入儿童的每日运动计划。

（六）避免技术或姿势的错误

任何运动，都有其规律或者技术特点。即使是最简单的跑步，也涉及步长、步速、前足或后足着地、髋膝关节运动、摆臂等专业要求。技术动作错误、违反人体结构功能特点及运动时的力学原理容易对人体造成损伤，这是初参加运动训练的人或学习新动作时发生运动损伤的主要原因。在儿童中尤其要避免，因为一旦形成错误动作则难以纠正。

（七）出现疼痛时应停止活动

如果在运动过程中身体突然出现疼痛，应立即停止活动，因为可能已经造成肌肉或韧带损伤，继续运动可能会让损伤加剧，甚至造成不可挽回的后果。

（八）出现特殊情况，立即寻求专业医护人员帮助

当出现家长或看护人难以处理的紧急事件时，立即寻求最近的专业医护人员的帮助，以免耽误时间，丧失处理的最佳时机。

第五节　儿童肥胖的多学科协作模式

肥胖病因多样复杂、防治困难、容易复发等特点决定其无单一有效的治疗方式。加之儿童处于生长发育的关键阶段，干预方式更为有限。生活行为方式调整、合理膳食营养、运动干预是目前的主要手段。截至目前，我国尚无被批准的药物可用于儿童减重治疗，中医中药的疗效及安全性证据尚不确切，外科

手术的适用条件也极为有限。临床实践中，单一治疗手段不能取得理想且持久的治疗效果。以肥胖为中心的个体化治疗可以更合理、更有效地达到治疗目标。因此，采用多学科协作模式，打破传统学科划分，从肥胖儿童及家庭需求出发，通过专业医务人员间紧密协作、通力配合，可提供有效合理、立体化的诊断与治疗服务，打造无缝隙合作、"一站式"诊断与治疗模式。

多学科协作模式即在医疗机构中针对某一特定疾病或健康问题，集中各相关科室的专业资源开展一体化管理和治疗（图5-5-1）。对于儿童肥胖问题，中心化模式应主要包括以下方面。

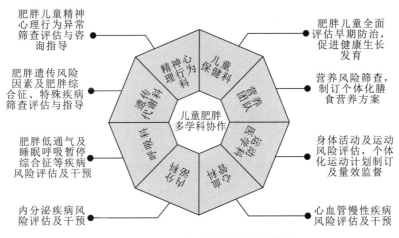

图5-5-1 儿童肥胖多学科协作模式

一、中心设立

创建一个专门的儿童肥胖诊疗中心，集成营养科、运动医学科、儿科、内分泌科、心理咨询等部门。诊疗中心应涵盖儿童肥胖的预防、诊断、治疗和长期管理等方面的内容。

二、一站式服务

肥胖儿童在一个地方就能接受全面的评估、诊断、治疗和咨询，包括体重测量、营养评估、运动处方、心理辅导等。

三、多学科团队合作

组建由儿科医生（包括儿童保健科、儿童内分泌科、儿童心血管及呼吸科等专科医生）、营养师、心理学家、运动医学专家等组成的跨学科团队，为肥胖儿童提供全面的医疗保健服务，各科医生和专业人员共同参与病例讨论，共享信息，根据每位儿童的具体情况，制订个性化的综合治疗方案，包括饮食指导、运动处方和行为干预等，确保治疗的连贯性和有效性。

四、智能化定期随访

诊疗中心可依托第五代移动通信技术（5th generation mobile communication technology，5G）、智能化穿戴设备、云存储、人工智能（artificial intelligence，AI）等新技术，充分将儿童及其家庭、医院、社区、学校及互联网平台联合在一起，定期对肥胖儿童进行跟踪随访，实现更高效、精准的智能化管理，及时调整干预计划，并对家庭提供持续的支持和指导，帮助他们有效达到并维持疗效，并为平台及科研人员提供更为丰富、全面的研究资料，以期对儿童肥胖有更深入的了解，为儿童肥胖有效精准防治的实现提供更充分的证据。

五、教育培训

诊疗中心可通过讲座、研讨会、手册等形式，开展健康教育课程，向儿童及其家长普及健康饮食和运动的重要性，向儿童及其家长传授肥胖预防和管理的知识，提升他们的自我管理能力。

六、研究与创新

诊疗中心应通过收集和分析数据，研究儿童肥胖的影响因素和干预措施的有效性，推动新的治疗方法和策略的开发，为预防和控制儿童肥胖提供循证依据。

这种多学科协作模式有助于优化资源分配，提高效率，同时确保肥胖儿童得到全面、专业的医疗服务。然而，由于多学科协作模式涉及多个部门和专业人员，实际操作中需要良好的协调机制和信息共享平台。

第六节 儿童肥胖的药物治疗

药物治疗作为治疗儿童肥胖的手段之一，建议只在经过正式的强化行为干预和生活方式调整仍未能控制体重增加或改善并发症，或有运动禁忌时，才进行。对于年龄小于 16 岁超重但不肥胖的儿童，不建议使用药物治疗。

2023 年美国儿科协会新发布的《儿童和青少年肥胖症评估和治疗临床实践指南》中提及的减重药物有二甲双胍、奥利司他、胰高血糖素样肽－1 受体激动剂（如利拉鲁肽、司美格鲁肽）、黑皮质素－4 受体激动剂和中枢去甲肾上腺素摄取抑制剂（如苯丁胺、苯丁胺－托吡酯）。获得美国 FDA 批准的药物主要有奥利司他、利拉鲁肽、苯丁胺和苯丁胺－托吡酯。其中，奥利司他、利拉鲁肽和苯丁胺－托吡酯批准用于治疗 12~16 岁的儿童肥胖患者，苯丁胺用于≥ 16 岁的儿童肥胖患者。此外，在临床实践中，中医病证结合、中西医结合的肥胖诊断与治疗模式也具有一定优势。儿童肥胖的治疗药物见表5－6－1。

表 5－6－1　儿童肥胖的治疗药物

药物名称	国内是否上市	国内是否超说明书	适用年龄	不良反应及注意事项
奥利司他	是	否	≥12 岁	脂肪便、脂肪泻、腹痛、腹胀、肛门排气增多和大便失禁等，多于治疗后 1 周内出现，随着用药时间延长，可逐渐耐受，治疗 3 个月后，发生率明显降低。影响脂溶性维生素（维生素 A、维生素 D、维生素 E）等吸收，需补充复合维生素
利拉鲁肽	是	是	≥12 岁	恶心、腹泻、便秘、呕吐、消化不良、腹痛。目前国内仅批准用于 2 型糖尿病的治疗，未批准用于肥胖症
二甲双胍	是	是	≥10 岁	口腔金属味、轻度厌食、恶心、腹部不适、腹泻、维生素 B_{12} 缺乏等。目前国内仅批准用于 2 型糖尿病的治疗，未批准用于肥胖
苯丁胺	否	—	≥16 岁	心悸、心动过速、血压升高、头痛、失眠、抑郁、色觉异常等。剂量应个体化，使用最低有效剂量

药物名称	国内是否上市	国内是否超说明书	适用年龄	不良反应及注意事项
苯丁胺－托吡酯	否	—	≥12 岁	心率加快、自杀倾向、急性闭角性青光眼、情感和睡眠障碍、认知损伤等。由于该药会导致心率加快，故禁用于甲状腺功能亢进及心血管疾病患者。突然停用可引起抽搐，若减重效果不满意，应逐渐停药

一、奥利司他

奥利司他通过抑制胰脂肪酶，可以减少胃肠道中 30％ 的脂肪吸收，但必须随餐口服，用于 12 岁及以上儿童肥胖症的长期治疗，但疗效较差（除去安慰剂效应后，BMI 降幅<1 kg/m^2）。一项针对 12~16 岁儿童肥胖患者随访 54 周的多中心随机对照研究显示，与安慰剂相比，结合饮食、运动和行为矫正，奥利司他显著改善了肥胖儿童的 BMI。奥利司他组的 BMI 下降了 0.55 kg/m^2，安慰剂组增加了 0.31 kg/m^2（$P=0.001$），奥利司他组体重增加了 0.53 kg，安慰剂组体重增加了 3.14 kg（$P<0.001$）。但奥利司他组的胃肠道不良事件更常见但不严重。

（一）作用机制

奥利司他为可逆性胃肠道脂肪酶抑制药，通过与胃和小肠腔内的胃、胰脂肪酶的活性丝氨酸共价结合，使酶失活而发挥治疗作用，失活的酶不能将食物中的脂肪（主要是甘油三酯）水解为可吸收的游离脂肪酸和单酰基甘油，从而减少能量摄入，控制体重。

（二）用法用量

12 岁及 12 岁以上儿童：口服给药。餐食含有脂肪时，在餐前、餐中或餐后 1 小时内服用，每次 60 mg，每日剂量不超过 180 mg。餐中或餐后 1 小时内服用，每次 120 mg，每日 3 次。如有一餐未进或餐食中不含脂肪，可减少 1 次用量。

（三）禁忌证

奥利司他禁忌证：①对本药过敏者。②吸收不良综合征患者。③胆汁淤积患者。④ 器质性肥胖（如甲状腺功能减退）患者。⑤器官移植患者。⑥未超重者。

（四）不良反应

1）胃肠道反应：为奥利司他治疗的主要不良反应，包括肠鸣音异常、肠痉挛、大便失禁、排出油斑，以及肠胃胀气伴排便或排出黏液。这些不良反应的发生率为 15%～30%，并且往往在早期发生，随着患者学会如何避免这些问题而减退，如不摄入高脂饮食和坚持摄入推荐脂肪不超过 30% 的膳食。尚无证据表明用药后胆结石、肾结石、心血管事件或中枢神经系统事件的发生风险增加。

2）肝损伤：已有奥利司他治疗者出现严重肝损伤的罕见报道。若奥利司他治疗者出现皮肤瘙痒、黄疸、灰白色粪便或厌食时，应及时就医。

3）脂溶性维生素吸收减少：奥利司他治疗降低了脂溶性维生素（维生素 A、维生素 D、维生素 E、维生素 K）和 β－胡萝卜素的吸收，其中较常受影响的是维生素 D。因此，患者在服药期间应补充包含脂溶性维生素在内的复合维生素。

4）急性肾损伤：奥利司他使用者中可出现草酸盐诱导的急性肾损伤。奥利司他所致脂肪吸收不良可造成肠道中钙与脂肪相结合，当肠腔内可用于结合草酸盐的钙较少时，肠道内草酸盐吸收和尿液草酸盐排泄则会增加。游离草酸盐沉积于肾实质，从而引起急性肾损伤。

（五）用药监护

使用奥利司他过程中需监测 BMI，建议药物治疗 3 个月后对疗效进行评价。若有效可继续药物治疗，若无效需对整体治疗方案进行重新评估。

二、利拉鲁肽

利拉鲁肽在美国获批用于 12 岁及以上的肥胖儿童的长期治疗，在我国尚无该适应证。利拉鲁肽是 GLP－1 类似物，能够刺激胰岛素分泌，降低血糖，减少饥饿感和能量摄入，从而减轻肥胖患者的体重。一项针对儿童的随机试验发现，利拉鲁肽使体重轻度降低（校正安慰剂的效应后，BMI 变化值为 -1.58 kg/m²，$95\%CI-2.47\sim-0.69$；体重变化值为 -4.50 kg，$95\%CI$ $-7.17\sim-1.84$）。因该药的胃肠不良反应发生率高且需要每日皮下注射，因此应用受限。

（一）作用机制

利拉鲁肽为一种酰化人 GLP-1 受体激动剂，模拟了内源性人 GLP-1（7～37）97%的氨基酸序列。GLP-1 为食欲和能量摄入的生理调节器，GLP-1 受体存在于参与食欲调节的大脑区域。GLP-1 受体激动剂可通过中枢和外周机制来减轻体重，主要机制包括：①抑制食欲，减少摄食，显著增加下丘脑弓状核饱食信号的水平，并抑制弓状核饥饿信号的增加，从而增加饱食感，减少能量摄入；②增加能量消耗，促进内脏白色脂肪组织向棕色脂肪组织转化，并促进棕色脂肪产热；③作用于胃肠道，延缓胃排空和胃肠蠕动，并减少五肽胃泌素刺激的胃酸分泌。

（二）用法用量

皮下注射。美国 FDA 推荐，对 12 岁及 12 岁以上体重>60 kg 且 BMI≥30 kg/m² 的儿童，为减少胃肠道症状，起始剂量为每日 0.6 mg，连用 1 周，以后每周增量 0.6 mg，直至第 5 周开始按每日 3 mg 给药。若儿童无法耐受每周增量，可将剂量降至先前的水平。儿童药物增量可能最长需要 8 周的时间。建议儿童的维持剂量为每日 3 mg。若儿童无法耐受每日 3 mg 的剂量，可将其维持剂量减至每日 2.4 mg。若儿童无法耐受每日 2.4 mg 的剂量，应停药。以维持剂量治疗 12 周后评估 BMI 的变化，如儿童 BMI 与基线相比减少未达 1%，则应停药。

（三）禁忌证

利拉鲁肽的禁忌证：①对本药过敏者。②有甲状腺髓样癌（medullary thyroid carcinoma，MTC）病史或家族史者。③ 2 型多发性内分泌肿瘤综合征（type 2 multiple endocrine neoplasia，MEN 2）患者。

（四）不良反应

1）胃肠道反应：GLP-1 受体激动剂常见的不良反应为胃肠道反应，包括恶心、呕吐、腹泻、腹痛、消化不良、食欲下降等。大多数胃肠道反应均为轻至中度，呈一过性，很少会导致治疗停止。在 GLP-1 受体激动剂治疗的开始阶段，胃肠道反应如恶心发生率可能较高，但其症状严重程度和发生频率通常会随治疗时间延长而减轻。胃肠道反应呈剂量依赖性，为减少胃肠道反应，可从小剂量起始，逐渐加量。在儿童可耐受的情况下，尽量避免停药。

2）低血糖：GLP－1 受体激动剂单独使用不会导致低血糖，但与其他可导致低血糖的药物联合应用时，发生低血糖的风险增高。适当减少联用的可导致低血糖药物的剂量可减少低血糖发生风险。在联合使用 GLP－1 受体激动剂与磺脲类药物或胰岛素时，应告知儿童家长采取必要措施防止发生低血糖。

3）免疫原性：利拉鲁肽治疗患者中约 8.6％产生抗体，抗体形成不导致疗效降低。

4）其他不良反应：严重但不太常见的不良反应包括胰腺炎、胆囊疾病、肾损害。在有多发性内分泌肿瘤综合征家族史的患者中，MTC 的风险略有增加。

（五）用药监护

1）调整本药剂量时，无须进行自我血糖监测。但当本药与磺酰脲类药联用而调整磺酰脲类药的剂量时，可能需进行自我血糖监测。

2）2 型糖尿病患者使用前、使用期间及停用时应监测血糖。

3）用药期间应定期监测心率。

4）监测肾功能。

三、司美格鲁肽

司美格鲁肽是一种每周给药 1 次的 GLP－1 类似物。一项为期 68 周的随机试验纳入 201 例肥胖儿童，相比单纯饮食及运动干预组，皮下给予司美格鲁肽（2.4 mg，每周 1 次）联合饮食及运动干预组的体重减轻更多（校正安慰剂的效应后，BMI 变化值为-6 kg/m²，$95\%CI$ $-7.3\sim-4.6$；体重变化值为-17.7 kg，$95\%CI$ $-21.8\sim-13.7$）。这种治疗效果比利拉鲁肽的试验效果明显更大。胃肠道不良反应在司美格鲁肽组和安慰剂组中常见，但通常程度轻微，很少导致停止治疗。

（一）作用机制

司美格鲁肽为一种 GLP－1 类似物，具有人类 GLP－1 94％的序列同源性。本药作为 GLP－1 受体激动剂，可选择性地结合并激活 GLP－1 受体，GLP－1 受体为天然 GLP－1 的靶点。GLP－1 为一种由 GLP－1 受体介导的对血糖具有多重作用的生理性激素。本药通过葡萄糖依赖的方式刺激胰岛素的分泌并降低胰高血糖素的分泌，以实现降血糖作用。当血糖升高，即刺激胰岛素分泌并抑制胰高血糖素分泌。此外，在餐后早期阶段本药还可轻微延迟胃排空。

（二）用法用量

1）成人：皮下注射，起始剂量为每次 0.25 mg，每周 1 次，连用 4 周。之后增至每次 0.5 mg，每周 1 次，治疗至少 4 周后可进一步增至每次 1 mg，每周 1 次。不推荐周剂量超过 1 mg。

2）儿童：尚未确立本品在 18 岁以下的儿童中使用的安全性和有效性。

（三）禁忌证

司美格鲁肽禁忌证：①对本药过敏者。②有 MTC 病史或家族史者。③2 型多发性内分泌腺症（MEN 2）患者。

（四）不良反应

1）心血管系统：心率加快。

2）代谢/内分泌系统：低血糖、体重减轻。

3）免疫系统：产生抗司美格鲁肽抗体、过敏反应（如皮疹、荨麻疹）。

4）神经系统：头晕。

5）肝胆系统：胆石症。

6）胃肠道：恶心、呕吐、腹泻、腹痛、便秘、消化不良、嗳气、腹胀、胃食管反流病、胃炎、淀粉酶升高、脂肪酶升高、味觉障碍、急性胰腺炎、慢性胰腺炎、食欲减退、味觉倒错。

7）眼：糖尿病性视网膜病变并发症。

8）其他：注射部位反应（如不适、红斑）、疲劳。

（五）用药监护

1）对出现严重胃肠道不良反应的患者，开始使用本药或本药剂量增加时，应监测肾功能。

2）监测血糖。对血糖控制稳定且达到治疗目标的患者，至少每年监测 2 次血糖；对未达到治疗目标或治疗方案改变的患者，每年监测 4 次血糖。

四、苯丁胺

苯丁胺是一种中枢去甲肾上腺素再摄取抑制剂，可降低食欲，经美国 FDA 批准短期（12 周）用于 16 岁及以上的儿童肥胖患者。一项长期（6 个月）研究发现，该药对降低 BMI 有轻至中度作用。

（一）作用机制

苯丁胺为拟交感胺类药，其药理活性类似于苯丙胺类食欲抑制药，主要作用在于抑制食欲，还可能作用于其他中枢神经系统或影响代谢。

（二）用法用量

1）成人：每日 37.5 mg，根据患者需要调整剂量，部分患者可能需每日 18.75 mg 或每次 18.75 mg，每日 2 次，应使用可获得充分反应的最低有效剂量。

2）儿童：儿童用药的安全性和有效性尚不明确，但肥胖儿童需接受长期治疗，而本药为短期用药，故不建议 16 岁及以下儿童使用本药。

（三）禁忌证

苯丁胺禁忌证：①对拟交感胺类药过敏或有特异质反应者。②激动者或有药物滥用史者。③有心血管疾病（如冠状动脉疾病、脑卒中、心律失常、充血性心力衰竭、未控制的高血压）病史者。④甲状腺功能亢进患者。⑤青光眼患者。

（四）不良反应

1）心血管系统：可见心悸、心动过速、血压升高、原发性肺动脉高压、反流性心脏瓣膜病、缺血性疾病。

2）泌尿生殖系统：可见阳痿、性欲改变。

3）神经系统：①可见头痛、头晕、失眠、震颤。②有肾功能损害者长期用药后出现外周血管病变（表现为雷诺现象、网状青斑等）的报道。

4）精神：可见抑郁、紧张、神经质、易激惹、欣快、烦躁、过度兴奋、坐立不安、精神病。

5）胃肠道：可见恶心、呕吐、口干、味觉异常、腹泻、便秘及其他胃肠道疾病。

6）皮肤：可见多汗。

7）眼：有引起色觉异常的报道。

8）过敏反应：可见荨麻疹。

9）其他：可导致滥用及耐药性。长期大剂量用药后突然停药可出现极度疲乏、抑郁、睡眠脑电图改变。

（五）用药监护

苯丁胺主要经肾脏代谢，用药时应监测肾功能。

五、苯丁胺－托吡酯

苯丁胺－托吡酯作为一种组合药物用于成人减重，美国已批准将苯丁胺－托吡酯用于治疗 12 岁及以上人群的肥胖。一项为期 56 周的随机剂量范围试验纳入了 223 例青少年，评估了苯丁胺－托吡酯的疗效。与安慰剂相比，苯丁胺－托吡酯治疗使 BMI 轻度降低，高剂量组的效果（15 mg/92 mg：BMI -5.3 kg/m^2，$95\%CI$ $-6.4\sim-4.3$）略高于中等剂量组（7.5 mg/46 mg：BMI -3.7 kg/m^2，$95\%CI$ $-5.0\sim-2.5$）。

（一）作用机制

苯丁胺为拟交感胺类药，与苯丙胺（D－苯丙胺和 D/L－苯丙胺）的药理活性相似。其作用机制尚不明确，可能通过下丘脑释放儿茶酚胺介导，从而使食欲下降，摄食量减少。托吡酯的作用机制尚不明确，可能通过综合药理作用（包括增强神经递质 γ－氨基丁酸活性、调节电压门控离子通道、抑制 AMPA/红藻氨酸谷氨酸受体、抑制碳酸酐酶）抑制食欲和增强饱腹感。

（二）用法用量

1）成人：口服给药。①每日 1 次，晨间伴或不伴食物服用，避免晚间服用（可导致失眠）。②初始剂量为每日 3.75 mg/23 mg（苯丁胺/托吡酯），连用 14 天。随后增至推荐剂量每日 7.5 mg/46 mg，12 周后评估体重降低情况，若体重降低不足 3%，应停药或增量。③增加剂量时应先增至每日 11.25 mg/69 mg，连用 14 天。随后增至每日 15 mg/92 mg，12 周后评估体重降低情况，若体重降低不足 5%，应逐渐停药（突然停药可能引起癫痫发作，故应隔日给药至少1周后再停药）。

2）儿童：18岁以下儿童用药的安全性和有效性尚不明确，不推荐儿童使用本药。

（三）禁忌证

苯丁胺－托吡酯禁忌证：①对拟交感胺类药过敏或有特异质反应者。②甲状腺功能亢进患者。③青光眼患者。

（四）不良反应

1）心血管系统：心悸、静息心率增加。

2）代谢/内分泌系统：低钾血症、血清碳酸氢盐降低、血清钾降低、代谢性酸中毒。

3）呼吸系统：咳嗽、鼻塞、鼻咽炎、鼻窦炎、鼻窦阻塞、咽喉疼痛、支气管炎、上呼吸道感染。

4）肌肉骨骼系统：背痛、颈痛、四肢疼痛、肌肉痉挛、肌肉骨骼疼痛。

5）泌尿生殖系统：痛经、尿路感染、肾结石、血清肌酸酐升高。

6）神经系统：头痛、头晕、失眠、感觉迟钝、感觉异常（特点为手、脚或面部刺痛）、认知障碍〔如注意力受损、记忆困难、言语或语言问题（尤其是找词困难）〕。

7）精神：抑郁、焦虑、易激惹。该药上市后偶有报道患者出现自杀意念、自杀行为。

8）胃肠道：恶心、口干、口渴、腹泻、便秘、味觉障碍（特点为金属味）、胃肠炎、消化不良、胃食管反流病、口腔感觉异常、食欲减退。

9）皮肤：皮疹、脱发。

10）眼：眼痛、干眼、视物模糊。上市后有发生急性闭角型青光眼、眼内压升高的报道。

11）其他：疲乏、流感、胸部不适。

（五）用药监护

1）用药前及用药期间应定期监测血生化（包括碳酸氢盐、血清肌酸酐、血清钾、葡萄糖）。

2）推荐用药期间定期监测静息心率，尤其开始用药和增加剂量时，或用于心脏或脑血管疾病患者时。

六、二甲双胍

二甲双胍为治疗 10 岁及以上儿童 2 型糖尿病的一线降糖药物，其耐受性良好。对于无糖尿病的肥胖儿童，随机试验通过 2~24 个月随访发现，二甲双胍组的 BMI 轻度降低，平均变化范围为 $-2.70 \sim +1.30$ kg/m^2，安慰剂组为 $-1.12 \sim +1.90$ kg/m^2。鉴于获益有限，对于没有合并 2 型糖尿病的儿童肥胖患者，不建议使用二甲双胍。美国 FDA 也未批准其用于肥胖治疗。

（一）作用机制

本药为双胍类药，可减少肝脏葡萄糖的生成量及肠道对葡萄糖的吸收，并通过增加外周葡萄糖的摄取和利用提高胰岛素的敏感性，改善 2 型糖尿病患者的葡萄糖耐量，降低基础和餐后血糖。本药不会使 2 型糖尿病患者或健康受试者产生低血糖（除非在特定情况下），且不会导致高胰岛素血症。接受本药治疗时，胰岛素的分泌保持不变，但空腹胰岛素水平和全天血浆胰岛素反应可能降低。

（二）用法用量

儿童超重和肥胖人群减重治疗的临床研究剂量：①初始剂量为每次 850 mg，每日 1 次，1 周后增量至每次 850 mg，每日 2 次，或每次 850 mg，每日 3 次。②青少年，每日 1000 mg，连用 3 个月。每日最高剂量不超过 2000 mg，不推荐用于 10 岁以下儿童。

（三）禁忌证

二甲双胍禁忌证：①对本药过敏者。②严重肾衰竭［eGFR＜45ml/（min·1.73m^2）］患者。③可能影响肾功能的急性疾病（如脱水、休克）患者。④造成组织缺氧的疾病（如失代偿性心力衰竭、呼吸衰竭、近期发作的心肌梗死）患者。⑤严重感染、外伤、外科大手术、低血压患者。⑥急性代谢性酸中毒（包括乳酸酸中毒、糖尿病酮症酸中毒）患者。⑦糖尿病昏迷前驱期患者。⑧肝功能不全者。⑨急性酒精中毒、酗酒者。⑩维生素 B_{12}、叶酸缺乏未纠正者。

（四）不良反应

1）胃肠道反应：二甲双胍最常引起胃肠道反应，包括口中有金属味、轻度厌食、恶心、腹部不适、软便或腹泻。这些不良反应通常症状轻微、短暂，在减量或停药后可以逆转。随餐服用可最大限度减少这些不良反应。临床试验显示，仅5％的受试者因胃肠道反应而停用二甲双胍。如果二甲双胍引起胃肠道反应，停药一段时间后，给予相同剂量的速释型或缓释型二甲双胍，或者给予较低剂量并缓慢调整剂量，可成功恢复用药。

2）维生素 B_{12} 缺乏：二甲双胍会使多达30％的患者肠道维生素 B_{12} 吸收减少，使5％～10％的患者血清维生素 B_{12} 浓度降低，但二甲双胍引起巨幼细胞贫血的情况罕见。部分患者的维生素 B_{12} 缺乏表现为周围神经病变。二甲双胍的用药剂量及持续时间与维生素 B_{12} 缺乏的风险相关，对于饮食摄入不足或吸收不良的患者，可考虑常规监测或使用维生素 B_{12}。

3）酸中毒：是儿科人群中一种严重但罕见的并发症，虽然少见但较高的病死率仍需引起重视。eGFR 较低的用药者和未用药者均有较高的酸中毒风险，但 eGFR<30ml/（min·1.73m²）的用药者酸中毒风险更高。存在灌注不足和低氧血症的易感因素者可能发生较严重的乳酸蓄积，这些易感因素包括急性或进行性肾功能损伤、急性或进行性心力衰竭、急性肺失代偿、脓毒症或脱水。

（五）用药监护

1）开始用药前应检查肾功能，之后至少每年检查1次。

2）维生素 B_{12} 和钙摄入或吸收不足的患者易出现维生素 B_{12} 水平降低，应每2～3年检测一次血清维生素 B_{12} 水平。

3）先前使用本药控制良好的2型糖尿病患者若出现实验室检查异常或临床异常表现（尤其是乏力或难于言表的不适），应立即检查酮症酸中毒或乳酸酸中毒的证据，检查项目包括血清电解质、酮体、血糖、血酸碱度、乳酸盐、丙酮酸盐和二甲双胍水平。若确诊为酸中毒，应立即停用药物，并开始其他适当的治疗。

七、中药

肥胖的中药治疗强调整体观和辨证论治。但随着对肥胖症异质性的认识，近年也提出在对肥胖分类、分型的基础上，结合中医病机认识，进行分类诊断与治疗。临床实践中，中医病证结合、多手段综合干预、中西医结合的肥胖症诊断与治疗模式具有一定优势。常用药物包括以白术、黄芪、甘草、陈皮为核心的益气健脾药,以茯苓、泽泻为核心的祛湿药,以大黄、山楂、荷叶、决明子为主的通腑消食化积药。决明子可降低肥胖患者体重、减少体脂肪含量、促进脂肪代谢。怀牛膝可改善去卵巢肥胖大鼠的体重,抑制摄食、改善脂肪代谢。

总之,目前临床上可用于儿童减重的药物有限,药物长期使用的安全性和有效性还需要更多的大样本临床研究证实。我们建议仅在正规的强化生活方式方案干预未能有效减重或改善并发症后才考虑使用药物治疗。药物治疗只能与强化生活方式方案联合进行,并且需要在肥胖药物治疗方面有丰富经验的临床医生指导下使用。

第七节　以家庭为中心的医院-学校-社区多场景融合智慧化管理

现有研究已经揭示了肥胖的发生机制是多因素且错综复杂的,包括社会经济地位、环境因素、遗传因素、个体行为和饮食习惯等。肥胖的干预应该针对以上方面,并处理好其复杂的内在联系,从而实现干预效果的最大化。全球肥胖预防控制研究领域已经认识到单因素干预的局限性,而需要用成熟的理论、模型和框架将多方面的肥胖影响因素有机结合起来,设计和实施干预目标十分重要。

近年来,多层次干预成为肥胖干预的主流,尤其是儿童肥胖,需要采取多层次干预措施,包括个体、家庭、机构、社区和政策。因此,根据人群特点选择干预实施的场所至关重要。对于儿童,家庭、学校、医疗机构及社区是重点干预场所,而如何在复杂的社会生活环境中将多层次的干预措施在多场所精准有效地实行,是实现干预目标的关键。

一、家庭

孔子言:"少成天若性,习惯成自然。"意思是一个人的生活习惯伊始于周围环境,随后才逐渐养成好习惯,由此可见家庭对于儿童的影响之深远,父母的榜样作用与家庭环境都潜移默化地影响着儿童的行为。因此,家庭在肥胖儿童的体重管理过程中也扮演着以下不可替代的角色:①供应者,父母为儿童提供一日三餐健康均衡的饮食，是儿童保持合理能量摄入的基础；②榜样者，父母在日常生活中保持着良好的饮食、运动行为与作息习惯，为儿童起到榜样作用；③引导者，当儿童不能很好地在行为上自我约束时，父母作为其成长路上的"指路明灯"，应及时发现儿童的行为偏差并妥当地进行引导；④保护者，肥胖儿童容易受到周围同伴的歧视与嘲笑，此时父母应当理解儿童并耐心疏导，充当其身后坚实的堡垒和温暖的避风港。事实上，基于家庭的行为减重治疗是目前世界上公认的一线肥胖儿童体重管理方法，近十年来，各国均开展了大量的干预试验，研究者通过循证医学的方法将这些研究整合后进行荟萃分析，发现基于家庭的行为减重治疗无论是短期还是长期都能有效地改善儿童体重状况（包括降低或维持儿童 BMI、降低血压及降低体脂肪含量）、督促儿童进行饮食管理（包括减少含糖饮料及高油、高糖、高脂食品的摄入，增加蔬菜与水果的摄入），提高儿童日常运动量及改善儿童睡眠质量，从而达到真正有效的体重管理。

（一）家庭的行为减重治疗

基于家庭的行为减重治疗是由 Leonard Epstein 等设计的多成分行为体重控制措施，其目的是采用行为治疗技术与父母的积极参与促使儿童产生并保持能量平衡的行为。其本质上强调借助家庭的力量及父母与儿童的相互作用，将儿童真正置于家庭系统里，充分调动儿童的主观能动性去促进良好饮食及运动行为的定型，以达到减轻或控制体重的目的。

（二）家庭的行为减重治疗的实施

1）要营造一种良好的家庭氛围。研究表明，有父母参与的减重计划更能调动儿童控制体重的积极性与主动性，父母体重减轻亦是儿童体重减轻的积极预测因素，因此鼓励每个家庭成员都积极参与到儿童体重管理过程中，帮助儿童树立体重管理的信心与决心。在这个过程中，父母要注意自己的教育方式，使用正面与回应的方式去引导儿童完成目标，尽量避免压迫、控制或批评的消极教育方式，以免打压儿童的积极性，甚至加剧儿童内心的挫败感。

2）调整儿童的能量摄入。家庭的行为减重治疗要求必须摒弃以往不健康的饮食行为与习惯，父母与儿童一起学习均衡的膳食搭配与健康的烹饪方法，如避免购买含糖饮料及高油高脂高糖食品，保持一日三餐的规律饮食习惯，尽量在家烹饪、减少外出就餐、杜绝夜宵。父母可以让儿童自主挑选喜爱的水果与蔬菜并将这些健康的食材放在其随手可及的地方，为儿童提供白开水而非果汁或软饮。根据交通灯食物标签，即对食物进行分类并选择性摄入（参考第五章第三节"表5-3-4　肥胖儿童的交通灯食物标签"）："绿灯"代表营养成分含量最高而能量最低（每份脂肪含量<1g）的食物，父母不必阻拦儿童摄入这类食物，儿童可以尽情享用；"黄灯"代表营养成分充足但每份脂肪含量在2～5g的食物，意味着儿童在进食前要停下来想一想可不可以食用；"红灯"则代表营养成分含量低而能量密度高的食物，这类食物儿童不宜过多食用，同时父母也需要监管儿童对这类食物的摄入。交通灯食物标签管理就是通过给食物贴标签的方式去提醒与督促儿童做到减少能量摄入、提高摄入食物营养品质及改变食物喜好。

3）增加儿童的活动量。WHO建议5～17岁儿童每天至少有60分钟中等或高等强度的身体活动，然而研究却显示全球各国儿童活动量不仅未能达到WHO标准，身体活动强度还呈下降趋势，说明当代儿童已严重缺乏身体活动。那么到底是什么占据了儿童的活动时间呢？答案是久坐行为。久坐行为是指人清醒时能量消耗≤1.5METs的行为，对于儿童而言，写作业、阅读、看电视、玩电脑游戏、弹钢琴等都是久坐行为。研究表明，久坐行为会使儿童发生肥胖和超重的风险加重，儿童每天增加1小时久坐行为，则肥胖发生率就会增加1%～2%。因此，在基于家庭的行为减重治疗过程中，一方面父母需要尽可能减少儿童的久坐行为，另一方面父母还需要加大儿童的活动量，具体包括坚持让儿童每天进行至少1小时中等或高强度的身体活动，如骑车、跳绳、跑步、体操、游泳、踢球等，鼓励儿童参与适当的家务活，如洗碗、扫地、拖地或遛狗等，在周末或寒暑假增加儿童的户外活动时间，让儿童回归大自然、放松身心。另外，整个家庭都需要调整生活习惯来增加日常活动量，如采用爬楼梯代替乘坐电梯、步行上下学代替搭乘便捷的交通工具。锻炼计划在刚开始执行的时候，儿童往往表现得兴趣十足，但却很容易半途而废，因此在儿童出现倦怠时父母的榜样作用就尤为重要。研究表明，家长的身体活动水平与儿童的身体活动水平呈正相关关系，这意味着父母最好以身作则参与到锻炼计划中，这才能使儿童受到积极正向的行为刺激，让儿童的运动行为能更好地坚持下去。

4）持续对儿童进行行为矫正。上述提到的饮食习惯与运动行为的改变都需要儿童长期保持，最终使儿童自发保持良好的饮食习惯与运动行为，即习惯与行为的定型。在这个过程中，父母也需要掌握一些策略对儿童的行为进行持续矫正。

（1）设立目标。在体重管理计划一开始，家庭成员共同设立可以达成的目标，如每周减重 0.23kg（体重目标）、每天运动大于 60 分钟（运动目标）、每餐摄入蔬菜超过 5 个种类（饮食目标）等。目标是肥胖儿童体重管理的重要组成部分，这些目标应当随着儿童行为变化而更新，要注意根据儿童性格特征与意志水平去定制个性化的目标与实施方案。

（2）自我监管。完全调动儿童的主观能动性，需要儿童在整个体重管理过程中不断地进行自我监督与反省，父母可以给儿童提供一个日记本，让儿童记录自己每天的运动、饮食与心得体会，这既可以为医生提供体重管理的过程资料，为制定下一步体重管理方案提供依据，也可以让儿童获得目标达成后的成就感与满足感，刺激儿童逐步建立体重管理的信心。

（3）奖励制度。在体重管理过程中，父母要选择正向教育方法帮助儿童强化刚刚建立好的饮食习惯及运动行为，因此在开始实施体重管理计划时最好规定好目标达成后的奖励制度，并在随后的体重管理过程中严格按照规定执行。奖励制度可以由父母与儿童共同制定，如儿童达成目标后可获得积分并通过积分兑换奖励，而理想的奖励最好是既能增加社会支持又能强化正向行为的，如与父母或朋友一起去户外游玩。注意切忌将食物作为奖励，以免儿童对食物产生依赖心理，在体重下降后出现报复性摄入食物的行为。

（4）刺激控制。刺激控制来源于心理学的一种行为改变策略，是指利用特定刺激或情境帮助个体发展某种良好行为。在儿童体重管理中，父母可以利用刺激控制的方法来强化儿童健康的饮食习惯与运动行为，例如，尽量不把"红灯"食物引入家中，同时将纯净水及"绿灯"食物放在家里随手可及的位置，又或是将运动器械放在显眼的位置，同时把电脑及电视机转移到暗处或用屏风遮挡。儿童一旦建立了良好的饮食习惯及运动行为，父母就要开始发挥监管的作用，及时发现儿童的行为偏差并妥当地进行引导，最终使儿童良好的饮食习惯及运动行为定型，而这些才是使儿童终身受益的宝贵财富。

二、医院

美国儿科协会发表的指南建议采取渐进的四阶段模式来治疗儿童青少年肥胖，包括阶段 1，深度预防；阶段 2，结构化体重管理；阶段 3，综合性多学科干预；阶段 4，由专家小组提供的医学干预。其中阶段 1 与阶段 2 主要是通过逐步加强的饮食与生活方式来达到减重目的，而阶段 3 与阶段 4 则涉及以医院为核心的医学干预手段来控制体重以及其他肥胖合并症。特别是当儿童严重肥胖及合并心血管及代谢并发症风险时，其肥胖治疗至少需要阶段 3 以上的干预措施才有效果。

（一）以医院为核心的多学科团队参与的医学干预

现有的儿童肥胖治疗经验提示，要想成功有效地帮助严重肥胖儿童减重，搭建一支经验丰富的多学科医疗团队对肥胖儿童进行结构化管理是非常必要的，这些成员应包括儿科医生、营养师、心理医生/精神科医生、运动学家、护士，甚至减重外科医生，其中儿科医生专业多为内分泌或消化内科，营养师、心理医生/精神科医生及运动学家也同样应当擅长儿童青少年疾病的诊疗，护士作为评估员与协调员可负责协调与保障该多学科团队各个环节的顺利实施，通常是由护士与患儿及家庭预先建立直接联系，评估患者情况、建立医患信任关系并确定该治疗方案中的多学科成员。

（二）以医院为核心的医学干预

根据美国儿科协会推荐的儿童肥胖治疗四阶段模式，阶段 1 与阶段 2 主要由营养师、心理医生/精神科医生及运动学家参与，其中营养师需要评估儿童与家庭的饮食习惯，以平衡的三大营养素为基础为儿童制定具体的日常饮食计划及食谱，心理医生/精神科医生则为儿童及家庭提供专业的心理评估与咨询，并指导父母参与到儿童肥胖治疗过程中，运动学家根据儿童的身体素质情况为其制定详细的每日运动计划。此外，当进入阶段 3 与阶段 4 的肥胖治疗后，儿科医生就需要根据儿童肥胖严重程度及其他合并症情况为其提供谨慎的药物治疗方案，当有必要时则需要外科医生介入，通过实施外科干预方法来减少或限制儿童对营养物质的摄入及吸收。

三、学校

学校是儿童除家庭外每天接触时间最多的场所，学校的课程及活动安排都直接影响着儿童的健康。学校不仅为儿童提供健康教育与健康环境，是儿童成长不可缺少的重要环节，也为儿童提供体育课程，这保证了儿童每天都能接受到高质量的身体活动。此外，学校为儿童提供每日一餐或两餐的均衡饮食，这保证了儿童生长发育所需的优质营养来源。正因如此，学校被认为是改变儿童肥胖相关行为的重要场所，许多肥胖防控干预项目都需要基于学校开展才更完整。更重要的是，被学校施行的肥胖防控干预项目往往会在学校里形成固定的模式并持续推行，较好的连续性意味着这会源源不断惠及更多的儿童，影响深远。

　　饮食习惯及生活方式的变化使儿童肥胖发生率逐年递增，世界各国早就意识到有必要施行与学校相关的政策来促进儿童体重管理。在美国，政府于1946年及1966年就分别立法颁布《学校午餐法》及《儿童营养法》，以保证在校学生能获得营养均衡的低价或免费午餐及牛奶，2010年奥巴马总统发起"Let's move！"健康计划，呼吁民众重视儿童肥胖问题，为儿童在学校提供更健康的食物。在澳大利亚，政府于2017年正式宣布施行一项学校餐厅健康饮食计划，该计划要求学校食堂提供的水果、蔬菜等健康食品的比例不低于75％，而热狗、披萨等非健康食品的比例不得超过25％。在日本，政府一直坚持实施"学校午餐计划"与"步行上学活动"，这些政策包括学生午餐食谱由国家培养的专业营养师设计，家长只需承担食材费用，其余费用以及每日足量的饮用奶则由政府承担，且贫困家庭还可以额外申请减免。此外，日本公立学校大多要求学生步行上学，以保证每日能获得足够的身体活动量。在韩国，为了控制儿童对垃圾食品的摄入，2007年教育部禁止所有中小学校向学生售卖碳酸饮料、含咖啡因饮料及方便食品。我国自21世纪后对标各年龄段儿童的肥胖综合性干预政策一直不断推陈出新，如卫生部、教育部等12部委于2006年联合推出"快乐课间活动"以减少学生久坐行为，教育部、国家体育总局、共青团中央于2017年共同启动"全国亿万学生阳光体育活动"呼吁学生每天锻炼1小时，在促进学生体育锻炼的同时，国家卫计委也相继发布《中国居民膳食指南》2016版和2022版，为不同年龄段儿童膳食选择提供详细的营养指导。

　　我国基于学校开展的儿童减重干预措施具体包括以下方面：第一，保证足够的运动时间。研究显示，保证每日在校期间高质量体育活动≥1小时能显著改善肥胖儿童BMI、血压及胆固醇水平，因此学校有必要向学生主动提供符合国际及国家标准的体育课程，并保证在校学生体育课程的参与率。第二，提供均衡营养的膳食。学校应根据《中国居民膳食指南（2022）》等文件设置校内膳食营养标准与考核标准，定期开展供餐单位及配餐人员的营养培训，每日对学生餐饮进行质量控制。此外，鼓励学校在提供学生餐饮时额外补充牛奶或奶制品，同时提倡学校禁止向学生售卖高糖高油高脂食品及含糖饮料、含咖啡因饮料等非健康食品。第三，宣传正向的意识价值观。学校有必要将向学生提供健康教育课程，向学生传授积极的健康意识、外貌观、价值观，让学生正确认知自己的身体身材、提升自我对身体的满意度、接受自己并尊重他人。此外，建议学校向学生及其家长提供与营养及运动有关的健康教育课程，并向超重肥胖儿童提供可及的心理援助。

四、社区

儿童肥胖防控需要全社会助力，社区作为儿童成长生活的重要场所，应当积极为儿童肥胖防控提供所需的物质环境、健康教育、医疗服务及文化氛围。目前，美国儿科协会、美国营养学会及美国心脏协会等多个学术组织都分别发表指南建议社区基层医疗保健人员应当对其所管辖的儿童青少年进行肥胖的初级筛查、治疗及转诊，并提供健康饮食、运动及生活方式的指导与咨询。早在2006年，我国卫生部就出版了《中国成人超重和肥胖症预防控制指南》，其中明确指出超重和肥胖症的防治也应成为社区卫生服务的重要内容，社区对超重和肥胖症的防治应当从宣传、教育和健康促进入手，做好社区人群的监测和管理，及时发现高危个体及可能的并发症并进行具体指导。

综合国内外研究、指南及政策文件，基于社区开展的儿童减重干预措施主要包括以下三个方面：

1）社区应当对其辖区内儿童青少年进行超重和肥胖的周期性评估和监测，包括体格指标、BMI、营养摄入情况、身体活动水平和其他体重状况指标，社区发现儿童肥胖或超重时应及时转诊与持续随访。

2）社区应当将促进健康生活方式作为初级预防保健的工作重点，通过张贴宣传海报、开展讲座、提供健康咨询、发放宣传手册、举办主题活动等多元化的方式普及与营养、运动、健康生活有关的健康知识，为儿童肥胖防治营造积极的文化氛围。

3）社区应当完善基础设施，如建设公园、公共娱乐设施及儿童游戏区域为儿童进行体育锻炼提供足够的空间与适宜的场所，引进便利超市以便居民能购买到绿色健康的食物等。

现有研究显示，基于社区开展的儿童肥胖干预措施是显著有效的：Khan等在美国针对 8~9 岁肥胖儿童开展了一项基于社区的运动干预试验，220 名肥胖儿童被随机分配至运动组与对照组，运动组儿童接受每周 5 天、每天约 70 分钟的运动锻炼，而对照组儿童则按平时方式生活。9 个月后，研究发现运动组儿童较对照组儿童有更低的体脂肪含量及 BMI Z 评分。Campbell 等在澳大利亚基于社区开展了肥胖儿童的营养干预试验，该研究为期 20 个月，共542 名儿童及其父母参与研究，干预组儿童父母接受每次 2 小时、共 6 次的营养及喂养指导，而对照组儿童父母只接受到 6 次与肥胖不相关的宣传手册，该研究结果显示，最终干预组儿童含糖零食的摄入量及看电视的频率显著低于对照组儿童。此外，Schroeder 等针对基于社区开展的儿童肥胖干预的作用和影响进行了一项 Meta 分析，该研究纳入了 9 项基于社区开展的儿童肥胖干预试验，结果显示基于社区开展的儿童肥胖干预措施可显著影响儿童的 BMI Z 评分和 BMI 百分位数。

五、多场景融合智慧化管理

近年来，利用智能手机或移动健康设备实施干预措施是肥胖干预的新途径。在儿童中，通过人工智能化信息技术，建立以家庭为中心的医院－学校－社区多场景融合智慧化管理，是有效实施儿童肥胖综合性干预策略的有利推手，可更好地实施行为习惯矫正、运动干预、膳食营养干预等综合干预措施，并坚持动态监测随访管理（图 5－7－1）。研究表明，在儿童肥胖干预项目中，相较单一场所进行干预，在家庭、医院、学校、社区的基础上联合两个以上场所进行综合干预的方法效果更好。其中，不同场所的干预活动有着明确的分工，家庭干预主要以改变儿童不良饮食与运动行为为主，医院干预主要由多学科团队制定营养、药物、运动等治疗方案来进行儿童肥胖及其合并症的治疗，学校干预则侧重于加强儿童身体活动量及提高儿童对肥胖的认知，社区干预主要为儿童肥胖管理提供健康的生活环境及宣传健康的生活方式。

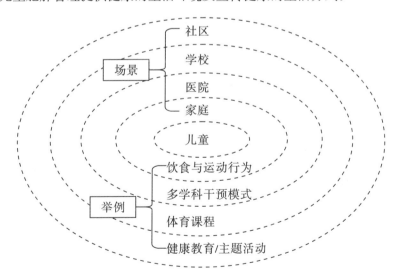

图 5－7－1　以家庭为中心的医院－学校－社区多场景融合智慧化管理

（一）以家庭为中心的医院－学校－社区多场景融合综合性干预的实施

这里通过分享 2 项我国上海的儿童肥胖干预研究实际案例来进行详细说明。上海交通大学医学院附属上海儿童医学中心与上海潍坊社区卫生服务中心联合开设了儿童肥胖门诊，辖区内学校、幼儿园及家庭里的肥胖儿童先在社区卫生服务中心报名，由上海儿童医学中心专科医生联合坐诊，对报名儿童进行肥胖初筛与分流，诊断为轻度肥胖的儿童留在社区由全科医生进行饮食及运动指导后进行长期随访，中重度肥胖儿童或伴有肥胖合并症的儿童则转诊至上海儿童医学中心营养科进行饮食习惯与运动行为干预，指标正常后再转至社区卫生服务中心由全科医生进行后续跟踪管理。通过 6 个月的持续干预，65 例参与研究的儿童在体重、腹围、BMI、体脂肪含量上均有显著降低。在这个医院－家庭－社区多场景融合干预项目中，社区卫生服务中心作为沟通桥梁紧密连接家庭与医院，使整个管理系统更加全面，形成儿童肥胖干预项目的双向转诊、上下联动和持续性的闭环管理。此外，上海市青浦区疾病预防控制中心、复旦大学公共卫生学院及复旦大学神经病学研究所成立了小学生肥胖的学校－家庭－社区综合干预模式研究课题组，该课题组设计多场景综合性干预策略包括：

1）学校干预：学校组织系列肥胖防治的宣传活动，如发放由课题组提供的宣传资料，开展肥胖防治知识讲座与竞赛、主题征文，老师在日常体育课活动基础上额外布置运动作业，要求家长在假期监督学生进行锻炼并填写运动记录手册，另外，学校针对肥胖学生还提供特别饮食与营养菜谱，并成立心理援助小组给予肥胖学生及时的心理疏导。

2）家庭干预：课题组邀请营养专家在校内对家长进行肥胖防治专题讲座，向家长发放预防与控制肥胖的宣传资料，并通过座谈会、家长会、给家长的一封信等多种形式促成家校合作，共同对肥胖学生实施饮食及运动监管。

3）社区干预：课题组获得社区支持，通过张贴宣传海报、发放宣传手册等多种形式提高居民对儿童肥胖危害的认知，邀请营养专家在社区为儿童及家庭举办肥胖知识讲座，由社区牵头实施规范垃圾食品摊贩的营业点、增加儿童娱乐活动设施等改善环境的措施。通过为期 1 年的干预，干预组学生超重和肥胖率有一定程度下降，低密度脂蛋白平均值及异常率均明显下降，学生对肥胖的知晓率及预防肥胖的态度得到明显改善。综上可见，以家庭为中心的医院－学校－社区多场景综合性干预本质上就是将各场所的干预方法有机地结合起来，最大限度发挥干预措施的作用。

（二）以家庭为中心的医院－学校－社区多场景融合综合性干预的智慧化管理

在儿童肥胖干预项目的实施过程中，由于家庭、医院、学校、社区不同干预场所的干预侧重点及干预措施不同，在保障各场所干预项目同期实施的同时还要确保各干预环节能互相联动、紧密衔接是非常困难的。例如，几乎所有的儿童肥胖干预项目都要求增大儿童身体活动量，在这个过程中运动学家需要评估儿童日常身体活动量并为其拟定个体化的运动处方，持续跟踪管理儿童的运动情况。那么，运动学家如何远程准确地监测儿童每日身体活动量？又如，当肥胖儿童需要使用药物来控制体重及肥胖合并症时，如何保证该患儿服药依从性？这些问题影响着以家庭为中心的医院－学校－社区多场景融合综合性干预的有效性。随着科学技术的发展，目前儿童肥胖干预项目的实施已经可以借助移动医疗科技手段达到多场景融合智慧化管理。移动医疗技术可以及时准确地捕获、传输及储存受试者数据，并具有个体化反馈和交互式数据可视化的优势，因此近年来较多儿童肥胖干预项目及研究将移动医疗作为重要的辅助技术。目前，应用较多的有移动应用程序及可穿戴设备与传感器，移动应用程序包括使用通讯类应用程序如 QQ、微信等实现多场景间无障碍沟通与无缝对接，各种健康应用程序则可实现高效的健康教育，提供服药或运动提醒功能，以及提供便捷即时的饮食、运动、服药、睡眠等记录，同时还可以根据记录情况生成分析表以持续促进肥胖儿童健康行为。此外，在可穿戴设备与传感器中，智能手表的使用是非常常见的，其优势在于可捕获肥胖儿童即时的身体活动情况、久坐行为及睡眠质量，为评估儿童身体活动量及制定运动干预方案提供真实准确数据。Chelsea 等进行了一项针对肥胖儿童营养、身体活动、久坐行为移动医疗干预措施的系统评价再评价，该研究共纳入 45 项系统评价，几乎所有研究均显示利用移动医疗（包括手机应用程序等）技术进行儿童肥胖管理的干预是显著有效的，主要对儿童体重、运动行为、饮食习惯、久坐行为有着积极影响。虽然目前的移动医疗技术还存在一些短板，如无法客观测量饮食摄入量、存在泄漏患者个人资料潜在风险等，但随着科学技术的进步与不断的跨学科交流，能更好符合使用需求的儿童肥胖干预移动医疗技术会更加成熟，高度个性化和精准干预措施会是未来多场景融合智慧化管理的发展趋势。

六、未来展望

针对儿童肥胖代谢性疾病干预措施较单一、精准性差、场景独立、缺乏持续管理体系等瓶颈问题，采用数据接口技术及人工智能信息技术可进一步进行整合并完善，形成促进儿童肥胖代谢性疾病融合干预多学科、多场景联动的智慧化闭环式管理支撑平台。根据儿童肥胖风险预测模型对人群进行肥胖风险分层，利用精准预警技术对肥胖儿童进行代谢异常风险预警，跨学科联合制定群体化及个体化"医学—运动—营养—教导"融合干预防控方案，利用智能穿戴监测设备及智慧化闭环管理平台，可实现群体化—个体化融合干预方案的多场景（医—家—校—社/机构）执行实施及监测互馈，增强预防及改善儿童肥胖代谢性疾病的群体及个体干预效果，建立儿童肥胖代谢性疾病的智慧化闭环管理体系（图 5-7-2）。

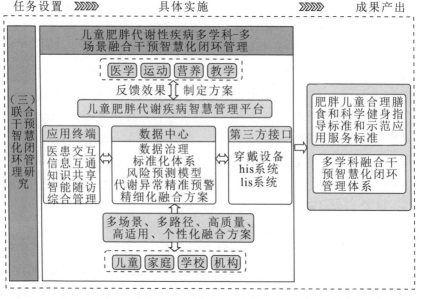

图 5-7-2　儿童肥胖代谢性疾病多学科-多场景融合干预智慧化闭环管理体系

参考文献

[1] Hampl SE, Hassink S G, Skinner AC, et al. Clinical practice guideline for the evaluation and treatment of children and adolescents with obesity [J]. Pediatrics, 2023, 151 (2): e2022060640.

[2] 中华医学会儿科学分会内分泌遗传代谢学组，中华医学会儿科学分会儿童

保健学组，中华医学会儿科学分会临床营养学组，等. 中国儿童肥胖诊断评估与管理专家共识［J］. 中华儿科杂志，2022，60（6）：9.

［3］王友发，孙明晓，杨月欣. 中国肥胖预防和控制蓝皮书［M］. 北京：北京大学医学出版社，2019.

［4］《儿童肥胖预防与控制指南》修订委员会. 儿童肥胖预防与控制指南（2021）［M］. 北京：人民卫生出版社，2021.

［5］中国营养学会. 中国居民膳食指南（2022 版）［M］. 北京：人民卫生出版社，2022

［6］中华医学会骨质疏松和骨矿盐疾病分会. 维生素 D 及其类似物的临床应用共识［J］. 中华内分泌代谢杂志，2018，34（3）：14.

［7］周雪莲，傅君芬. 儿童非酒精性脂肪肝病诊断与治疗专家共识［J］. 中国实用儿科杂志，2018，33（7）：487−491.

［8］孙长颢. 营养与食品卫生学［M］. 8 版. 北京：人民卫生出版社，2021.

［9］Couch SC，Saelens BE，Khoury PR，et al. Dietary approaches to stop hypertension dietary intervention improves blood pressure and vascular health in youth with elevated blood pressure［J］. Hypertension，2021，77（1）：241−251.

［10］中国医疗保健国际交流促进会营养与代谢管理分会，中国营养学会临床营养分会，中华医学会糖尿病学分会，等. 中国超重/肥胖医学营养治疗指南（2021）［J］. 中国医学前沿杂志（电子版）2021，13（11）：1−55.

［11］宋鸽，陈君颖，孙凌宇，等. 运动干预与儿童肥胖的定性循证研究［J］. 中国妇幼健康研究，2022，33（10）：13−25.

［12］赵文华，李可基. 中国人群身体活动指南（2021）［J］. 中国公共卫生，2022，38（2）：129−130.

［13］中华中医药学会《中医体重管理临床指南》专家组，广东省针灸学会肥胖专病联盟，陈裕，等. 肥胖症互联网体重管理模式专家共识［J］. 北京中医药大学学报，2023，46（1）：7.

［14］中华医学会内分泌学分会，中华中医药学会糖尿病分会，中国医师协会外科医师分会肥胖和糖尿病外科医师委员会，等. 基于临床的肥胖症多学科诊疗共识（2021 年版）［J］. 中华消化外科杂志，2021，20（11）：16.

［15］Kelly AS，Auerbach P，Barrientos − Perez M，et al. A randomized，controlled trial of liraglutide for adolescents with obesity［J］. N Engl J Med，2020，382（22）：2117−2128.

[16] Ryan PM, Seltzer S, Hayward ne, et al. safety and efficacy of glucagon－like peptide－1 receptor agonists in children and adolescents with obesity: a meta－analysis [J]. J Pediatr, 2021, 236: 137－147.

[17] Weghuber D, Barrett T, Barrientos－Pérez M, et al. Once－weekly semaglutide in adolescents with obesity [J]. N Engl J Med, 2023, 388 (12): 1145－1146.

[18] Kelly AS, Bensignor MO, Hsia DS, et al. Phentermine/Topiramate for the treatment of adolescent obesity [J]. NEJM Evid, 2022, 1 (6): 10.1056

[19] Masarwa R, Brunetti VC, Aloe S, et al. Efficacy and safety of metformin for obesity: a systematic review [J]. Pediatrics, 2021, 147 (3): e20201610.

[20] 曲伸，陆灏，宋勇峰. 基于临床的肥胖症多学科诊疗共识（2021年版） [J]. 中华肥胖与代谢病电子杂志，2021，7 (4): 211－226.

[21] Kracht CL, Hutchesson M, Ahmed M, et al. E－&mHealth interventions targeting nutrition, physical activity, sedentary behavior, and/or obesity among children: a scoping review of systematic reviews and meta－analyses [J]. Obes Rev, 2021, 22 (12): e13331.

第六章　儿童肥胖的早期预防

【本章导读】

许多成年肥胖相关疾病，均能追溯到胎儿、新生儿、婴儿及儿童期的肥胖。随着现代社会的快速发展，人们的生活方式和饮食结构也发生了很大的变化，儿童肥胖问题逐渐成为全球性的健康难题。全球儿童肥胖的患病率逐年上升，已经成为一个不容忽视的公共卫生问题。儿童肥胖的早期预防尤为重要，因为早期预防可以降低后期发生肥胖和相关疾病的风险。同时，儿童的身体和心理发育也决定了儿童肥胖的早期预防需要有专门的措施和方法，包括饮食、运动、家庭教育等多个方面。本章将对儿童肥胖早期预防策略进阐述，为实现儿童健康成长和全面发展提供有益的参考和指导。

第一节　从孕前至出生的儿童肥胖的预防

孕前至出生是儿童成长过程中最重要的阶段之一。在这个阶段，父母可以通过调整自己的生活方式和饮食结构，以及加强健康管理来减少儿童肥胖的风险。此外，孕期的营养状况、分娩方式、母乳喂养、早期喂养和保育等都可能对儿童肥胖产生重要的影响。因此，在孕前至出生的这个阶段，进行儿童肥胖预防工作显得尤为重要。

一、孕前准备及健康管理策略

胎儿生长发育所需要的全部营养完全依赖于母亲供给，因此，母亲的营养状况与子女的肥胖密切相关。

（一）孕前的准备

1. 调整至适当体重再怀孕

女性孕前肥胖和超重对胎儿出生结局及出生后的健康均有不良影响。女性孕前肥胖是子女儿童期肥胖的独立危险因素，这种联系可能与遗传因素无关。如果女性孕前超重，其分娩大于胎龄儿的风险将增加约53%；如果女性孕前肥胖，分娩大于胎龄儿的风险是正常体重女性的2倍。胰岛素抵抗和妊娠期糖尿病也更容易在超重和肥胖的孕妇中发病，暴露于高血糖和高胰岛素水平导致胎儿生长速度增快，改变胎儿的葡萄糖和胰岛素代谢状态，增加巨大儿发生风险。此外，过胖者不易受孕，多囊卵巢综合征也增加了怀孕的难度。父亲肥胖也与子女的肥胖具有相关性：父母一方肥胖儿童发生肥胖的风险是父母无肥胖儿童的2~3倍；父母双方均肥胖的儿童肥胖的风险是父母无肥胖儿童的2~15.3倍。因此建议父母将体重控制在正常范围后再进行备孕。

2. 控制影响怀孕结果的疾病

会影响怀孕结果的疾病包括慢性高血压、糖尿病等。当孕母糖尿病控制不良时，其子代在儿童期发生肥胖的风险增加2倍。当孕母患高血压疾病时，子代在儿童期发生肥胖的风险也相应增加。因此，在怀孕前，应控制影响怀孕结果的疾病，降低儿童肥胖发生的风险。

3. 在适当年龄怀孕

建议女性在适当的年龄怀孕，年龄越大，其体重过重的风险增加，孕期并发症风险也增加，胎儿畸形及出生体重过重的危险均相应增加。因此，建议女性在25~35岁的适宜年龄怀孕。

（二）孕前健康管理

备孕女性应通过运动和平衡膳食来调整体重，将BMI控制在正常范围，即 $18.5 \sim 24.0 \text{kg/m}^2$。低体重者可通过增加进餐（平衡膳食基础上每日增加50~100g谷类、50g肉蛋奶类）来提高孕前BMI；超重和肥胖者可通过增加运动、减少高能量密度食物摄入减轻孕前体重。同时，备孕女性需注意保证营养素摄入能满足备孕的需求。此外，应为备孕女性营造良好的备孕环境，使其保持适宜的体重和良好的营养状况。

二、孕期营养及健康管理策略

(一) 孕期营养与儿童肥胖

1. 孕期体重增长与儿童肥胖

孕期体重增长不足或过多均会为子代带来不良影响。孕前体重不足或孕期体重增长不足，均增加了娩出低出生体重儿、小于胎龄儿的风险；孕期体重增长过多，娩出大于胎龄儿、巨大儿的风险相应增加，且可能改变子代胰岛内分泌代谢、下丘脑体重调控机制等，故孕期体重增长过多是子代儿童肥胖的独立危险因素。因此，孕期应该规律产检，严格控制体重增长。

2. 孕期食物风味与儿童肥胖

孕期食物的风味可能通过羊水传递给胎儿，从而影响婴儿出生后的食物选择。母亲孕期摄入健康食物，可从胚胎期培养胎儿对健康食物的接受度。因此，建议孕期摄入多样化的健康食物。

3. 孕期微量营养素与儿童肥胖

铁、锌、铜、碘、铬、镁、硒、钼为人体必需的微量营养素，影响着胎儿生长发育相关基因的表达和 DNA 甲基化。因此，孕期微量营养素的缺乏，将严重影响胎儿和胎盘的发育，影响胎儿出生后的体脂水平和能量代谢。有研究表明，铁、碘、锌等的缺乏增加了分娩早产儿、低出生体重儿和小于胎龄儿的风险。因此，建议孕期合理补充微量元素。

(二) 出生体重与儿童肥胖

多项研究表明，婴儿出生体重越重，成年后的 BMI 越高。低出生体重儿（出生体重 <2500g）在成年后更容易发生中心性肥胖。小于胎龄儿体重减少主要是骨骼肌重量的减少，并非脂肪组织，这增高了其远期患糖尿病和体脂增高的风险。出生体重与成年后的体脂水平呈"U"形或"J"形曲线关系，即出生体重高或出生体重低均可能增加其成年后的体脂水平。通过孕期规律产检，合理饮食控制胎儿的生长情况，使新生儿出生体重处于正常范围。

(三) 孕期其他因素与儿童肥胖

除外以上阐述的因素，孕期吸烟、心理压力、化学物理因素暴露、胎次和出生时间间隔等均会影响儿童的发育。母亲、父亲吸烟均可增加其子代儿童期肥胖的风险。因此，女性孕期应该避免吸烟环境、化学物理因素的影响，保持心情舒畅。

（四）孕期的健康管理

1. 孕期适当增加体重

孕期适当增加体重可以减少妊娠并发症的患病率和儿童肥胖的发生率。女性应定期进行孕期保健，定期及时监测体重，防止孕期增重过多或增重不足。体重测量频次为孕早期每月 1 次，孕中晚期每周 1 次。美国内科学会（Institute of Medicine，IOM）及美国妇产科协会（American College of Obstetricians and Gynecologists，ACOG）建议根据不同孕前 BMI 确立体重增长目标。若无医学禁忌，孕中、晚期应保证每天 30 min 中等强度的身体活动。

2. 孕期合理摄入营养素

孕期需摄入充足的营养素，从而预防母婴患病。

1）铁：孕妇在孕晚期贫血很常见，不仅影响母亲，也可能导致新生儿体重过低。孕期贫血女性的子女，更容易有肥胖的困扰。因此，女性孕期应该合理补充铁剂，并定期检查血色素和铁储备情况，及时补充。

2）维生素 D：研究指出，维生素 D 缺乏的女性孕期妊娠期糖尿病、子痫前期、早产和新生儿体重过低的发病率均增加。因此，女性孕期需补充足量的维生素 D，推荐每天摄入 600~800IU。

第二节　从出生至婴幼儿期（0~2 岁）
儿童肥胖的预防

婴幼儿期肥胖是一个备受关注的健康问题。根据 WHO 的数据，全球儿童肥胖率呈不断上升趋势，成为当前最严重的公共卫生问题之一。婴幼儿期肥胖问题不仅影响儿童身体健康，还可能影响其后续生长发育和健康状况。此外，婴幼儿期肥胖还可能引发许多其他健康问题，如心血管疾病、糖尿病等。因此，从出生至婴幼儿期，预防儿童肥胖是非常重要的。

一、婴幼儿期可能与儿童肥胖相关的因素

（一）母乳喂养

母乳喂养对于婴儿的健康和发育有着重要的影响。母乳中含有适量的蛋白质、脂肪和碳水化合物，能够为婴儿提供充足的营养，同时还含有多种免疫因子和生长因子，有助于提高婴儿的免疫力和促进智力发育。此外，母乳的摄入量也能够自然调节婴儿的饱腹感，有利于婴儿控制食欲和维持健康的体重。美国儿科协会建议对婴儿应进行纯母乳喂养 6 个月，之后添加辅食，并继续哺乳至少到 1 岁。大量研究显示，母乳喂养可以降低婴幼儿肥胖的发生率。母乳喂养和较晚添加固体食物都可以降低儿童肥胖的风险。提高生后 6 个月内的纯母乳喂养率可能至少降低 13％～30％的儿童肥胖发生率。此外，母乳喂养的时间越长，儿童肥胖的发生率就越低。有证据表明，较短的母乳喂养时间会导致儿童婴儿期体重增长过多，从而增加儿童期肥胖的风险。因此，采取各种措施促进母乳喂养对于预防儿童肥胖尤为重要。

（二）配方奶喂养

无法进行母乳喂养时，配方奶喂养是一种替代方式。在过去几十年，配方奶中的蛋白质含量高于母乳，而这种高蛋白质含量的配方奶已被证实改变了婴儿的生长轨迹，带来不良结局。接受普通配方奶喂养的婴儿肥胖发生率较接受低蛋白质配方奶喂养的婴儿增加 1 倍。因此，在母乳不可及的情况下，可选择低蛋白质配方奶以预防儿童肥胖。

（三）辅食添加

辅食添加是影响代谢发育的重要因素。引入固体食物的时间和种类已被证实是远期肥胖的重要影响因素。过早添加固体食物和高热量的食物可能会增加儿童肥胖的风险。根据 WHO 的推荐，辅食应该在婴儿 4～6 个月的时候开始添加。在添加辅食时，应该选择富含营养的食物，如米粉、红薯、南瓜、豌豆等。同时，应该避免添加高热量的食物，如蛋糕、巧克力、糖果等，这些食物会让婴儿吃得过多，增加儿童肥胖的风险。此外，添加辅食的时机也需要谨慎考虑。过早添加辅食可能会破坏母乳喂养的平衡，导致婴儿摄入过多的能量和蛋白质，从而增加儿童肥胖的风险。欧洲儿科胃肠病、肝病和营养学会

（European Society for Paediatric Gastroenterology, Hepatology, and Nutrition，ESPGHAN）认为，不应在婴儿 4 个月前引入辅食，但也不应推迟到 6 个月以后。研究表明，婴儿和儿童早期较高的蛋白质摄入与儿童期生长发育增快和高 BMI 相关。他们认为蛋白质补充的上限是 15％，更高的蛋白质补充量很可能会增加后期肥胖的风险。

（四）体重和身长增长

2 岁以内的婴幼儿体重增长过快可显著增加其儿童期和成年期超重和肥胖的发生率。在发达国家，婴儿期体重增长过快与儿童期和成年期的 BMI 和体脂水平呈正相关关系。但是，婴儿期身长的增长与超重和肥胖无显著相关性。在发展中国家也呈现相似的研究结果，2 岁以内的婴幼儿体重增长过快可能增加其成年期的体脂肪含量。因此，相较于身长，体重的过快增长是儿童期肥胖的危险因素。

（五）行为综合干预

随机对照试验证据表明，在孕期和婴儿 0～6 个月时采取干预措施可显著降低婴幼儿 2 岁时的平均 BMI。干预的内容主要包括促进母乳喂养、合理添加辅食、促进家庭健康饮食和健康生活方式。另有研究表明，包含减少含糖饮料的摄入、促进母乳喂养、适时提供辅食和减少婴幼儿静态时间的综合措施可以降低婴幼儿的平均 BMI。

二、从出生至婴幼儿期儿童肥胖的预防措施

（一）定期监测儿童体格生长指标

定期体检可以监测儿童的生长情况，了解儿童的生长轨迹是否正常，及时发现肥胖问题。婴儿期每 3 个月至少检测 1 次体格生长指标，评估其生长速率，调整喂养策略。若体重增长过快，应增加评估频次，每月评估 1 次。1～3 岁的儿童应每年至少检测 2 次，并评估其生长速率。可参考《WHO 儿童生长曲线》判断婴幼儿的生长速率与喂养效果。

（二）促进母乳喂养

母乳喂养可以提供婴儿需要的养分，帮助婴儿健康成长，并且与较低的婴

儿肥胖风险相关。为了促进母乳喂养，需要为母亲提供相应支持、加强母乳喂养宣传等。

1）提供支持：许多母亲在哺乳时会面临各种困难，如乳房疼痛、奶水不足等。家庭成员、医生、产科护士等可以提供支持，帮助母亲克服困难，建立信心。

2）加强宣传：通过宣传母乳喂养的好处，包括母乳喂养可以提高免疫力、减少疾病的发生等，促进公众对母乳喂养的认识和了解。

3）提供教育：提供关于哺乳的教育，包括如何正确哺乳、如何增加乳汁分泌等。这些知识可以帮助母亲正确地哺乳，并有信心应对困难。

4）改善工作条件：对于那些需要在工作中哺乳的母亲，雇主应该提供哺乳室、更加灵活的工作时间等，以便母亲更容易哺乳。

5）加强社会支持：政府可以加强对母乳喂养的支持，包括在医疗机构提供咨询服务、设立母乳喂养课程等。

6）建立母乳喂养的文化：将母乳喂养视为一种正常的喂养方式，有助于创造一个有利于母乳喂养的文化氛围。家庭、医疗机构、媒体等都应该积极地倡导母乳喂养。

（三）适时添加辅食

婴儿满 6 月龄后，母乳成分将会发生较大变化，已不能满足婴儿的生长发育需要，需要开始添加辅食。4 月龄前添加辅食的婴儿其体脂水平和肥胖发生率均显著增高。在 4～6 月龄时，婴儿的消化系统和免疫系统已经发育到足够的程度，可以开始逐步添加辅食。对于大多数婴儿来说，添加的第一种辅食应该是米粉、燕麦粉或其他干磨细粮，通常是混合母乳或配方奶一起喂养。在婴儿逐渐适应这些食物后，可以逐渐添加纯果泥、蔬菜泥和肉泥等。在添加辅食时，要避免添加盐、糖、蜂蜜和牛奶等不适合婴儿的食物。

（四）提供健康饮食环境，顺应喂养

WHO 推荐对 6～24 月龄添加辅食的婴幼儿实行顺应喂养的喂养模式。顺应喂养是指在喂养过程中，为婴幼儿提供与生长发育水平适应的多样化食物，在此前提下，照护者应及时感知婴幼儿发出的饥饿或饱足的信号，充分尊重婴幼儿的进食意愿。这种喂养方式保证了婴幼儿不会长期过量进食或进食不足，预防超重和肥胖或体重不足的不良结局。此外，照护者还应为婴幼儿营造一个安静、愉悦的进食环境，避免手机、玩具、电视等干扰婴幼儿进食时的注意

力，控制每餐的进食时间，一般不超过 20 分钟。

（五）婴幼儿身体活动

婴幼儿可以通过增加身体活动水平减少超重和肥胖。婴幼儿应该有充足的自由活动时间，如踢腿、爬行、玩耍等。建议每天至少有 1~2 小时的活动时间。户外活动可以让婴幼儿接触自然光线，呼吸新鲜空气，同时也能促进婴幼儿的肢体发育和运动能力。建议每天至少有 30 分钟的户外活动时间。鼓励儿童自主活动，婴幼儿的自主活动能力越强，就越能够主动进行运动，如自己爬上爬下、自己抓玩具等。电子产品如电视、电脑、手机等会让婴幼儿长时间处于静态，建议照护者适当限制使用时间。需要注意的是，婴幼儿的活动时间和强度应该适当，不能过度。过度的身体活动可能会对婴幼儿造成负面影响。照护者应该根据婴幼儿的年龄、发育水平和身体状况适当安排活动时间和强度，并遵循医生或健康专家的建议。

第三节　学龄前期（3~5 岁）儿童肥胖的预防

在学龄前期儿童群体中，肥胖的发生率持续上升，对儿童的身体健康、心理健康和社交发展产生了负面影响。因此，预防学龄前期儿童肥胖问题已经成为当今社会关注的热点之一。学龄前期是儿童肥胖问题的关键时期，因此，预防儿童肥胖需要从学龄前期开始。学龄前期儿童的身体和心理发展处于关键期，进行科学合理的饮食和适宜的身体活动对预防儿童肥胖具有重要意义。

一、学龄前期儿童的特点与肥胖控制原则

（一）学龄前期儿童的特点

学龄前期儿童身体和心理都在经历快速发展，是生长发育的重要时期。儿童生长发育过程中，体脂肪含量在出生后 9~12 个月达到高峰，此后开始逐步下降，并在 3~8 岁的某个时期达到最低，此后开始第二次增长，此现象被称为脂肪重聚。脂肪重聚发生在 5 岁前，与儿童成年期的肥胖相关，不仅使BMI 达到高峰的年龄提前，且增加 BMI 的峰值。学龄前期儿童处于脂肪重聚

期，需积极采取措施预防肥胖。此外，学龄前期儿童的认知能力在逐渐提高，能够理解更复杂的信息和概念，能够进行逻辑思考和解决问题。学龄前期儿童行为表现越来越独立自主，在饮食行为上喜欢自己做主，可能反感父母要求其进食的食物，久而久之可能导致偏食等不良饮食行为，造成营养不良。

（二）学龄前期儿童的肥胖控制原则

学龄前期儿童处于认知、行为发展的重要阶段。普遍认为，肥胖预防需抓早抓小、科学防控、综合干预。

1）抓早抓小：相较于学龄期儿童，学龄前期儿童的行为可塑性更强。如能早期干预，可帮助学龄前期儿童形成稳定、健康的饮食、生活习惯。

2）科学防控：科学的防控措施指需要在保证学龄前期儿童身体、智力发育的基础上进行肥胖防控。避免使用饥饿或变相饥饿疗法。

3）综合干预：造成学龄前期儿童肥胖的高危行为不仅受到自身因素的影响，更会受到老师、家长及同伴的影响。因此，综合的干预模式是必要的，应通过整合各种干预策略，形成防控儿童肥胖的有效措施。

二、学龄前期儿童肥胖的普遍性预防

学龄前期儿童肥胖的预防需要从多个方面综合考虑，饮食习惯、生活习惯、活动量等均对儿童肥胖有着一定影响。

（一）制定政策

儿童肥胖的影响因素多，预防儿童肥胖是一个复杂的系统工程。防控儿童肥胖的公共卫生政策的制定是防控儿童肥胖的重要举措。需把儿童肥胖的防治纳入国家疾病控制和预防规划，通过各级各部门的参与，降低儿童肥胖的发病率。

（二）创造支持性的物质与社会环境

物质环境方面，需改善公共设施与交通工具，提供安全的人行道、公园、绿道等，增加锻炼身体的场所，让公众能安全地锻炼与游戏。幼儿园需定期组织体检，进行肥胖幼儿的筛查，并提供营养均衡的膳食。社会环境方面，学龄前期儿童处于身体与心理迅速变化的时期，社会支持可以促进其身心的健康发展，家庭、老师、同伴的支持，可以增强儿童改善和保护自己健康的决心。

（三）社区积极参与

社区可以通过宣传教育，向家长和儿童传达正确的饮食和运动观念，提高他们的健康意识。开设健康营养餐饮，为家长和儿童提供健康的食品选择，鼓励选择低热量、高营养的食品。提供充足的户外和室内运动场地，鼓励儿童进行各种户外和室内活动，提高他们的体育锻炼水平。社区还可以组织各种体育活动，如足球、篮球、游泳、跳绳等，鼓励儿童积极参与运动。建立家长和儿童的社交网络，组织家庭活动、家长会、亲子活动等，增强家庭和社区的凝聚力，帮助家长和儿童相互支持和鼓励。提供心理咨询和支持，帮助家长和儿童解决心理问题，促进家庭和谐和儿童的全面发展。通过社区参与，可以为学龄前期儿童提供更好的健康环境和支持，帮助他们养成健康的饮食和运动习惯，预防和控制肥胖问题。同时，社区参与还可以促进家庭和社区的凝聚力和互动，提高家庭和社区的健康水平和整体素质。

（四）提供健康知识和技能培训

提供预防儿童肥胖的健康知识和技能培训对于家长、儿童和幼教人员来说非常重要。提供健康知识和技能培训可以帮助家长、儿童和幼教人员了解健康饮食、适度运动和良好的生活习惯的重要性，从而促进健康的生活方式，预防儿童肥胖。家长、儿童和幼教人员在缺乏相关知识和技能的情况下，可能会采取不适当的饮食、运动和生活方式，从而增加儿童肥胖的风险。提供健康知识和技能培训可以帮助家长、儿童和幼教人员正确地预防儿童肥胖，避免不良影响。通过健康知识和技能培训，家长、儿童和幼教人员可以增强自己的健康素养，提高对于健康的认识和认知水平，从而更好地应对儿童肥胖的挑战。提供健康知识和技能培训可以帮助家长、儿童和幼教人员树立正确的饮食、运动和生活观念，提高对于儿童肥胖的认识和理解，从而更好地预防和控制儿童肥胖。健康知识和技能培训可以为家长、儿童和幼教人员提供一个共同的平台，加强家庭和社区之间的合作和交流，共同致力于预防儿童肥胖。可以通过宣传教育、网上课程、专家讲座、健康教育活动等方法为家长、儿童和幼教工作者提供预防儿童肥胖的健康知识和技能培训，帮助他们掌握预防儿童肥胖的技能和方法，为儿童的健康成长提供有力的支持和保障。

三、学龄前期儿童肥胖的针对性预防

（一）提供平衡膳食

平衡膳食是指能够满足学龄前期儿童正常生长发育和维持健康营养需要的膳食。需考虑食物摄入的种类、搭配等。

1）增加蔬果摄入：学龄前期儿童每天需要摄入足够的蔬果，建议每天至少摄入5种不同颜色的蔬果，为儿童提供丰富的维生素、矿物质和纤维素等营养素。

2）选择合适的主食：学龄前期儿童的主食应该选择谷类、土豆、玉米等淀粉类食物，每天摄入适量的主食可以为儿童提供足够的能量。

3）控制脂肪摄入：过多的脂肪摄入会增加儿童肥胖的风险，因此需要适量控制食用油、奶油、肥肉、油炸食品等高脂肪含量的食物。

4）增加蛋白质摄入：蛋白质是学龄前期儿童身体发育所必需的营养素，适量摄入可以促进骨骼和肌肉发育，但也要注意选择低脂、高蛋白的食物，如鸡蛋、瘦肉、豆腐等。

5）控制糖分摄入：过多的糖分摄入会增加儿童肥胖的风险，因此需要适量控制糖果、蛋糕、含糖饮料等高糖食物。

6）均衡饮食：学龄前期儿童每天需要摄入足够的营养素，应该保证每天摄入足够的蛋白质、碳水化合物、脂肪、维生素和矿物质等营养素，建议家长为儿童制定均衡的饮食计划。

（二）建立良好的饮食习惯

学龄前期儿童的饮食习惯会影响其终身的健康，因此需要家长引导儿童养成良好的饮食习惯，如定时用餐、细嚼慢咽、少吃零食等。同时，也要让儿童了解什么是健康的饮食习惯，从小培养正确的饮食习惯。

（三）坚持体育运动

儿童超重和肥胖的重要保护因素是身体活动，学龄前期是建立运动习惯的良好时机。预防肥胖需要考虑儿童的年龄、身体状况和兴趣爱好，选择适合的运动方式和强度，为学龄前期儿童制订运动计划，同时保证运动的安全和指导，并增加家庭活动，让运动成为儿童健康成长的一部分。

1）儿童年龄和身体状况：根据儿童的年龄和身体状况来确定适合的运动方式和强度。一般来说，3～5岁的幼儿应该以适度的运动为主，如走路、跑步、跳绳等。

2）运动时间和频率：学龄前期儿童每天至少应该进行1小时的体育运动。可以将运动时间分成多次，如早上、中午、下午各20～30min，晚上再加上家庭活动等。运动频率一般建议每周至少3次。

3）运动项目的多样性：让儿童尝试不同的运动项目，如球类、游泳、轮滑、跳绳等，以充分发展儿童各方面的运动能力。同时，根据儿童的兴趣爱好，选择适合儿童的运动项目。

4）运动安全和指导：保证儿童在运动时的安全，如选择安全的运动场地和设备，提供充足的热身和运动准备活动，同时有成人的指导和监护。

5）增加家庭活动：家长可以与儿童一起参加户外活动，如骑车、爬山、野餐等，或者一起参加家庭运动项目，如做家务、整理房间等。

第四节　学龄期（6～12岁）儿童肥胖的预防

学龄期儿童的身高、体重持续增加，生长速度也相对稳定和缓慢，直至后期即将进入青春期时才会快速增长。而随着身体比例、肌肉强度及协调能力等生理特征的变化，学龄期儿童会逐渐精通各类基础动作，并结合不同的动作技能，完成更为复杂、难度更大的身体活动，体能也较前明显增加。在社会心理发展方面，学龄期儿童的情绪和行为从学龄前期直接反映生理状态的倾向，转变为易受社会认知能力和外在环境的影响。此阶段儿童对自身及他人的外观、行为和能力有更加具体的认识，与同龄人相处时经常会进行比较、自我评价，逐步建立自我概念。

儿童的生活环境与家庭最为密切，如家庭活动形式、用餐时间、饮食习惯等均为儿童肥胖的关键因素。因此，家长对于12岁以下儿童肥胖的预防尤为重要。同时，学龄期儿童与学校的关系愈加紧密，学校作息时间、课程安排、营养教育、与同学间的关系等都与儿童肥胖相关。学龄期儿童肥胖的早期预防需家庭和学校共同努力，关注其对个体的认知、态度和行为的影响，主要包括饮食营养、体育运动、生活习惯、社会关系等多个方面。

一、饮食营养

与学龄期儿童肥胖有关的家庭饮食环境，包括家庭提供的食物种类、能量和用餐习惯。因肥胖通常是摄取过多的能量、长期摄取超出所消耗能量累积的结果，而不健康的饮食种类会提高儿童肥胖的发生概率。该年龄阶段应鼓励儿童主动参与食物选择和制作，提高营养素养，食用低能量、高营养密度的食物，包括蔬菜、水果、全麦食物、低脂乳制品、瘦肉、豆类等。避免食用高能量食物，包括高脂肉类、油炸食物、烧烤食物、甜品、乳酪、油类调味料等。鼓励儿童直接食用水果，不要代以果汁，以摄入足够的纤维素，且避免过多的热量。鼓励儿童天天喝奶，足量饮水，不喝含糖饮料，禁止饮酒。

有研究发现，不吃早餐的学龄期儿童肥胖发生率更高，但目前原因尚不清楚，但不宜用鼓励吃早餐作为单一肥胖预防策略，需同时考虑均衡饮食和不超过每日建议量，鼓励儿童清淡饮食、不挑食偏食、不暴饮暴食，养成健康的饮食行为。此外，儿童与家人共餐的频率越高，饮食内容和习惯越健康，发生肥胖的可能性就越小。家庭和学校有责任构建健康的饮食环境。除提供营养均衡的膳食外，还应通过营养教育、行为示范、制定食物规则等，鼓励和支持学龄儿童提高营养素养并养成健康饮食行为。

二、体育运动

体育运动可直接消耗能量，是预防儿童肥胖的重要措施之一。建议儿童开展体育活动、建立多动的生活模式，并每天坚持进行至少 60 分钟的中等至高强度体育运动。但学龄期儿童的体育运动更注重适宜的活动量、提高运动意愿等方面，需提供有利于儿童活动的空间与器材。研究发现，这一时期的体育运动对于儿童肥胖的预防效果有限，可能是制定的运动方案取代了原有的身体活动，并与未增加运动时间和运动量有关。

三、生活习惯

学龄期儿童生活习惯方面关注的重点为静息活动和睡眠。静息活动是指几乎不涉及肢体活动或低能量消耗的行为。多项研究均发现，学龄期儿童每日醒着或空闲时间以从事静息活动为主，包括看电视、使用电子产品等，因而导致能量消耗减少及肥胖风险升高。亦有文献报道指出，静息活动与儿童肥胖之间的关系仍不明确，减少静息活动时间，虽然能改善学龄期儿童 BMI，但仅在超重和肥胖儿童中更明显，对于正常体重儿童效果有限。故建议采用减少静息活动，结合饮食、体育运动等多元性介入手段来预防儿童肥胖。学龄期儿童的睡眠时间及睡眠质量，与生长发育密切相关，若夜晚睡眠不足，会造成白天嗜睡、疲劳和活动量下降，同时影响体内激素分泌。依据美国睡眠医学学会建议，6～12 岁儿童每天睡眠时间为 9～12 小时。数据统计显示，睡眠时间低于这一建议的儿童，肥胖发生率较高。

四、社会关系

儿童与家人的互动和关系，会透过表观遗传机制、社会认知机制的模仿、学习和内化，影响儿童与肥胖有关的行为习惯。若儿童生活在时常发生冲突、缺乏凝聚力、有不良行为的家庭，会诱发慢性压力反应，间接削弱自我控制能力，或是容易陷入不良健康习惯，均会提高肥胖风险。儿童早期经历过身体或者情绪虐待、被忽视等，也增加其发生肥胖的概率，尤其是成人阶段的肥胖。对于学龄期儿童的研究虽然较少，但也有相同的结论。因此，需营造和谐的家庭氛围、强化亲子关系，以利于儿童心理情绪健康的提升和健康生活习惯的养成。同龄人对儿童肥胖的影响近期才开始受到关注，随着儿童年龄增长，同龄人对其影响越大。已有证据表明，当有同龄人为伴时，学龄期儿童会摄取更多的热量，但若同龄人中有饮食健康者，则这一倾向会被削弱，与同龄人有良好的关系通常意味着更高的身体活动参与度。因此，这一阶段，需协助儿童与同龄人建立正常的社交关系，协助形成健康饮食榜样，寻找到可以一起进行体育锻炼的伙伴。

总之，学龄期儿童需定期监测体格发育，保持体重适宜增长。个人、家庭、学校、社会共同参与儿童肥胖防控，应引导儿童正确认识体型，科学判断体重状况；合理膳食、积极参加体育锻炼，预防营养不足、超重和肥胖。

第五节　青少年期（13～18 岁）儿童肥胖的预防

13～18 岁儿童处于青少年期，又称青春期，处于初中、高中学习阶段，是生长发育的第二个高峰。该时期儿童体格、性征、内分泌及心理等方面都会发生巨大的改变，尤其是内分泌方面的变化，容易影响体脂的分布，造成脂肪的堆积，该时期是导致成年后肥胖的关键时期，也是对外界环境的影响更为敏感的时期。青少年期肥胖可引起多种疾病，包括心脏病、脑卒中、癌症和糖尿病。肥胖对青少年的身体形象和社会发展造成困难。这些困难可能会导致其自尊心不足、抑郁甚至产生自杀倾向。

青少年期的学生正处在快速生长发育的时期，必须要保证营养的有效摄入。不均衡的营养摄入，尤其是此期容易过度超标的碳水摄入极易引起肥胖。必须贯彻"预防为主"的方针。建立学校—家庭—社会相结合的防控网络。要从青少年的生理心理行为特征入手，多方面、多维度、持续地开展教育引导活动。2020年国家卫生健康委、教育部、市场监管总局、体育总局、共青团中央和全国妇联六部门联合印发《儿童青少年肥胖防控实施方案》，提出以提高儿童健康水平和素养为核心，以促进儿童吃动平衡为重点，强化政府社会和个人责任，推进家庭、社区、学校、医疗卫生机构密切协作，有效遏制肥胖流行的总体要求。原则为加强饮食指导，以运动处方为核心、行为矫正方案为关键技术，促进睡眠健康，提高体能，控制体重。饮食、运动和睡眠的管理要以家庭为单位，日常生活为控制场所，儿童、家长、教师和医务人员共同参与，持之以恒。

一、饮食调整

首先，需要均衡的饮食结构来保证生长发育所需，建议控制食物的总量，调整饮食结构和饮食行为。不建议通过减少进食次数、节食减重，也不建议短期内（<3个月）快速减重，禁忌使用缺乏科学依据的减重食品和饮品。其次，减少快餐食品、在外就餐及外卖点餐；减少摄入高脂、高钠、高糖或深加工食品；避免进食时使用电子产品。各类食物的搭配原则可参考"平衡膳食宝塔"和"平衡膳食餐盘"。

二、适当的身体活动

身体活动有助于降低体重、体脂，应进行适合年龄和个人能力的、形式多样的身体活动。建议身体健康的青少年每天至少累计达1小时的中、高强度身体活动，以有氧运动为主。对于超重和肥胖的青少年，建议在达到一般推荐量的基础上，在能力范围内逐步延长每次运动时间、增加运动频率和运动强度，达到有氧运动 3~5 次/周和抗阻运动 2~3 次/周，并形成长期运动的习惯。

三、睡眠干预

睡眠不足是导致青少年肥胖及相关代谢疾病的重要高危因素。如果发现存在睡眠障碍，应先对青少年的睡眠障碍进行干预，每天保证睡 8~10 小时。同时要养成健康的睡眠卫生习惯，如良好的睡眠规律、睡前避免参与较兴奋的活动等。

四、心理行为干预

肥胖青少年一般比较害羞、消极甚至自卑，参与学校活动、社会交往活动往往明显少于同龄人。家长应与其进行充分沟通，使其了解肥胖及其带来的健康风险，了解肥胖是可以预防和控制的，树立健康生活目标，而不仅仅是告知需通过饮食及运动来控制体重。要以正性反馈、奖励的方式来鼓励儿童，而不是指责。行为偏差不仅导致心理问题，也将影响肥胖干预方案的实施和效果。行为偏差纠正应遵循个体化原则，不要脱离儿童日常生活模式。

参考文献

[1] 李宏昌，刁茂盟，杨俊仁，等. 儿童肥胖防治实证指引 [M]. 台湾：卫生福利部国民健康署，2018.

[2] 王友发，孙明晓，杨月欣. 中国肥胖预防和控制蓝皮书 [M]. 北京：北京大学医学出版社，2019.

[3] WHO. Report of the commission on ending childhood obesity [M]. Geneva：WHO Press，2016.

[4] Smith JD，Fu E，Kobayashi MA. Prevention and management of childhood obesity and its psychological and health comorbidities [J]. Annu Rev Clin Psychol，2020，16：351-378.

[5] Verduci E，Di Profio E，Fiore G，et al. Integrated approaches to combatting childhood obesity [J]. Ann NutrMetab，2022，78（S2）：8-19.

[6] 中国卫生健康委员会. 婴幼儿喂养指南（试行）[M]. 北京：人民卫生出

版社，2020.

[7] Deal BJ，Huffman MD，Binns H，et al. Perspective：childhood obesity requires new strategies for prevention [J]. Adv Nutr，2020，11（5）：1071−1078.

[8] Larqué E，Labayen I，Flodmark CE，et al. From conception to infancy − early risk factors for childhood obesity [J]. Nat Rev Endocrinol，2019，15（8）：456−478.

[9] Gebremariam MK，Lien N，Nianogo RA，et al. Mediators of socioeconomic differences in adiposity among youth：a systematic review [J]. Obes Rev，2017，18（8）：880−898.

[10] 马燕萍，李清华，王莹莹. 学龄前儿童肥胖干预研究进展 [J]. 中国公共卫生，2019，35（11）：1448−1450.

[11] Schröder M，Schnabel M，Hassel H，et al. Application of the community readiness model for childhood obesity prevention：a scoping review [J]. Health Promot Int，2022，37（4）：daac120.

[12] Aris IM，Block JP. Childhood obesity interventions−going beyond the individual [J]. JAMA Pediatr，2022，176（1）：e214388.

[13] Heerman WJ，Sommer EC，Slaughter JC，et al. Predicting early emergence of childhood obesity in underserved preschoolers [J]. J Pediatr，2019，213：115−120.

[14] American Academy of Pediatrics. Preventing obesity in early childhood [J]. Pediatrics，2018，141（3）：e20173741.

[15] US Department of Health And Human Services. Physical activity guidelines for Americans [M]. 2nd ed. Washington，DC：U. S. Department of Health and Human Services，2019.

[16] Barlow SE. Expert committee recommendations regarding the prevention，assessment，and treatment of child and adolescent overweight and obesity：Summary report [J]. Pediatrics，2016，131（S2）：S164−S192.

[17] Early Start Research Institute. The early years："Moving and growing" for toddlers and preschoolers [EB/OL]. （2024−5−30）[2018−07−20]. https：//www. earlystartgroup. com. au/wp−content/uploads/2018/07/The−Early−Years−Moving−and−Growing−For−Toddlers−and−Preschoolers. pdf.

[18] Ward DS. Accelerating progress in obesity prevention: solving the weight of the nation [J]. American Journal of Preventive Medicine, 2018, 55 (5): e115-e120.

[19] 中国医疗保健国际交流促进会营养与代谢管理分会, 中国营养学会临床营养分会, 中华医学会糖尿病学分会, 等. 中国超重/肥胖医学营养治疗指南（2021）[J]. 中国医学前沿杂志（电子版）, 2021, 13: 1-55.

[20] Freemark MS. Pediatric Obesity Totowa: Etiology, pathogenesis and treatment [M]. 2nd ed. Humana Press, 2018.

[21] Gago C, Aftosmes-Tobio A, Beckerman-Hsu JP, et al. Evaluation of a cluster-randomized controlled trial: communities for healthy living, family-centered obesity prevention program for head start parents and children [J]. Int J Behav Nutr Phys Act, 2023, 20 (1): 4.

[22] Maye-Ravis E, Leidy H, Mattes R, et al. Beverage consumption and growth, size, body composition, and risk of overweight and obesity: a systematic review [J/OL]. Alexandria (VA): USDA Nutrition Evidence Systematic Review, 2020.

[23] 中华医学会儿科学分会内分泌遗传代谢学组, 中华医学会儿科学分会儿童保健学组, 中华医学会儿科学分会临床营养学组, 等. 中国儿童肥胖诊断评估与管理专家共识 [J]. 中华儿科杂志, 2022, 60 (6): 507-515.

[24] 妇幼健康研究会, 妇女儿童肥胖控制专业委员会, 中国儿童代谢健康型肥胖定义与管理专家委员会. 中国儿童代谢健康型肥胖定义与筛查专家共识 [J]. 中国妇幼健康研究, 2019, 30 (12): 1487-1490.

[25] 王友发, 孙明晓, 薛宏, 等.《中国肥胖预防和控制蓝皮书》解读及中国肥胖预防控制措施建议 [J]. 中华预防医学杂志, 2019, 53 (9): 875-884.

[26] Mead E, Brown T, Rees K, et al. Diet, physical activity and behavioural interventions for the treatment of overweight or obese children from the age of 6 to 11 years [J]. Co chrane Database Syst Rev, 2017, 6 (6): CD012651.

[27] Heymsfield SB, Wadden TA. Mechanisms, pathophysiology and management of obesity [J]. N Engl J Med , 2017, 376 (3): 254-266.

[28] Frantsve-Hawley J, Bader JD, Welsh JA, et al. A systematic review of

the association between consumption of sugar－containing beverages and excess weight gain among children under age 12 ［J］. J Public Health Dent，2017，77 (S1)：S43－S66.

［29］ Heyman MB，Abrams SA，AAP Section on gastroenterology， hepatology，and nutrition. fruit juice in infants，children and adolescents：current recommendations ［J］. Pediatrics，2017，139 (6)：e20170967.

［30］ Blondin SA，Anzman － Frasca S，DJang HC，et al. Breakfast consumption and adiposity among children and adolescents：an updated review of the literature ［J］. Pediatric Obesity，2016，11 (5)：333－348.

［31］ Fu Z，Almahmassani H，Chung M，et al. A systematic review of randomized clinical trials examining effects of breakfast composition on weight outcomes among children and adolescents ［J］. The FASEB Journal，2017，31 (S1)：641.

［32］ Ong JX，Ullah S，Magarey A，et al. Relationship between the home environment and fruit and vegetable consumption in children aged 6－12 years：a systematic review ［J］. Public Health Nutr，2017，20 (3)： 464－480.